ODONTOLOGIA HOSPITALAR

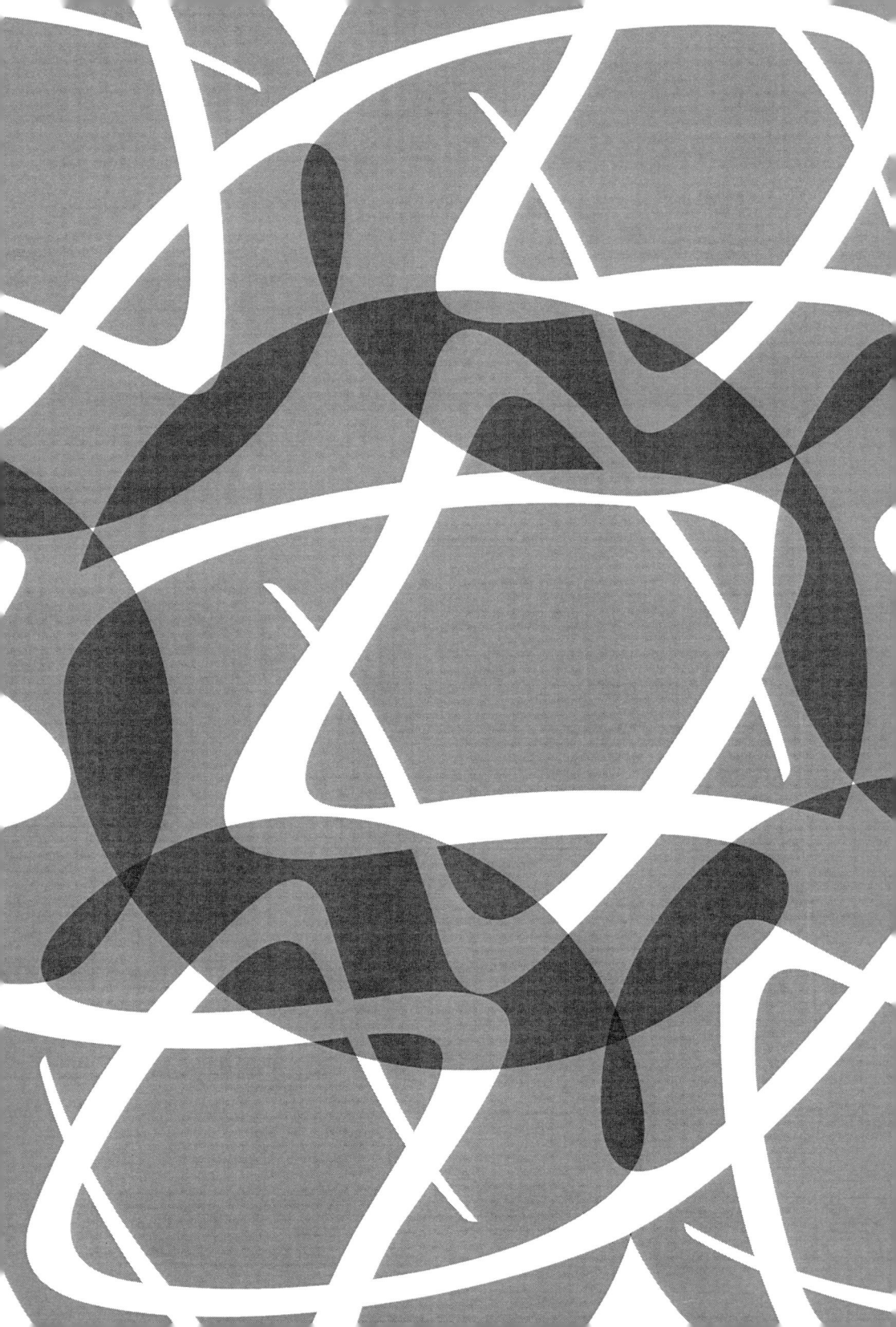

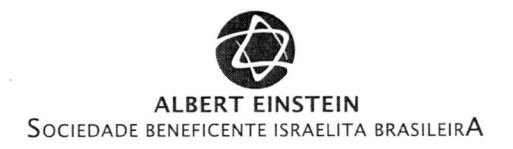

ALBERT EINSTEIN
SOCIEDADE BENEFICENTE ISRAELITA BRASILEIRA

MANUAIS DE ESPECIALIZAÇÃO

ODONTOLOGIA HOSPITALAR

Coordenadoras
Fernanda de Paula Eduardo
Letícia Mello Bezinelli
Luciana Corrêa

Editoras
Renata Dejtiar Waksman
Olga Guilhermina Dias Farah

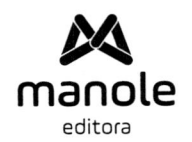

manole
editora

Editora gestora: Sônia Midori Fujiyoshi
Editora: Cristiana Gonzaga S. Corrêa
Capa: Hélio de Almeida
Projeto gráfico: Departamento Editorial da Editora Manole
Editoração eletrônica: Lira Editorial
Ilustrações: Sirio José Braz Cançado, Lira Editorial
Fotos do miolo: gentilmente cedidas pelos autores

CIP-BRASIL. CATALOGAÇÃO NA PUBLICAÇÃO
SINDICATO NACIONAL DOS EDITORES DE LIVROS, RJ

O23
Odontologia hospitalar / coordenadoras Fernanda de Paula Eduardo, Letícia Mello Bezinelli, Luciana Corrêa. - 1. ed. - Barueri [SP] : Manole, 2019.
     (Manuais de especialização Einstein ; 22)

    Inclui bibliografia
    ISBN 9788520457382

    1. Odontologia. 2. Serviço odontológico hospitalar. I. Eduardo, Fernanda de Paula. II. Bezinelli, Letícia Mello. III. Corrêa, Luciana. IV. Série

                                   CDD: 617.6
19-55975   CDU: 616.314

Vanessa Mafra Xavier Salgado - Bibliotecária - CRB-7/6644

1ª edição – 2019

Direitos adquiridos pela:
Editora Manole Ltda.
Alameda América, 876
Tamboré – Santana de Parnaíba – SP – Brasil
CEP: 06543-315
Fone: (11) 4196-6000
www.manole.com.br | https://atendimento.manole.com.br/

Impresso no Brasil
Printed in Brazil

São de responsabilidade das editoras, das coordenadoras e dos autores as informações contidas nesta obra.

EDITORAS DA SÉRIE

Renata Dejtiar Waksman

Pesquisadora do Instituto Israelita de Ensino e Pesquisa Albert Einstein (IIEPAE). Médica do Departamento Materno-infantil do Hospital Israelita Albert Einstein (HIAE). Doutora em Pediatria pela Faculdade de Medicina da Universidade de São Paulo (FMUSP).

Olga Guilhermina Dias Farah

Gerente de Ensino do IIEPAE. Doutora em Enfermagem pela Universidade de São Paulo (USP).

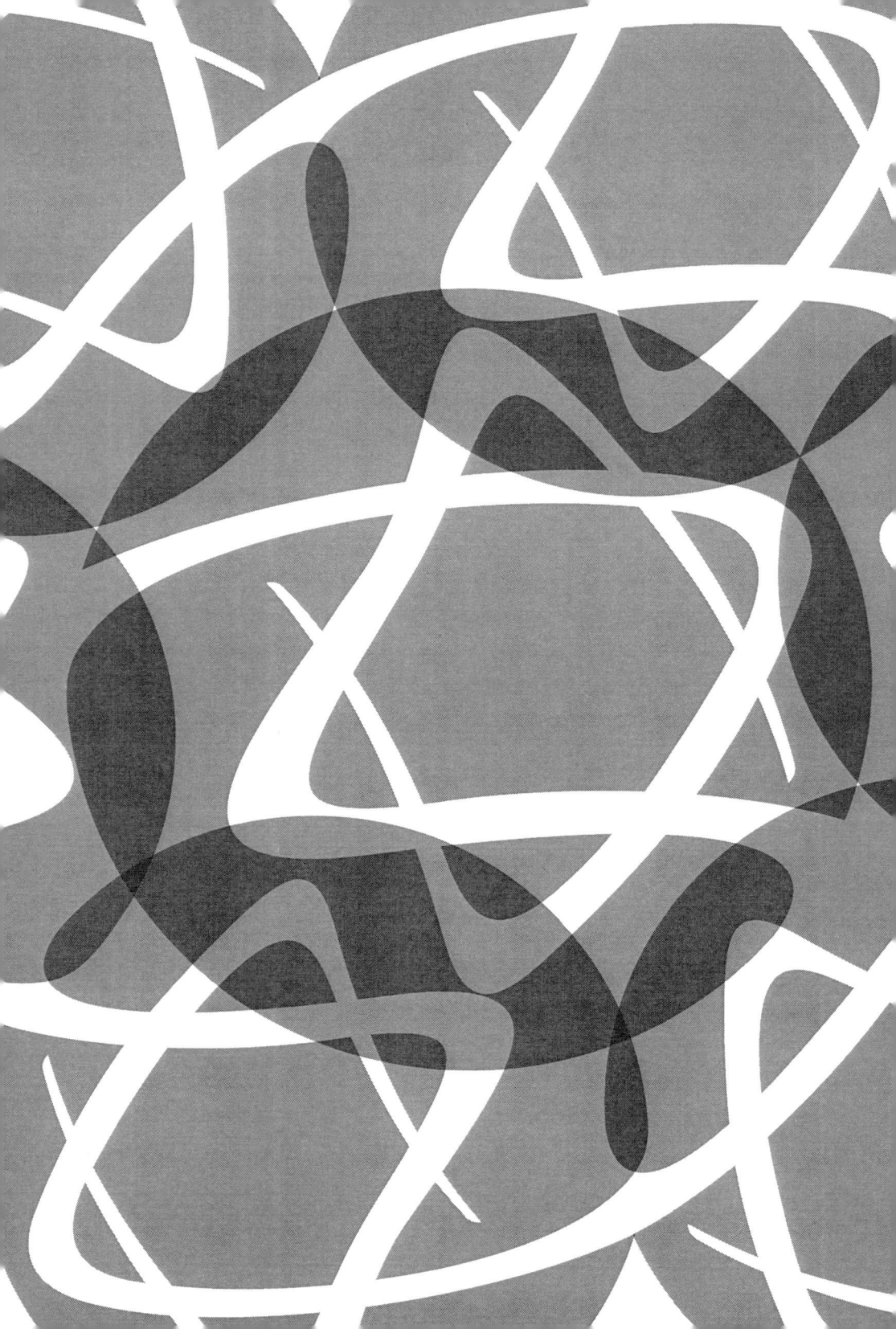

SOBRE A SÉRIE

"MANUAIS DE ESPECIALIZAÇÃO"

O Instituto Israelita de Ensino e Pesquisa Albert Einstein (IIEPAE) oferece cursos de especialização *lato sensu* para diversas áreas da medicina, biomedicina, enfermagem, fisioterapia, psicologia, entre outras, ampliando o diferencial competitivo do Hospital no quadro das instituições de saúde de vanguarda no Brasil e no exterior.

A série Manuais de Especialização Einstein, destinada a graduandos e pós--graduandos, traz a experiência acumulada de profissionais e especialistas das diferentes áreas, interfaces e disciplinas que compõem os cursos de especialização e de instituições renomadas no país.

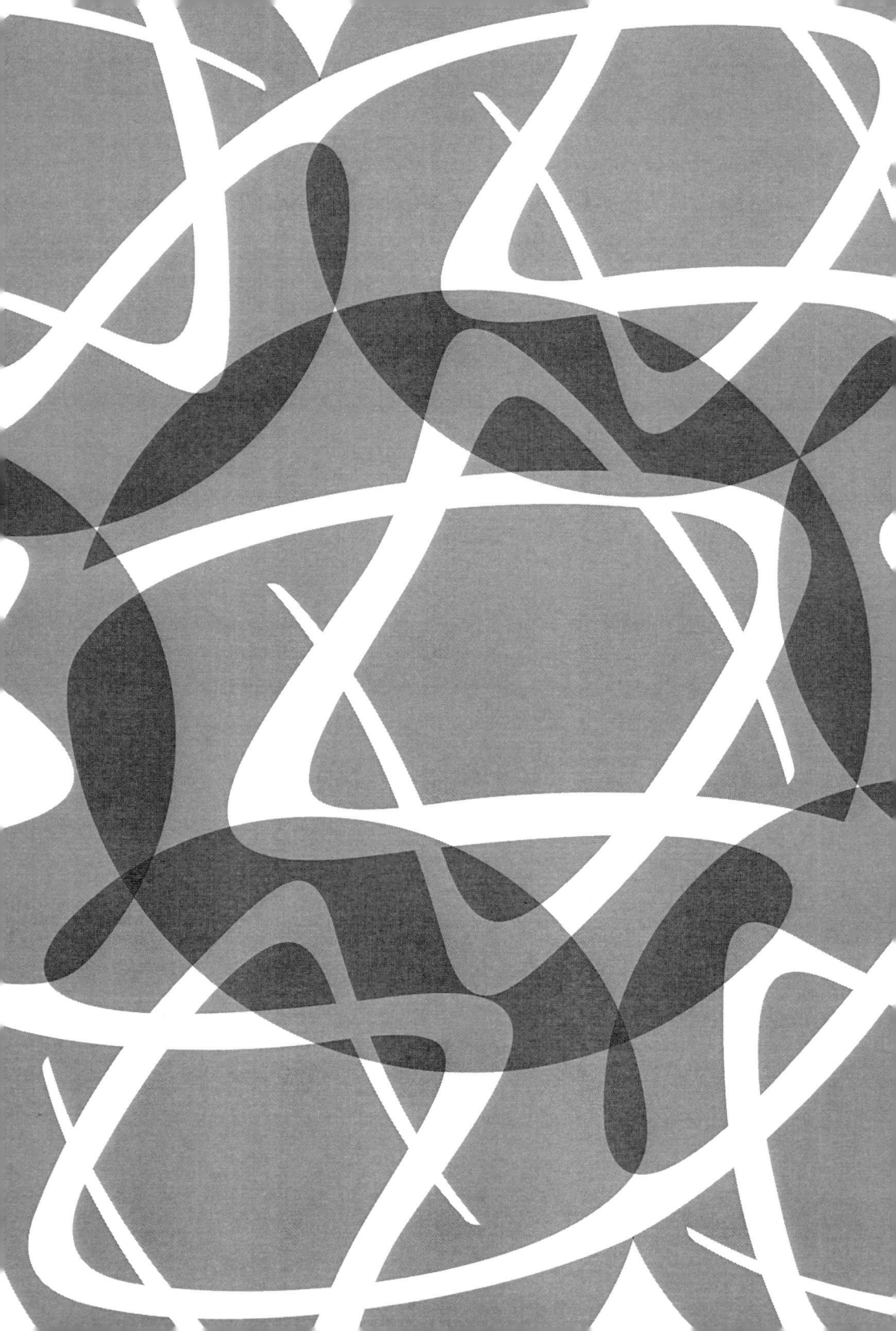

COORDENADORAS

Fernanda de Paula Eduardo
Especialista em Odontologia para Pacientes com Necessidades Especiais pela Fundação Faculdade de Ondontologia da Faculdade de Odontologia da Universidade de São Paulo (FUNDECTO/USP). Mestre pelo Instituto de Pesquisas Energéticas e Nucleares (IPEN) da USP. Doutora em Diagnóstico Bucal pela FOUSP. *Clinical Researcher* no Fred Hutchinson Cancer Research Center, Seattle Cancer Care Alliance, EUA. Cirurgiã-dentista do Programa de Oncologia, Hematologia e Transplante de Medula Óssea do Hospital Israelita Albert Einstein (HIAE). Coordenadora do Curso de Pós-graduação de Odontologia Hospitalar do HIAE.

Letícia Mello Bezinelli
Especialista em Odontologia para Pacientes com Necessidades Especiais pela FUNDECTO/FOUSP. Mestre e Doutora em Ciências Odontológicas pela FOUSP. MBA em Gestão Empresarial pela Fundação Faculdade de Administração (FIA) da USP. Cirurgiã-dentista do Programa de Oncologia, Hematologia e Transplante de Medula Óssea do HIAE. Coordenadora do Curso de Pós-graduação de Odontologia Hospitalar do HIAE. Membro da Câmera Técnica de Odontologia Hospitalar do CROSP.

Luciana Corrêa
Mestre em Patologia Bucal pela FOUSP. Doutora em Patologia Bucal pela FOUSP. Professora Doutora da Disciplina de Patologia Geral da FOUSP. Assessora Científica do Curso de Pós-graduação de Odontologia Hospitalar do HIAE.

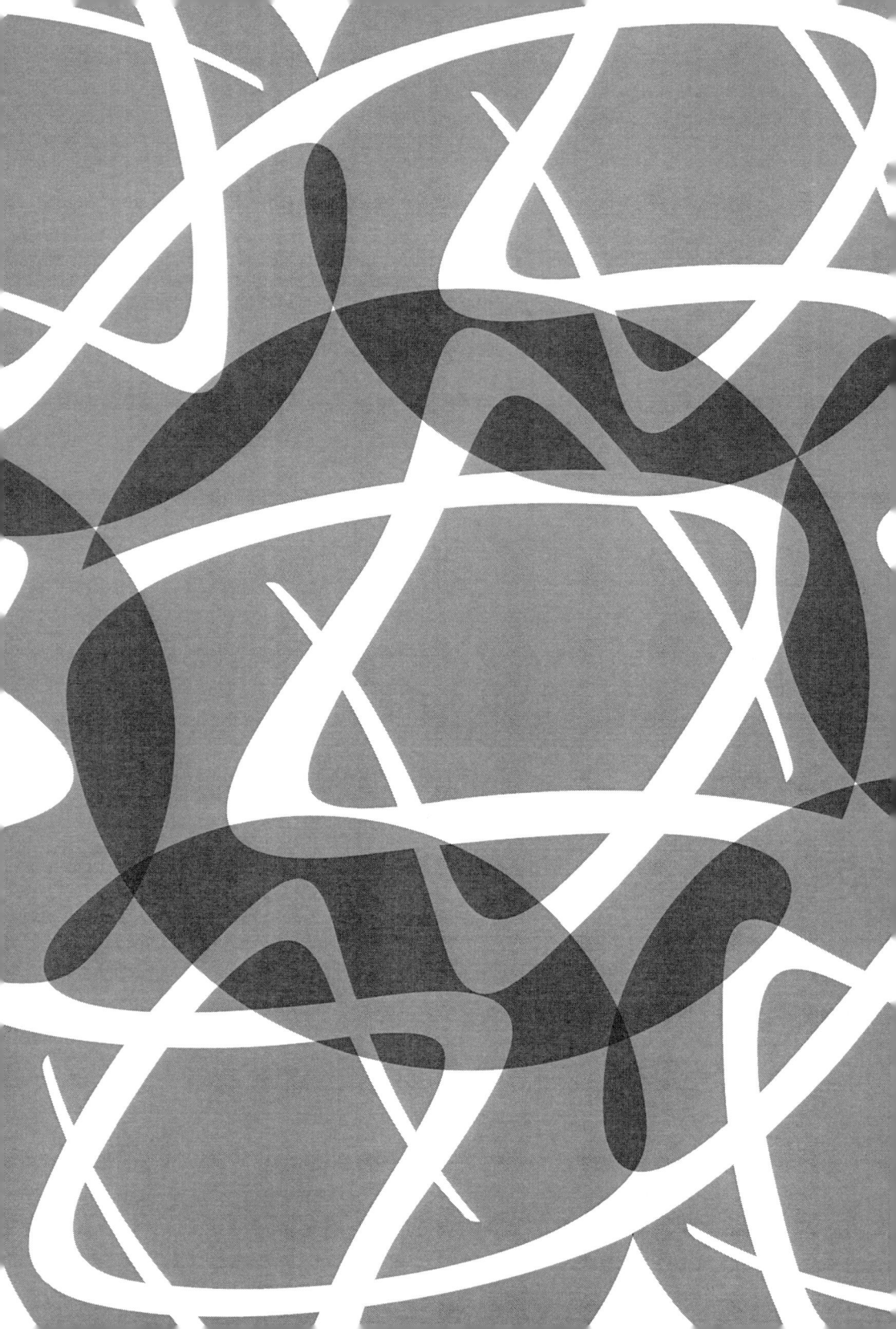

AUTORES

Bruna Luiza Roim Varotto

Mestre em Ciências pela Faculdade de Medicina da Universidade de São Paulo (FMUSP). Especialista em Pacientes com Necessidades Especiais pela FMUSP. Assistente da Equipe Odontológica do Instituto de Psiquiatria (IPq) da FMUSP.

Cristina Giovannetti Del Conte

Especialista, Mestre e Doutora em Odontopediatria pela Faculdade de Odontologia da USP (FOUSP). Habilitada em Odontologia Hospitalar pelo Conselho Regional de Odontologia de São Paulo (CROSP). Dentista da Equipe de Estomatologia e Cirurgia Bucomaxilofacial do Hospital Santa Catarina. Professora do Curso de Especialização em Odontopediatria da Fundação Faculdade de Odontologia (FUNDECTO)--USP. Membro da Câmara Técnica de Odontologia Hospitalar do CROSP.

Danielle Lima Corrêa de Carvalho

Doutora em Ciências Odontológicas, área de concentração Patologia Oral e Maxilofacial e Pacientes Especiais pela FOUSP. Mestre em Materiais Dentários pela FOUSP. Especialista em Odontologia para Pacientes Especiais pela FUNDECTO-FOUSP.

Denise Tiberio

Mestre em Reabilitação e Doutora em Saúde Coletiva pela Universidade Federal de São Paulo (Unifesp). Especialista em Odontogeriatria pelo Conselho Federal de Odontologia (CFO) e em Periodontia pela Universidade Metodista de São Paulo (UMESP). Coordenadora do Curso de Especialização em Odontogeriatria da Faculdade de Medicina e Odontologia São Leopoldo Mandic. Presidente da Câmara Técnica em Odontogeriatria do CROSP. Habilitação em Odontologia Hospitalar.

Diele Carine Barreto Arantes

Mestre em Patologia Odontológica pela Universidade Federal de Minas Gerais (UFMG). Habilitação em Odontologia Hospitalar pelo Instituto Israelita de Ensino e Pesquisa Albert Einstein (IIEPAE). Doutora em Patologia Odontológica pela UFMG. Professora Titular da Disciplina de Semiologia e Estomatologia do Curso de Odontologia do Centro Universitário Newton Paiva. Professora Convidada do Curso de Pós-graduação em Odontologia Hospitalar do IIEPAE.

Fernanda de Paula Eduardo

Especialista em Odontologia para Pacientes com Necessidades Especiais pela FUNDECTO/USP. Mestre pelo Instituto de Pesquisas Energéticas e Nucleares (IPEN) da USP. Doutora em Diagnóstico Bucal pela FOUSP. *Clinical Researcher* no Fred Hutchinson Cancer Research Center, Seattle Cancer Care Alliance, EUA. Cirurgiã-dentista do Programa de Oncologia, Hematologia e Transplante de Medula Óssea do Hospital Israelita Albert Einstein (HIAE). Coordenadora do Curso de Pós-graduação de Odontologia Hospitalar do HIAE.

Fernanda Fonseca

Mestre em Clínicas Odontológicas com ênfase em Estomatologia pela Pontifícia Universidade Católica de Minas Gerais (PUC-MG). Especialista em Estomatologia pelo Hospital Heliópolis. Professora do Curso de Pós-graduação em Odontologia Hospitalar do IIEPAE – Unidade Belo Horizonte. Habilitação em Laserterapia pelo LELO-FOUSP. Habilitação em Odontologia Hospitalar pelo IIEPAE. Estomatologista da Clínica Oncomed, Belo Horizonte.

Janaina Braga Medina

Especialista em Pacientes com Necessidades Especiais pela FFO-FUNDECTO. Mestre em Ciências Odontológicas: Patologia Oral e Maxilofacial e Pacientes Especiais pela FOUSP. Habilitada em Laserterapia pelo LELO-FOUSP e em Aplicação de Botox Facial pelo Instituto Velasco. Cirurgiã-dentista do Hospital Estadual Mário Covas. Cirurgiã-dentista Voluntária do Centro de Atendimento a Pacientes Especiais (CAPE) da FOUSP.

Juliana Bertoldi Franco

Cirurgiã-dentista Responsável pelo Serviço de Odontologia do Hospital Auxiliar de Suzano (HCFMUSP). Cirurgiã-dentista Assistente da Divisão de Odontologia do Instituto Central (HCFMUSP). Cirurgiã-dentista Coordenadora Clínica da Assistência Odontológica em UTI do HCFMUSP. Coordenadora do Programa de Residência Multiprofissional em Trauma e Urgência do HCFMUSP. Especialista em Odontologia para Pacientes Especiais e em Implantodontia. Membro da Câmara Técnica de Odontologia para Pacientes com Necessidades Especiais do CROSP. Doutoranda em Patologia Oral e Pacientes Especiais na FOUSP.

Karem López Ortega

Professora Doutora da Disciplina de Patologia Bucal da FOUSP. Especialista em Odontologia para Pacientes com Necessidades Especiais e Vice-coordenadora do CAPE da FOUSP.

Letícia Mello Bezinelli

Especialista em Odontologia para Pacientes com Necessidades Especiais pela FUNDECTO/FOUSP. Mestre e Doutora em Ciências Odontológicas pela FOUSP. MBA em Gestão Empresarial pela Fundação Faculdade de Administração (FIA) da USP. Cirurgiã-dentista do Programa de Oncologia, Hematologia e Transplante de Medula Óssea do HIAE. Coordenadora do Curso de Pós-graduação de Odontologia Hospitalar do HIAE. Membro da Câmera Técnica de Odontologia Hospitalar do CROSP.

Luciana Corrêa

Mestre em Patologia Bucal pela FOUSP. Doutora em Patologia Bucal pela FOUSP. Professora Doutora da Disciplina de Patologia Geral da FOUSP. Assessora Científica do Curso de Pós-graduação de Odontologia Hospitalar do HIAE.

Luciane Hiramatsu Azevedo

Professora do Curso de Habilitação Lasers em Odontologia pela FFO-FOUSP. Cirurgiã-dentista contratada do LELO-FOUSP. Mestre em Ciências na Área de Tecnologia Nuclear pelo IPEN-USP. Doutora em Diagnóstico Bucal pela FOUSP. Especialista em Estomatologia e Odontopediatria.

Marcela Alves dos Santos Paul

Cirurgiã-dentista Assistente da Unidade de Odontologia do Instituto do Coração (InCor-HCFMUSP). Doutora em Cardiologia pela FMUSP. Especialista em Pacientes com Necessidades Especiais e Implantodontia. Habilitação em Odontologia Hospitalar. Professora Convidada do Curso de Pós-graduação em Odontologia Hospitalar do HIAE.

Marcella Ferreira Gobbi

Pós-graduação em Odontologia Hospitalar pelo HIAE. Habilitação em Lasers em Odontologia pela FUNDECTO-FOUSP.

Mariana Henriques Ferreira

Mestre em Patologia Oral e Maxilofacial e Pacientes Especiais. Especialista em Odontologia Hospitalar.

Monira Samaan Kallás

Especialista e Mestre em Odontologia e Saúde Coletiva pela FOUSP. Habilitada em Odontologia Hospitalar pelo CFO. Doutoranda em Ciências da Saúde pelo Instituto de Ensino e Pesquisa do Hospital Sírio-Libanês.

Paula Moura de Miranda Leão

Mestrando em Patologia Oral e Maxilofacial e Pacientes Especiais na FOUSP. Especialista em Odontologia Hospitalar pelo IIEPAE. Professor do Departamento de Odontologia Hospitalar do IIEPAE.

Reynaldo Antequera

Especialista em Odontologia para Pacientes com Necessidades Especiais. Supervisor da Equipe Odontológica do IPq-HCFMUSP.

Roberta Marques da Graça Lopes

Mestre em Lasers em Odontologia pelo IPEN/USP. Especialista em Prótese Dentária pelo CETAO. Habilitação em Laserterapia e em Odontologia Hospitalar. Cirurgiã-dentista do Centro de Oncologia e Hemoterapia do HIAE.

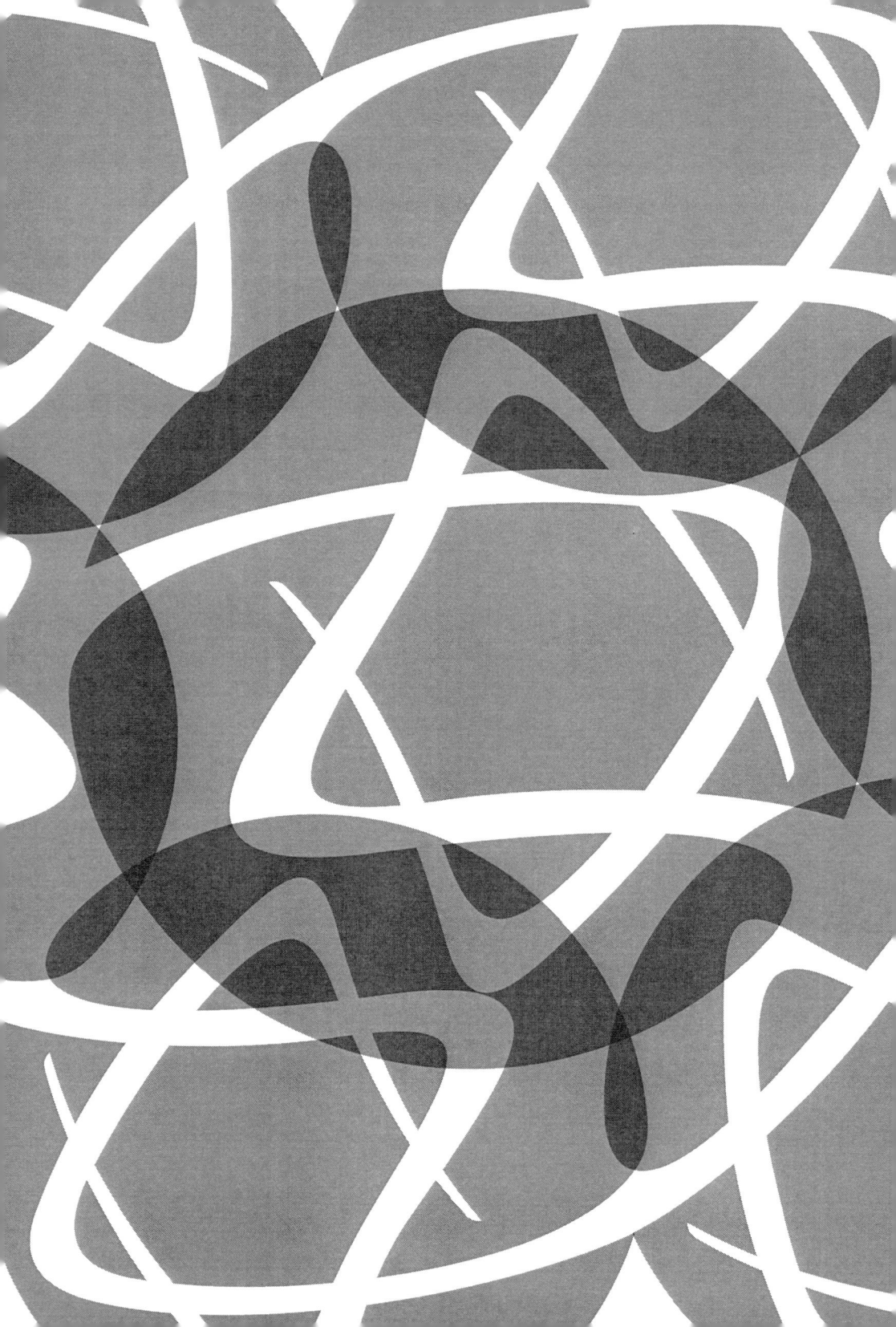

SUMÁRIO

CARTA DO PRESIDENTE

Há uma relação ativa entre a saúde sistêmica e a saúde bucal já muito conhecida na literatura, uma vez que a cavidade bucal pode refletir desequilíbrios do organismo por meio de uma série de patologias. Uma condição odontológica desfavorável pode interferir no prognóstico de pacientes debilitados. Assim, a presença do cirurgião-dentista no ambiente hospitalar visa a melhorar a qualidade de vida do paciente e promover condições para minimizar o risco de infecções, hemorragias e complicações secundárias aos tratamentos em curso, bem como otimizar o diagnóstico, a prevenção e o tratamento de afecções na boca.

O 22º volume da série Manuais de Especializações Einstein – *Odontologia Hospitalar* – apresenta uma atualização das condutas e cuidados preventivos, educativos, curativos e reabilitadores, com base na visão globalizada da saúde do indivíduo. Uma imensa gama de temas é abordada em profundidade nesta publicação, tratando de especificidades relacionadas a idosos, gestantes de risco, crianças, pacientes com distúrbios neurológicos, portadores de diabetes, pacientes oncológicos e de cuidados paliativos, entre outros.

A ampla heterogeneidade de cenários hospitalares marca o atendimento odontológico, que deve estar plenamente habilitado a lidar com cada grupo de pacientes das clínicas médica e cirúrgica, ginecologia e obstetrícia, infectologia, hematologia, unidades de transplantes e unidades de terapia intensiva. Esse nível de complexidade exige do cirurgião-dentista estratégias de respeito à individualidade de cada paciente, diante das condições médicas presentes.

Compreender o hospital como um ambiente multiprofissional, portanto, é seu primeiro grande desafio na tarefa de planejar condutas pela resolução de agravos de saúde, obedecendo às normas, rotinas e características dos diferentes e complexos cenários desse ambiente. São muitas as vantagens dessa atuação hospitalar, entre as quais a possibilidade de solicitação de exames específicos detalhados e de contar com recursos mais complexos, como a anestesia geral, em alguns casos, a facilidade para o paciente com impossibilidade de frequentar o consultório odontológico, o oferecimento de acompanhamento clínico e o relacionamento integral entre equipe, paciente e instituição.

A odontologia hospitalar, em muitos casos, pode acarretar redução do tempo de internação e diminuição da quantidade de prescrição de medicamentos e de indicação de nutrição parenteral, fatos que contribuem substancialmente para a qualidade de vida do paciente e ainda para a redução dos custos de internação.

Odontologia hospitalar reúne toda a excelência Einstein no tema, com o propósito de compartilhar experiências e resultados com profissionais do setor em seu compromisso com a formação permanente. Desejamos, assim, contribuir para que você, profissional da odontologia, faça a diferença no panorama da saúde em nosso país, tornando os ambientes hospitalares cada vez mais completos e preparados ao restabelecimento da saúde de seus pacientes.

Sidney Klajner
Presidente da Sociedade Beneficente
Israelita Brasileira Albert Einstein

Fontes de pesquisa:
A Odontologia Hospitalar em conceitos (https://www.researchgate.net/publication/318405777)
Manual da Odontologia Hospitalar, Governo do Estado de São Paulo
Qual a importância da Odongologia Hospitalar, Revista Brasileira de Odontologia

PALAVRA DO VICE-PRESIDENTE

O atendimento odontológico tornou-se obrigatório no ambiente hospitalar, graças à importância que esse tipo de cuidado representa para a saúde dos pacientes. Ações de cunho preventivo, para diagnóstico, tratamento ou cuidado paliativo em saúde bucal, alinhadas às condutas aplicadas pela equipe multidisciplinar, contribuem significativamente para a recuperação do paciente, podendo evitar complicações sistêmicas.

A odontologia hospitalar permite melhor qualidade de vida ao promover um atendimento completo aos pacientes. Nesse sentido, o papel do cirurgião-dentista torna-se cada vez mais importante dentro da equipe multidisciplinar, como complemento à assistência médica realizada.

Pacientes oncológicos, que passam por tratamento de quimioterapia e radioterapia de cabeça e pescoço, por exemplo, estão entre os que mais necessitam deste cuidado, em razão dos efeitos colaterais em sua saúde bucal, decorrentes dos tratamentos. Alterações de fonética, estética e até mesmo a capacidade de higienização podem comprometer a saúde física e psicológica do paciente, atuando de forma negativa na manutenção de sua vida social e de seu estado emocional. Esses aspectos tornam a odontologia hospitalar um recurso fundamental a tantas pessoas que, em suas diferentes necessidades, demandam atendimento especializado no próprio hospital.

Para manter a qualidade dos procedimentos e garantir a segurança tanto dos pacientes quanto dos profissionais da área, lançamos o 22o volume dos Manuais de Especialização – *Odontologia Hospitalar* –, que tem o propósito de abordar temas importantes voltados ao cuidado das pessoas inseridas no ambiente hospitalar, visando a orientar sobre as condutas mais adequadas a serem aplicadas durante o atendimento.

Diferente dos consultórios, esse ambiente propõe novos desafios aos profissionais, para cuidar de pacientes com os mais diferentes tipos de enfermidades, inseridos em uma variedade de áreas, como ambulatório, enfermaria, unidades de terapia intensiva e semi-intensiva, centro cirúrgico, entre outros, o que exige, além de preparo, sensibilidade e cuidado durante o atendimento.

Muito mais do que oferecer um tratamento aos que estão impossibilitados de se locomover até um consultório odontológico, por algum problema existente ou desenvolvido durante o tratamento de saúde, o Einstein propõe um cuidado completo e humanizado, cercado por profissionais altamente qualificados, preparados para o atendimento hospitalar. Faz parte de nossa missão fornecer todo o suporte necessário para que esse trabalho ocorra de acordo com as diretrizes da instituição.

Assim, esperamos que este Manual, elaborado cuidadosamente para auxiliar você, profissional da odontologia hospitalar, seja uma fonte de consulta, aperfeiçoamento e padronização de condutas em benefício da saúde e da qualidade de vida de todos os seus pacientes.

Sergio Podgaec
Vice-Presidente da Sociedade Beneficente
Israelita Brasileira Albert Einstein

Fontes de pesquisa:
http://www.fundecto.com.br/pdf/odontohospitalar.pdf
http://web.unifoa.edu.br/portal_ensino/mestrado/mecsma/arquivos/2017/maira-tavares.pdf
http://www.crosp.org.br/uploads/paginas/3c3566c26097989184675108d9ad6d99.pdf
http://srvd.grupoa.com.br/uploads/imagensExtra/legado/B/BORAKS_Silvio/Semiotecnica_
Diagnostico_Tratamento_Doencas_Boca/Cap_01.pdf

PREFÁCIO

Os cuidados com a saúde, seja pelo aumento do conhecimento técnico ou pela maior disponibilidade tecnológica, têm exigido especialização crescente, especialmente no ambiente hospitalar. Da mesma maneira, a multidisciplinaridade e a harmonia entre os diversos especialistas têm garantido a melhoria na qualidade da assistência.

As Dras. Letícia Bezinelli e Fernanda Eduardo introduziram um conceito novo na abordagem de pacientes do transplante de medula óssea no Hospital Israelita Albert Einstein, há mais de dez anos. O sofrimento com mucosite foi reduzido significativamente com o uso do *laser*. A redução da morbidade tornou menos árduo o procedimento para os pacientes e ajudou nos cuidados da equipe de assistência. A partir desta experiência, sua atuação foi expandida para outras áreas e especialidades.

Após alguns anos do início desta parceria, durante uma visita a um grande centro de transplantes de medula óssea nos EUA, e para minha surpresa, durante uma reunião que discutia os casos, vi que nenhum cuidado adicional era destinado à mucosite dos pacientes. Ao questionar a razão de não usarem *laser*, foi-me respondido com algum desconforto que a equipe desconhecia esta alternativa. Seis meses após meu retorno ao Brasil, recebi uma mensagem dizendo que trouxeram a equipe de odontologia para o grupo e já estavam aplicando o tratamento com excelentes resultados.

Há alguns anos, as autoras criaram, junto com nosso grupo de hematologia, um curso de Odontologia em Pacientes Onco-hematológicos, que tem recebido audiência maior a cada ano, mostrando a importância do ambiente hospitalar como oportunidade para a expansão da prática odontológica, com grande benefício aos pacientes.

É esta experiência que é apresentada com sucesso neste livro pelas autoras, junto com seu grupo de colaboradores e por renomados profissionais da odontologia, objetivando cobrir e apresentar essas oportunidades e a melhor forma de abordá-las na prática clínica. Sua leitura e consulta são obrigatórios a quem atua ou deseja atuar nesta área.

José Mauro Kutner
Gerente Médico do Departamento de Hemoterapia e
Terapia Celular do HIAE
Doutor em Hematologia pela FMUSP
Docente Permanente do IIEPAE

PREFÁCIO

O atendimento adequado a pacientes, principalmente os mais complexos, mudou muito ao longo do tempo. Hoje não é possível pensar em cuidados com saúde sem considerar tecnologia, inovação, previsibilidade, qualidade, informação em todos os níveis e decisões baseadas na evidência científica.

Contudo, sem qualquer sombra de dúvida, nada substituiu o capital humano, as pessoas e os profissionais das diversas áreas.

É impossível tratar adequadamente qualquer paciente sem uma equipe multiprofissional sintonizada, com foco no paciente e integração entre si. Além disso, a relação médico-paciente é imprescindível, gerando confiança e melhores desfechos.

Neste contexto, há alguns anos se fortalece a Odontologia Hospitalar. Há muito aprendi em minhas áreas de atuação – hematologia, onco-hematologia e transplantes de medula óssea – a trabalhar com a medicina bucal.

Cuidados nas coagulopatias são fundamentais para garantir a segurança dos pacientes; prevenir e tratar complicações de quimio e radioterapia são imprescindíveis. Hoje não se fariam transplantes de medula óssea com a mesma segurança sem a prevenção de mucosites, tratamento de infecções oportunistas, cuidados com doença do enxerto *vs.* hospedeiro e outras intercorrências. Os dentistas tornaram-se fundamentais!

Aprendi também que isso extrapola muito a minha especialidade e hoje a odontologia hospitalar é uma realidade para diabéticos, pacientes críticos, pacientes neurológicos, cardiológicos, renais, hepáticos e psiquiátricos, que também se beneficiam da incorporação dos dentistas às equipes multiprofissionais hospitalares.

Finalmente, gostaria de dedicar algumas palavras aos autores deste livro. Tenho sido companheiro de trabalho desta equipe nos últimos 12 anos. A qualidade de atendimento de nossos pacientes, assim como os excelentes desfechos alcançados, relacionam-se diretamente com a equipe que os atende, e destaco aqui a dedicação, competência, conhecimento, espírito científico, amor ao próximo e compaixão deste grupo maravilhoso.

Tenho muito orgulho de vocês! Desejo boa leitura a todos!

Nelson Hamerschlak
Professor Livre-docente pela FMUSP.
Coordenador do Programa de Hematologia e
Transplantes de Medula Óssea do HIAE
Presidente da SBTMO

PREFÁCIO

É um enorme prazer escrever este prefácio por acreditar muito no importante papel que representa, na atualidade, a Odontologia Hospitalar, com a ideia de se agrupar as equipes multiprofissionais no intuito da expansão do atendimento e melhora na qualidade de vida dos pacientes.

A partir do ano 2000, quando tive contato pela primeira com o que a Odontologia poderia contribuir para com os pacientes em âmbito hospitalar, passei a ser um entusiasta e admirador constante das equipes multiprofissionais que trabalham conjuntamente para a somatória de esforços, a fim de restabelecer ou amenizar o sofrimento dos pacientes.

Menciono sempre que, para um trabalho profícuo em âmbito hospitalar, há necessidade de equipes de cirurgiões-dentistas especializados nessa área, que se revezem no atendimento aos pacientes, com uma forte relação com as demais equipes da área da saúde, pois, assim, tem-se uma ampliação no amparo a milhares de pacientes.

Aprendi que, para o sucesso da implementação da Odontologia Hospitalar, em primeiro lugar, sempre devemos ter em mente os benefícios para os pacientes e que, em decorrência desses, virá o reconhecimento aos profissionais que prestam esses serviços.

Parabéns aos autores desta obra que com certeza muito contribuirá para o reconhecimento e valorização da Odontologia Hospitalar.

Carlos de Paula Eduardo
Professor Titular do Departamento de Dentística da FOUSP.
Coordenador do Laboratório Especial de Laser em Odontologia da USP.

INTRODUÇÃO À ODONTOLOGIA HOSPITALAR

Fernanda de Paula Eduardo
Letícia Mello Bezinelli

A atenção odontológica tem sido tradicionalmente realizada em consultórios, seja no setor público ou em clínicas privadas e, de certa forma, desvinculada de outras áreas da saúde, o que traz como consequência uma odontologia praticada de maneira técnica, isolada e menos relacionada com a saúde sistêmica do indivíduo. Aos hospitais, a prática mais comum é reservada ao atendimento cirúrgico bucomaxilofacial ou a pacientes que necessitam de sedação durante o procedimento odontológico.

Entretanto, o aumento da expectativa de vida e a evolução da medicina mudaram de forma significativa o perfil populacional. As pessoas não só vivem mais, mas também convivem com doenças que há não muito tempo levavam rapidamente ao óbito. Além disso, muitas outras patologias passaram a ser diagnosticadas e tratadas. Assim, graças a novas terapias e medicações é possível curar ou mesmo controlar doenças graves; por outro lado, muitos efeitos citotóxicos acabam atingindo órgãos não alvo. É nesse cenário, bem mais complexo, que se fez necessária a mudança na maneira de abordagem em saúde que, hoje, precisa ser integrada e personalizada obrigatoriamente com uma visão multiprofissional. E esse é um dos motivos que fez com que a Odontologia Hospitalar ganhasse destaque.

Contudo, embora em ascensão, ainda são muitas as dúvidas sobre a Odontologia Hospitalar, desde o conceito até a necessidade e o real papel do dentista no hospital.

Para chegar a essas respostas, é necessário um breve olhar histórico para alguns fatores determinantes com impacto direto na atual situação da Odontologia Hospitalar, a começar pelo entendimento do que é o hospital, que existe desde a Antiguidade, mas que ao longo do tempo vem sofrendo modificações.

Na Grécia e Roma Antigas, o hospital era o local onde sacerdotes, intermediando uma ação divina, procuravam recuperar a saúde das pessoas, além de servir para repouso de viajantes. Na Idade Média, a assistência à saúde seguia um caráter espiritual, naquele momento desempenhado pela Igreja. É na Idade Moderna que surge a burguesia e com ela diversas profissões, entre as quais o médico. Assim, a saúde começa a ter maior independência, porém os hospitais são colocados como local de isolamento, com objetivo de segregar determinados contingentes populacionais, como mendigos, "loucos" ou pacientes com doenças transmissíveis.

No século XVII, nasce o conceito de cura do doente; os hospitais começam a se desenvolver mais substancialmente e a incorporar tecnologia no seu dia a dia, grande parte impulsionado por guerras. No século XVIII, o médico assume a organização gerencial do hospital e, além de promover a cura dos pacientes, o hospital passa a ser visto como polo formador de profissionais da saúde. Finalmente no século XIX se inicia a prática da medicina baseada em evidência, seguida até hoje.

No século XX, a Organização Mundial da Saúde (OMS) reformulou o conceito de hospital, colocando-o como uma organização de caráter médico social com a finalidade de assegurar assistência médica completa a determinada população e cujos serviços externos se irradiam até a célula familiar. Segundo a OMS, o cuidado, nas organizações de saúde em geral, mas no hospital em particular, é, por sua natureza, necessariamente multiprofissional, ou seja, depende da conjugação do trabalho de vários profissionais.

Nesse momento já se pregam duas grandes mudanças no manejo de pacientes com doenças graves: torna-se explícita a necessidade de uma equipe multiprofissional e a declaração de que a atenção à saúde deve acontecer não só dentro do hospital, mas também se estender até a célula familiar, enfatizando a importância de desospitalizar esses doentes, ou seja, os esforços são para que eles tenham sua vida o mais próximo possível da normalidade.

Esse conceito prevalece nos dias atuais, e, na verdade, está sendo lapidado, uma vez que estudos vêm demonstrando que quando o paciente complexo é acompanhado por uma equipe multiprofissional, não há somente ganho significativo na qualidade de vida, mas também mostram um aumento na sobrevida, ou seja o paciente vive mais tempo e melhor.

Essa é a saúde que deve ser praticada no século XXI, baseada em evidência científica, humana, multidisciplinar e centrada no paciente.

Assim, não há como pensar em atendimento completo se não houver a inclusão do cirurgião-dentista, uma vez que a cavidade oral é parte integrada e central no indivíduo. Portanto, a Odontologia também foi se ajustando a esse novo contexto e, nos últimos anos, tem apresentado diversos estudos que mostram a atuação do cirurgião-dentista, direta ou indiretamente, no manejo desses pacientes.

Existem três premissas que justificam essa atuação:

1. Sabe-se que uma condição bucal inadequada, com focos de infecção ativos, pode afetar negativamente a condição sistêmica do indivíduo saudável, uma vez que a infecção localizada na boca pode disseminar para outras partes do organismo, levando a um quadro de bacteremia e até sepse. Em uma situação na qual há o comprometimento do sistema imunológico, esse risco é ainda maior, ou seja, a boca se constitui como porta de entrada para infecções.

2. A cavidade bucal é frequentemente afetada por diversas terapias, sendo sítio de manifestações de toxicidade, que incluem alterações salivares, mudanças no paladar, presença de lesões de natureza infecciosa ou inflamatória, necroses ósseas, entre outras. Essas alterações, em geral, são bastante sintomáticas e, além de causarem dor severa, prejudicam a fonação e a nutrição do paciente, piorando significativamente sua qualidade de vida. O cirurgião-dentista tem por função instituir medidas profiláticas e terapêuticas para esses agravos.

3. A cavidade bucal pode ser um sinalizador de doenças sistêmicas, dessa forma, o cirurgião-dentista colabora no diagnóstico de muitas patologias e até no prognóstico do paciente.

Dessa forma, para que o cirurgião-dentista de fato tenha esse olhar, é necessário um treinamento específico após a graduação; esse conceito foi pontuado pelo Conselho Federal de Odontologia (CFO), em 2015, com a publicação da resolução CFO-162/2015, a qual reconhece a Odontologia Hospitalar como uma área de atuação e que orienta o dentista a buscar sua habilitação seguindo critérios pré-estabelecidos.

Antes disso, a America Dental Association, afirmou que a Odontologia Hospitalar visa ao atendimento a pacientes com condições sistêmicas alteradas, que deve ser realizado junto ao médico, e que o dentista deve possuir treinamento em âmbito hospitalar após a graduação.

Na mesma linha, o National Health Service, como é chamado o sistema de saúde da Inglaterra, descreve a prática da Odontologia Hospitalar como altamente especializada, com realização de procedimentos complexos em um grupo de pacientes com alterações sistêmicas importantes, anormalidades congênitas, traumas faciais ou doenças orofaciais. A instituição reconhece ainda que os dentistas devem se inserir no time do hospital e que possuem os mesmos termos e condições de trabalho que os médicos.

O Manual de Odontologia Hospitalar da Secretaria de Estado da Saúde de São Paulo, publicado em 2012, define Odontologia Hospitalar como o conjunto de ações preventivas, diagnósticas, terapêuticas e paliativas em saúde bucal, executadas em ambiente hospitalar em consonância com a missão do hospital e inseridas no contexto de atuação da equipe multidisciplinar.

O cirurgião-dentista em ambiente hospitalar deve ter foco no cuidado ao paciente cuja doença sistêmica possa ser fator de risco para agravamento e/ou instalação de doença bucal, ou cuja doença bucal possa ser fator de risco para agravamento e/ou instalação de doença sistêmica. Assim, as demandas mais frequentes são:

- diagnóstico de lesões bucais e auxílio no tratamento de manifestações bucais oriundas de doenças sistêmicas;
- diagnóstico e tratamento das condições bucais que possam acarretar complicações infecciosas, hemorrágicas, neurológicas ou cardiovasculares, seja em função das condições locais e sistêmicas, seja em decorrência de tratamento ao qual o paciente está submetido;
- diagnóstico e tratamento das condições bucais que possam colaborar para a manutenção ou piora de desordens sistêmicas graves;
- atuação prévia a terapias que possam acarretar complicações orofaciais ou sistêmicas futuras;
- atendimento a pacientes internados que apresentem dor e/ou infecção de origem odontológica;
- atendimento de quaisquer condições que justifiquem intervenção em ambiente hospitalar, em função do risco de complicações infecciosas ou hemorrágicas tanto em nível local, quanto sistêmico.

Portanto, os procedimentos odontológicos realizados com maior frequência são: extrações, raspagem, remoção de cárie, profilaxia, restaurações provisórias, biópsia, orientação de cuidados orais, laserterapia, entre outros.

O cirurgião-dentista que atua no hospital acaba realizando uma clínica geral, mas é fundamental o entendimento da doença de base e da terapia médica administrada ao paciente. É necessário conhecer em profundidade fluxo de pacientes, gestão do trabalho, linguagem médica, interpretação de exames complementares nas diversas especialidades médicas e registro de informações em prontuário médico.

O papel do cirurgião-dentista no ambiente hospitalar é minimizar risco de infecção, diminuir morbidades decorrentes da terapia, colaborar com diversos diagnósticos, diminuir indicação de alimentação parenteral, reduzir uso de medicamentos sistêmicos, diminuir tempo de internação e melhorar a qualidade de vida, proporcionando atendimento completo ao paciente, tendo impacto clínico e econômico.

É importante que o dentista esteja presente no dia a dia do hospital, participando de todas as atividades, desde as visitas multiprofissionais até as reuniões de discussão de casos. Cada profissional avalia o que o paciente necessita e, em conjunto, todos decidem o que é melhor naquele momento. Quando se está inserido na rotina do hospital, fica claro para todos, mas em especial para o paciente, a importância de cuidar da cavidade oral e sua relação com a doença. É também uma questão de educação em saúde; o paciente compreende, adere ao tratamento e, após a alta, dará seguimento a esses cuidados.

Aproveita-se para ressaltar mais um motivo pelo qual o cirurgião-dentista precisa se preparar: quando o paciente tiver alta hospitalar, certamente irá ao consultório para dar continuidade ao tratamento odontológico, uma vez que foi a ele ensinada a importância do cuidado com a boca. O dentista precisa atendê-lo com conhecimento e segurança.

Dessa forma, percebe-se que a Odontologia Hospitalar está em ascensão no Brasil e que cada vez mais os dentistas são requisitados para compor a equipe multiprofissional.

A fim de colaborar com a prática dessa odontologia, insere-se este *Manual,* que aborda a atuação do cirurgião-dentista nas principais especialidades médicas, além de falar dos cuidados bucais específicos para os pacientes com comprometimento sistêmico. A ideia é uma abordagem mais direta e prática. Para tanto, esta obra conta com dentistas atuantes na área de Odontologia Hospitalar e que acreditam que compartilhar conhecimento é o caminho para o crescimento de todos.

2

MANOBRAS SEMIOTÉCNICAS E EXAMES COMPLEMENTARES BÁSICOS

Diele Carine Barreto Arantes

Luciane Hiramatsu Azevedo

INTRODUÇÃO

Quando a saúde em um paciente é restabelecida, prevenindo e tratando uma doença, o sucesso é alcançado. Esse é o objetivo dos profissionais de saúde. Contudo, esse sucesso depende de dois fatores: a execução correta da sequência semiológica e o amplo conhecimento das doenças.

Semiologia é a ciência que aborda a obtenção do diagnóstico e do tratamento de uma determinada doença. Diagnóstico é o reconhecimento dos sintomas (sensações subjetivas) e sinais (manifestações objetivas) de uma doença. Portanto, um tratamento bem executado depende do estabelecimento prévio de um diagnóstico correto, definido a partir de um exame clínico bem conduzido. As etapas semiológicas que o cirurgião-dentista deve percorrer para alcançar o sucesso no diagnóstico e no tratamento das doenças bucais são mostradas na Figura 1 e discutidas a seguir.

COLETA DE INFORMAÇÕES SOBRE O PACIENTE E A DOENÇA DE BASE POR INTERMÉDIO DA LEITURA DE PRONTUÁRIO MÉDICO

Prontuário médico é "um documento único constituído de um conjunto de informações, sinais e imagens registradas, geradas a partir de fatos, acontecimentos e situações sobre a saúde do paciente e a assistência a ele prestada, de caráter legal, sigiloso e científico, que possibilita a comunicação entre membros da equipe multiprofissional e a continuidade da assistência prestada ao indivíduo."[1]

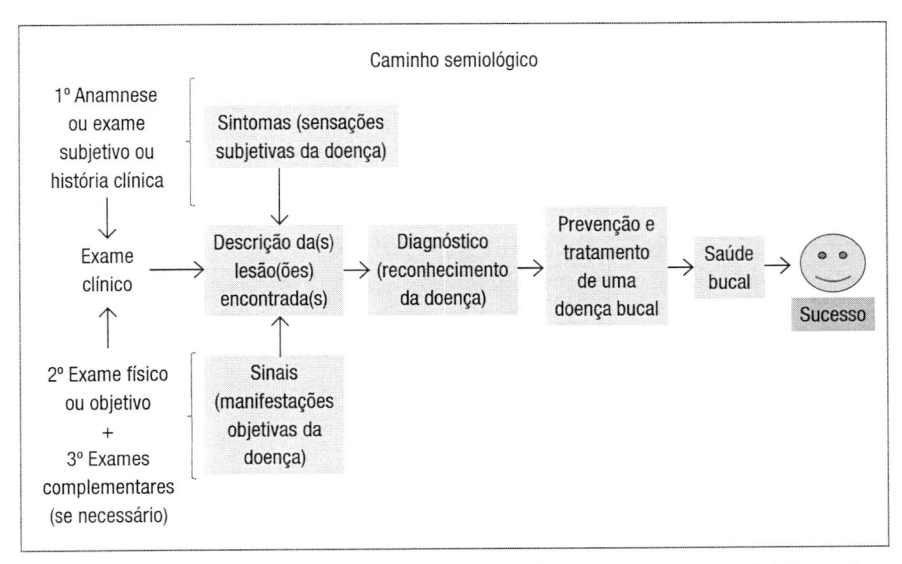

Caminho semiológico

FIGURA 1 O caminho semiológico começa com o exame clínico, por meio da coleta de informações subjetivas e objetivas da doença. A partir dos sinais e sintomas obtidos no exame clínico, são descritas as características das lesões. Associando-as ao conhecimento prévio das doenças bucais, é possível estabelecer um diagnóstico e propor tratamento e prevenção adequados. Em muitos casos, os exames complementares são necessários e realizados após o exame clínico, para ajudar na definição do diagnóstico. Dessa forma, a saúde bucal é alcançada com sucesso.

Vale destacar alguns aspectos desse conceito. Primeiramente, é um documento único, portanto, todos os profissionais de saúde em um hospital têm acesso e registram a evolução de um determinado paciente no mesmo documento. Nesse sentido, todos os profissionais devem conhecer o prontuário e a linguagem utilizada pela equipe multiprofissional para que a comunicação seja eficaz.

Destacam-se também outros objetivos do prontuário, como registrar e guardar, de forma sigilosa, todas as informações obtidas para definição do diagnóstico e toda assistência prestada ao paciente. Uma vez que esse documento tem caráter legal, caso a prestação de serviço seja questionada pelo paciente na justiça, cabe ao prestador de serviço, nesse caso o profissional de saúde, utilizar o prontuário para comprovação dos fatos. Por fim, o preenchimento completo e adequado do prontuário colabora não somente para um trabalho resolutivo, integrado e comprobatório, mas também para criação de uma fonte valiosa de pesquisas científicas.

Atualmente, é necessário que os profissionais de saúde façam pesquisas científicas rotineiramente, bem como as utilizem nas tomadas de decisões. Isso porque as mudanças de critérios diagnósticos e protocolos de tratamento acontecem muito rapidamente.

Nesse contexto, as informações contidas no prontuário, se corretamente descritas, podem colaborar para o exercício de uma prática em saúde baseada em evidência. As tomadas de decisões em saúde baseada em evidências têm como pilares a pesquisa científica, a experiência profissional e o desejo do paciente (Figura 2). Se esses três aspectos estiverem registrados em prontuário e forem levados em consideração de forma clara, consciente e individualizada na tomada de decisão, os riscos de insucesso no tratamento serão significativamente amenizados.[2]

Ao longo desse capítulo, os termos semiotécnicos presentes nos prontuários médicos e odontológicos serão discutidos, os quais serão importantes para coleta e descrição de informações sobre o paciente e a doença.

ANAMNESE

A coleta de dados subjetivos, por meio de uma entrevista com o paciente, é o que se denomina anamnese ou exame subjetivo, ou ainda, história clínica. As informações coletadas dizem respeito à história médica e odontológica do paciente, bem

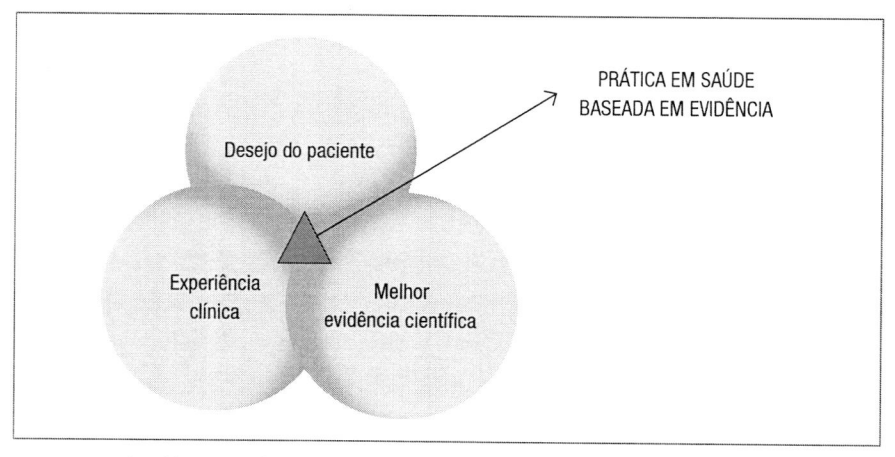

FIGURA 2   A prática em saúde baseada em evidência científica tem como pilares o uso da melhor evidência científica, a experiência profissional e o desejo do paciente. Todos esses aspectos devem estar devidamente registrados em prontuário.

como a sintomas da doença atual. É fundamental que o cirurgião-dentista disponha de tempo, interesse genuíno pelo paciente e comunicação clara e compreensível para alcançar uma relação de confiança e respeito mútuos.

A maneira pela qual o profissional conduz a anamnese é livre e individual, mas alguns itens são imprescindíveis para uma abordagem biopsicossocial e espiritual do paciente e sua saúde. Essa abordagem holística ajuda o profissional a estabelecer diagnóstico e tratamento integrais, nos quais a doença e as circunstâncias que fizeram o paciente adoecer são identificados e tratados. Por exemplo, dois pacientes podem apresentar o mesmo diagnóstico, doença cárie. Contudo, um deles está doente por falta de higiene adequada e dieta rica em sacarose, enquanto o outro adquiriu a doença depois que foi submetido a um tratamento radioterápico na região de cabeça e pescoço, que o levou a uma hipossalivação intensa. Portanto, se a anamnese não for completa, as circunstâncias que levaram o paciente a adoecer não serão consideradas no diagnóstico e, dessa forma, o tratamento pode falhar.

A anamnese inicia-se após a coleta dos dados pessoais, e alguns itens são comuns à semiologia médica cujas informações podem ser encontradas nos prontuários hospitalares. O cirurgião-dentista deve conhecer cada um dos itens da anamnese para realizar as perguntas adequadamente e saber interpretá-las nos prontuários multidisciplinares. Além disso, deve ter uma postura empática, positiva e esclarecedora para encorajar o paciente ao diálogo (Tabela 1). A coleta dos dados subjetivos ou sintomas precede e guia o exame físico.[3]

TABELA 1 Itens da anamnese e suas respectivas perguntas

Itens da anamnese	Perguntas
Queixa principal (QP) ou motivo da consulta	Em que posso ajudá-lo? O que o trouxe à consulta?
História da doença atual (HDA)	Quando iniciaram os sintomas? Como descreve o que está sentindo? Está realizando algum tratamento por conta própria ou com outro profissional?
História médica atual (HMA)	Como está sua saúde geral? Em caso de relato de alguma doença: Qual(is) tratamento(s) está(ão) sendo realizado(s)? Qual(is) a(s) consequência(s) desse(s) tratamento(s)?
História médica pregressa (HMP)	Rever todos os sistemas, perguntando se está funcionando adequadamente. Em caso de história de doença em algum sistema: Qual(is) tratamento(s) foi(ram) realizado(s)? Qual(is) a(s) consequência(s) desse(s) tratamento(s)?

(continua)

TABELA 1 (*Continuação*) Itens da anamnese e suas respectivas perguntas

Itens da anamnese	Perguntas
História odontológica (HO)	Como está a sua saúde bucal? A qual(is) tratamento(s) já foi submetido? Teve complicações em algum deles? Qual(is)? Como foi(ram) tratada(s)? Você tem medo de dentista? Como você cuida da sua saúde bucal?
História familiar (HF)	Qual a doença predominante na sua família? Quantos filhos e irmãos você tem? Estão todos vivos? Causa *mortis*?
História social (HS)	Você tem acesso à água fluoretada? Saneamento básico? Como é o seu trabalho? Você tem alguma crença?
Hábitos e vícios nocivos à saúde	Você fuma? Qual tipo de tabaco? Qual a frequência e por quanto tempo? Você consome bebida alcoólica? Com qual frequência? Há quanto tempo? Outras drogas?
Medicamentos em uso	Você está fazendo uso contínuo de algum medicamento? Qual(is)? Tem algum efeito colateral? Qual(is)?

EXAME FÍSICO

"Só vemos o que procuramos, só reconhecemos o que sabemos."[4] Essa frase resume a importância do exame físico e os seus princípios. Estar disposto a realizar um exame físico completo é o primeiro e importante passo de um profissional de saúde. Caso contrário, muitos sinais da doença passarão despercebidos. Outro princípio fundamental é ter um amplo conhecimento das doenças bucais, pois se o universo de doenças conhecido pelo profissional for pequeno, pequena também será a sua capacidade de reconhecê-las por meio dos sinais e sintomas.

O exame físico inicia-se desde o momento em que o profissional de saúde entra em contato com o paciente, mas é após a anamnese que ele é completamente executado. É pelo exame físico que se observam as manifestações objetivas da doença, por isso deve-se estar atento aos sinais desde o primeiro momento da consulta. Para captura dos sinais, são utilizados visão, tato, olfato e audição. No primeiro contato visual com o paciente, já se deve observar fácies, ambulação, atitudes, idade aparente, harmonia dos segmentos do corpo, cor e alterações tegumentares visíveis. O paciente pode apresentar fácies típica de alguma síndrome ou doença ou fácies atípica, nesse último caso, normal. Essas informações ajudam na conduta da anamnese e, posteriormente, no minucioso exame físico.

Exame físico geral (sinais vitais)

Após a anamnese, inicia-se a verificação dos sinais vitais: pulso, pressão arterial sistêmica, temperatura, respiração e dor. A coleta desses dados é de fundamental importância, pois são preditores de eventos que colocam em risco a vida do paciente. Se um dos sinais estiver alterado, isso deve ser comunicado à equipe multidisciplinar, e o paciente deve receber um atendimento especializado.

Pulso ou frequência cardíaca são sinônimos e podem ser obtidos pela palpação dos dedos indicador, médio e anelar sobre a artéria radial, localizada lateralmente no pulso ou na artéria carótida, no pescoço. Os valores de referência são de 60 a 100 batimentos por minuto (bpm), sendo considerada taquicardia quando os valores estão acima de 100 bpm e bradicardia quando estão abaixo de 60 bpm. Além da frequência, o dentista também deve estar atento ao ritmo e à amplitude (força) das pulsações (Tabela 2).

A pressão arterial sistêmica consiste na força que o sangue faz sobre a parede das artérias. A medida da pressão arterial (mmHg) captura basicamente dois valores: a pressão sistólica e a diastólica. O valor da sistólica indica a pressão máxima necessária para que o sangue arterial, impulsionado pelo ventrículo esquerdo, alcance as células do corpo com oxigênio. Em contrapartida, o valor da diastólica é a pressão mínima que se obtém no momento em que a musculatura do ventrículo esquerdo relaxa, a válvula mitral abre e a aórtica fecha. Esses eventos permitem que o ventrículo esquerdo receba o sangue arterial para a próxima contração sistólica.[5]

De acordo com National Heart Lung, and Blood Institute, os valores de referência da pressão arterial em adultos saudáveis são menores ou iguais a 119 mmHg na sistólica e menores ou iguais a 79 mmHg na diastólica. Valores acima de 140 mmHg para sistólica e 90 mmHg para diastólica são considerados hipertensão arterial.[5] Vale ressaltar que o diagnóstico de hipertensão é definido pelo médico, levando em consideração os valores de referência e outros dados clínicos.

A temperatura corpórea pode ser medida por vários métodos minimamente invasivos, mas o mais utilizado pelos cirurgiões-dentistas é a medição axilar. A temperatura corporal normal varia de 36,5 a 37,3°C, com média de 37°C. Valores acima de 37,3°C pode significar febre ou hipertermia. A diferença entre esses dois termos se deve ao controle da temperatura pelo hipotálamo. A febre consiste em um aumento de temperatura controlada pelo hipotálamo com o objetivo de aumentar o metabolismo celular e, consequentemente, favorecer a defesa contra microrganismos invasores. Em contrapartida, a hipertermia consiste em um aumento descontrolado da temperatura. Se a temperatura for maior que 40°C, há risco de morte e é necessária a intervenção médica imediata. A hipotermia (≤ 36°C) prolongada também requer monitoramento e intervenção imediata, pois pode significar alterações metabólicas, vasculares ou infecções sistêmicas.[5]

A medida dos ciclos respiratórios ou incursões respiratórias por minuto (IRM) é um dos sinais clínicos menos documentados, mas não menos importante.[5] Os valores de referência em adultos variam de 12 a 20 IRM, mas em crianças são normalmente maiores. O termo eupneico é utilizado para o paciente que apresenta uma respiração dentro da normalidade. A dispneia consiste na dificuldade respiratória que pode levar a uma taquipneia (respiração rápida e anormal). No contexto odontológico, a taquipneia pode significar aumento da ansiedade, infecção ou estresse. Já a hipopneia é uma condição respiratória anormalmente baixa que pode levar a hipóxia tecidual e morte.

A dor é o quinto e último item incluído nos sinais vitais. Em função da falta de diagnóstico, controle e alívio da dor em ambiente hospitalar, houve o reconhecimento da necessidade de colocar esse sintoma frequente como quinto sinal vital. De acordo com o conceito da International Association for Study of Pain, traduzido para o português pela Sociedade Brasileira para Estudo da Dor, "dor é uma experiência sensitiva e emocional desagradável associada ou relacionada a lesão real ou potencial dos tecidos. Cada indivíduo aprende a utilizar esse termo através das suas experiências anteriores."[6] A avaliação e o registro da dor, juntamente com os demais sinais vitais, é fundamental para acompanhamento e evolução dos pacientes. A intensidade da dor pode ser avaliada pela escala visual analógica (EVA) que compreende uma linha horizontal de 10 cm com as extremidades indicando a ausência de dor e a pior dor possível. A EVA deve ser apresentada ao paciente para que ele defina qual a intensidade da dor no momento da avaliação. A utilização da EVA para crianças, idosos e pacientes com déficit visual e cognitivo pode ser difícil. Nesses casos, utilizam-se outros instrumentos como a escala verbal (dor ausente, leve, moderada e intensa) ou escala de faces de sofrimento.[6]

TABELA 2 Sinais vitais – Instrumentos de avaliação e valores de referência

Sinais vitais	Instrumento de avaliação	Valores de referência em adultos
Pulso	Aferição com os dedos indicador, médio e anelar sobre a artéria radial localizada na porção lateral do pulso	60 a 100 bpm
Pressão arterial sistêmica	Esfigmomanômetro e estetoscópio	Sistólica: ≤ 119 mmHg Diastólica: ≤ 79 mmHg
Temperatura	Termômetro na região axilar	36,5 a 37,3 °C
Respiração	Visualização dos movimentos torácicos	12 a 20 IRM
Dor	EVA	0 a 10 cm, sendo 0 ausência de dor e 10 a pior dor que já sentiu

Exame físico especial (sistema estomatognático)

Exame extrabucal

O exame do sistema estomatognático inicia-se na região extrabucal, com a palpação dos linfonodos regionais e as glândulas salivares maiores. Em condições fisiológicas, os linfonodos não são palpáveis, por isso é necessário conhecer anatomicamente as cadeias linfonodais. São elas: superficial e profunda da parótida, retroauricular, submandibular, submentual, cervicais (superficiais e profundas) e clavicular (Figura 3). A palpação das cadeias linfonodais deve ser realizada com o profissional posicionado em pé, atrás do paciente. Utilizando as duas mãos e os três dedos (anelar, médio e indicador) em movimento contínuo, todas as regiões devem ser palpadas bilateralmente.

Em situações de infecção (fungos, vírus, bactérias e protozoários), neoplasias e metástases, essas estruturas aumentam de volume e são detectadas pela palpação regional. Nesse caso, diz-se que o paciente apresenta linfadenopatia. As causas de linfadenopatia são frequentes no ambiente hospitalar, justificando a importância desse exame em todos os pacientes.

Os três pares de glândulas salivares maiores também devem ser examinados pela palpação. Deve-se ordenhar a glândula parótida e verificar se há secreção salivar, observando a abertura do ducto da glândula parótida (na papila parotídea), durante esse estímulo. Além disso, deve-se avaliar a quantidade e a consistência da saliva durante o exame. As glândulas submandibular e sublingual devem ser examinadas da mesma forma.

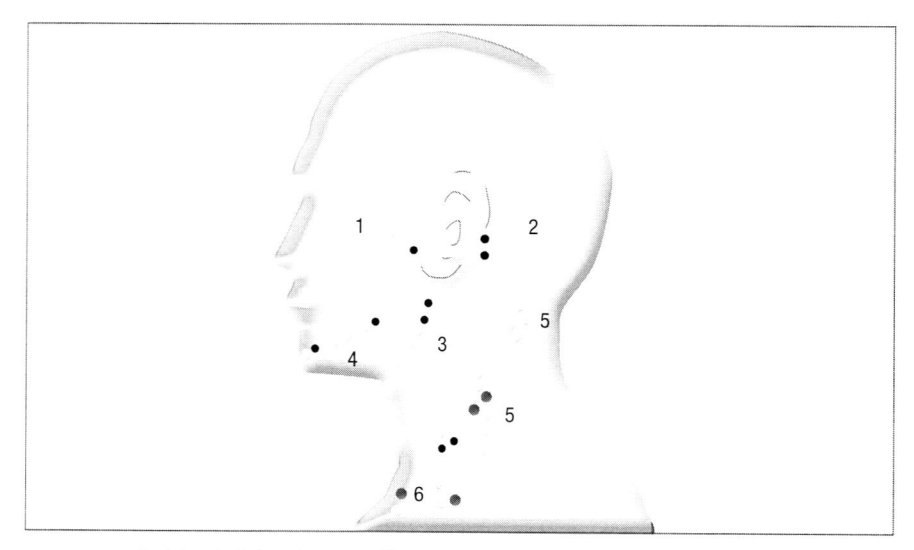

FIGURA 3   Cadeias de linfonodos na região de cabeça e pescoço. No sentido superoinferior, observam-se: 1) cadeias superficial e profunda da parótida; 2) retroauricular; 3) submandibular; 4) submentual; 5) cervicais (superficiais e profundas); 6) clavicular.

Os músculos faciais e a articulação temporomandibular (ATM) também devem ser palpados bilateralmente, tanto durante o movimento de abertura, fechamento e lateralidade mandibular, quanto no seu estado estático. Se houver dor ou dificuldade de abertura bucal, deve-se registrar a medida da abertura bucal e fazer a ausculta da ATM com o estetoscópio.

Exame intrabucal

Ao iniciar o exame intrabucal, deve-se atentar primeiramente ao hálito. O exame organoléptico bucal pode sugerir diversas situações patológicas de origem bucal ou sistêmica. Por exemplo, o odor de putrefação pode ser um sinal de abscesso, cárie ou doença periodontal, enquanto o odor amoníaco pode ser um sinal de insuficiência renal.

Em seguida, deve-se realizar, por intermédio de inspeção e palpação, o exame de todas as estruturas anatômicas bucais. A sequência seguinte pode ser adotada: lábios, gengiva, mucosa alveolar, mucosa jugal, soalho bucal, língua, orofaringe, palatos duro e mole. O uso da gaze é imprescindível para tracionamento da língua e avaliação do seu dorso, ventre e bordas laterais.

O exame minucioso de cada um dos dentes e a sondagem periodontal devem ser realizados sob boa iluminação e instrumentais adequados, como espelho e sondas milimetrada e exploradora. O exame bucal pode ser realizado pelo cirurgião-dentista à beira do leito, não necessitando de um consultório odontológico. Todas as alterações observadas devem ser devidamente descritas, conforme será discutido.

EXAMES COMPLEMENTARES

O avanço tecnológico vem permitindo a solicitação de exames cada vez mais sensíveis e específicos. Nesse sentido, é incomum a condução de um caso clínico sem a utilização dos exames complementares. Embora eles nem sempre sejam necessários para definição do diagnóstico, muitas vezes ajudam a detalhar e classificar com mais precisão o tipo de doença. Contudo, vale ressaltar que o exame clínico deve sempre preceder e guiar os exames complementares.

Dentre os exames complementares mais solicitados no ambiente hospitalar, destacam-se exames de imagem e exames laboratoriais, incluindo o anatomopatológico, realizado a partir de biópsia.

Exames laboratoriais

São inúmeros os exames laboratoriais disponíveis atualmente. Destacam-se hemograma e coagulograma, que, além de serem os mais frequentes, devem ser bem interpretados pelos cirurgiões-dentistas, para uma melhor abordagem sistêmica do paciente. A interpretação isolada dos exames complementares não tem valor algum. Ela deve ser sempre acompanhada das informações do exame clínico.

Hemograma

É um exame laboratorial que avalia as células e os elementos figurados do sangue. O hemograma fornece informações da parte sólida do sangue, representada por hemácias (98%), leucócitos e plaquetas (2%). O plasma, parte líquida do sangue, composto por água (91,5%), proteínas (7%), sais e substâncias orgânicas (1,5%) não é avaliado pelo hemograma.

Divide-se o hemograma em três partes:

- eritrograma, que contém informações sobre as células vermelhas (hemácias);

- leucograma, que fornece informações sobre leucócitos em estágio final de diferenciação (neutrófilos, linfócitos, monócitos, eosinófilos e basófilos); alguns exames podem incluir também estágios intermediários de diferenciação dos leucócitos, exibindo, por exemplo, quantificação de bastonetes, mielócitos e blastos;
- plaquetas, cujo número total é incluído após o leucograma.

Eritrograma

Para compreender os itens do eritrograma, as características das hemácias (ou também denominadas de eritrócitos) devem ser relembradas. São células anucleadas, bicôncavas, contendo hemoglobina em seu citoplasma. Sua função é transportar gases (oxigênio e gás carbônico). Em condições fisiológicas, encontram-se hemácias somente no interior dos vasos sanguíneos.

A hemoglobina é composta por uma porção proteica (globina) e uma não proteica que contém o ferro (heme). Como a síntese da globina depende de expressão de genes específicos, algumas anemias hereditárias são resultantes da alteração de alguns desses genes. O ferro da porção heme é obtido pela ingestão e absorção de alguns alimentos, como carne e verduras. Em excesso, ele pode ser armazenado no interior de algumas células, mas a sua falta também resulta em anemia, nesse caso, não hereditária, e sim adquirida.

O principal objetivo do eritrograma é fornecer informações quantitativas e qualitativas das hemácias e da hemoglobina, para que o profissional possa avaliar a capacidade de transporte gasoso por essas células. A alteração mais frequentemente evidenciada pelo eritrograma é a anemia.

O primeiro item do eritrograma é a quantidade total de hemácias e hemoglobina na amostra de sangue coletado. Os valores de referência podem ser observados na Tabela 3. Quando o número total de hemácias estiver elevado, pode significar policitemia, e quando estiver baixo, anemia. A quantidade de hemoglobina também é um dado importante na definição de anemia. Quando esse valor estiver abaixo do valor de referência, significa que há baixa concentração dessa molécula dentro das hemácias e, portanto, menor capacidade funcional dessas células.

De acordo com a Organização Mundial da Saúde (OMS), o termo anemia significa uma condição patológica caracterizada por uma redução anormal de células vermelhas ou hemoglobina no sangue.[7] Portanto, não configura um diagnóstico, e sim um sinal de alguma doença de base de origem hereditária ou adquirida.

TABELA 3 Valores de referência e interpretação do eritrograma

Itens do eritrograma	Valores de referência em adultos	Interpretação
Número total de hemácias	5 a 5,5 milhões (homem) 4,5 a 5 milhões (mulher)	↑ Policitemia ↓ Anemia
Quantidade de hemoglobina	12 a 17,5 g/dL (varia de acordo com idade, sexo, cor e gravidez)	↓ Anemia
Hematócrito	40 a 50% (homem) 36 a 45% (mulher)	↑ Policitemia, infecção, desidratação ↓ Anemia
Volume corpuscular médio (VCM)	80 a 100 fl	↑ Anemia macrocítica ↓ Anemia microcítica Normocítica
Hemoglobina corpuscular média (HCM)	26 a 34 pg	↓ Anemia hipocrômica Normocrômica
Concentração de hemoglobina corpuscular média (CHCM)	31 a 36%	↓ Anemia hipocrômica Normocrômica
RDW (red blood cell distribution width)	11,5 a 15%	↑ Variação no tamanho das hemácias

Hematócrito significa a porcentagem de componente sólido que existe em 100 mL de sangue. Esse item do hemograma pode trazer diversas informações sobre a relação de células/plasma que existe em uma amostra de sangue. Por exemplo, se o valor do hematócrito de um homem adulto estiver acima do valor de referência (> 50%), pode significar um aumento de células vermelhas, policitemia ou um aumento de leucócitos decorrente de uma infecção. Ou ainda, pode ser decorrente de uma redução do plasma por uma desidratação. Ao contrário, se o hematócrito estiver abaixo do valor de referência em um homem adulto (< 50%), pode ser uma anemia ou um excesso de líquido no sangue. Isso é comum quando há reposição de volume sanguíneo apenas com soro fisiológico após um quadro de hemorragia.

Os demais itens do eritrograma são chamados de índices hematimétricos e ajudam a caracterizar as hemácias para classificação laboratorial das diversas anemias. Os valores dos índices hematimétricos são obtidos por meio de técnicas automatizadas acopladas a sistemas de informática, que permitem a contagem e a medição diferenciada das células sanguíneas, bem como a distinção entre células em diferentes estágios de maturação.

O volume corpuscular médio (VCM) consiste na média dos tamanhos das hemácias. Esse índice é importante porque diferencia as anemias em microcítica, normocítica e macrocítica, de acordo com o tamanho médio das hemácias. Se o VCM for baixo, significa que as hemácias são pequenas e classifica a anemia como microcítica, sendo um exemplo a anemia ferropriva, causada pela deficiência de ferro no organismo. Nesse caso, há uma baixa síntese de hemoglobina e menor concentração dessa molécula no interior das hemácias, o que resulta na redução do seu tamanho. O contrário é observado na anemia macrocítica, em que as hemácias adquirem um tamanho maior do que o normal. Essa alteração é encontrada na anemia megaloblástica, que é causada pela falta de vitamina B12, responsável pela maturação das hemácias. Por fim, ainda pode-se encontrar a anemia normocítica. Nesse caso, embora as células apresentem tamanho normal, quando associadas a um número reduzido de hemácias ou hemoglobina, classifica-se como anemia normocítica.

Os valores da hemoglobina corpuscular média (HCM) e da concentração de hemoglobina corpuscular média (CHCM) definem a quantidade, em picogramas e em porcentagem, de hemoglobina no interior das hemácias, respectivamente. Se esses valores estiverem baixos, sinalizam um quadro de anemia denominada hipocrômica. Esse termo significa diminuição de coloração, pois quanto menos hemoglobina no interior das hemácias, menos afinidade pelo corante utilizado para evidenciação das células sanguíneas e, consequentemente, mais claro o citoplasma. Essa característica pode ser observada na microscopia óptica. A anemia normocrônica segue o mesmo raciocínio da anemia normocítica. Se a concentração de hemoglobina estiver dentro dos valores de referência, mas o número de hemácias estiver reduzido, classifica-se a alteração como anemia normocrômica.

O último índice do eritrograma é o RDW (*red blood cell distribution width*), uma sigla de um termo em inglês que significa a variação no volume das hemácias. Esse índice é muito utilizado para diferenciar algumas anemias microcíticas, por exemplo, a anemia ferropriva e a talassemia. Apesar de ambas as anemias apresentarem um volume médio reduzido das hemácias, há diferença na variação do tamanho das células vermelhas. Na anemia ferropriva, as hemácias variam de volume por causa da irregularidade na disponibilidade de ferro no organismo. Isso reflete no aumento do RDW. Na talassemia é diferente, pois como se trata de uma doença genética hereditária, todas as hemácias são pequenas. Não há variação no volume das hemácias e o RDW se mantém dentro dos valores de referência.

Após a avaliação quantitativa, o eritrograma apresenta uma análise qualitativa das hemácias, utilizando a seguinte nomenclatura:

- reticulocitose: presença de eritrócitos imaturos;
- anisocitose: variação no tamanho das hemácias;
- poiquilocitose: variação na forma das hemácias;
- esferocitose: perda da morfologia típica.

Leucograma

O leucograma é a parte do hemograma que fornece informações sobre os leucócitos (leuco – branco; cito – células), série branca do sangue. Os leucócitos são as células de defesa circulantes no sangue, cujo número pode alterar em diversas situações patológicas, como infecções e neoplasias. O leucograma apresenta a contagem total e diferenciada dos leucócitos (neutrófilos, linfócitos, monócitos, eosinófilos e basófilos) em valor relativo (%) e absoluto ($10^{3/mm^3}$). A avaliação quantitativa, que inclui a contagem total e diferenciada dos leucócitos, é baseada em valores padrões pré--estabelecidos e pode variar de acordo com a faixa etária (Tabela 4).

Quando a contagem de leucócitos totais está acima do valor de referência, denomina-se leucocitose. As leucocitoses podem ser fisiológicas, reativas ou patológicas. A forma fisiológica normalmente apresenta um aumento leve de leucócitos e pode estar associada com gravidez, pós-atividade física ou febre. Na leucocitose reativa, encontra-se um aumento moderado de neutrófilos, o qual pode estar associado a infecções bacterianas, inflamações, necrose tecidual e doenças metabólicas. A leucocitose patológica pode sugerir doenças mieloproliferativas (leucemias mieloides) ou linfoproliferativas (linfomas, leucemias linfoides). Nesse caso, há presença de leucócitos jovens (mieloblastos e linfoblastos). O leucograma pode também indicar a presença de um desvio à esquerda, ou seja, grande quantidade de bastonetes, metamielócitos e pró-mielócitos, os quais constituem neutrófilos ainda sem atingir o estágio final de maturação; o desvio à esquerda pode exibir perda da reação escalonada, ou seja, pode haver ausência de proporção adequada de neutrófilos maduros.

Plaquetas

O número total de plaquetas é o último item do hemograma. O valor de referência de plaquetas varia de 150.000 a 450.000/mm³. Resultados acima desses va-

TABELA 4 Valores de referência e interpretação do leucograma

Itens do leucograma	Valores de referência em adultos		Interpretação
	Valor relativo (%)	Valor absoluto ($\times$ 10³/mm³)	
Contagem total de leucócitos	---	3,5 a 10,5	↑ Leucocitose ↓ Leucopenia
Neutrófilo Bastonetes Segmentados	 2 a 5 54 a 62	 0,1 a 0,4 1,7 a 8	 ↑ Neutrofilia ↓ Neutropenia
Linfócitos	23 a 33	0,9 a 2,9	↑ Linfocitose ↓ Linfocitopenia
Monócitos	3 a 7	0,3 a 0,9	↑ Monocitose ↓ Monocitopenia
Eosinófilos	1 a 3	0,05 a 0,5	↑ Eosinofilia ↓ Eosinopenia
Basófilos	0 a 0,75	0 a 0,1	↑ Basofilia

lores configuram trombocitose, e resultados abaixo, trombocitopenia ou plaquetopenia.

Quando o paciente apresenta redução de hemácias, leucócitos e plaquetas ao mesmo tempo, o quadro denomina-se pancitopenia.

Coagulograma

O coagulograma é um exame laboratorial que avalia a coagulação, isto é, a capacidade fisiológica de solidificação do sangue. Para que os parâmetros presentes nesse exame sejam entendidos, é necessário lembrar dos elementos que participam da coagulação e como ela ocorre.

Os dois elementos que participam da coagulação são plaquetas e fibrina. As plaquetas são fragmentos celulares oriundos do megacariócito, célula presente na medula óssea. A fibrina é uma proteína de alto peso molecular que se forma a partir da ativação de duas cascatas da coagulação, intrínseca e extrínseca (Figura 4).

Tais cascatas são compostas por proteínas produzidas no fígado e lançadas na corrente sanguínea na forma inativa. Quando a parede do vaso sanguíneo é lesada, algumas estruturas são expostas, como o colágeno e o fator tecidual (proteína citoplasmática da célula endotelial). Essas estruturas são capazes de ativar a cascata intrínseca e extrínseca, respectivamente. A fibrina é o produto final de ambas as cascatas ativas, mas o tempo de produção da fibrina é diferente para cada uma.

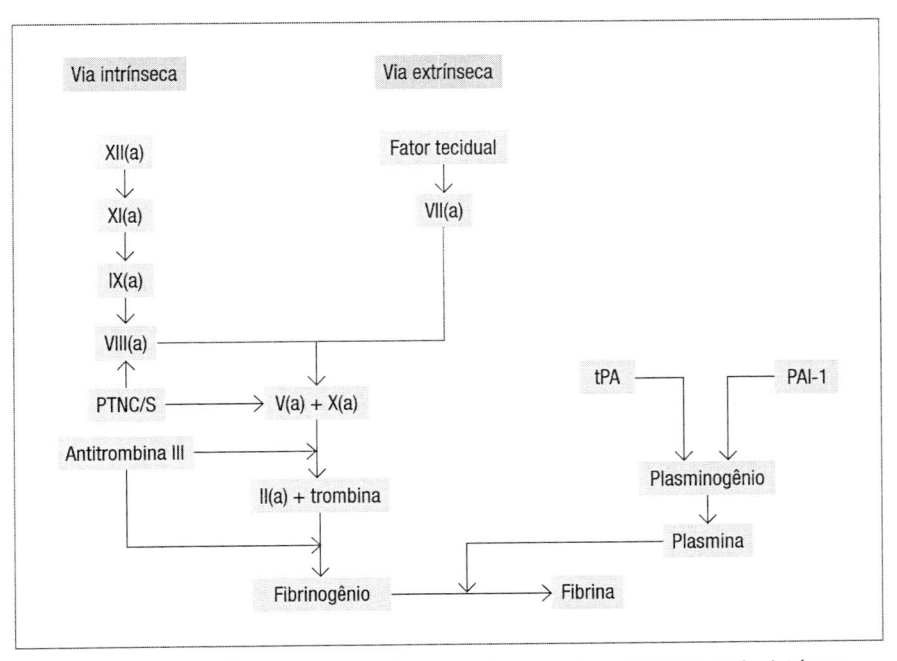

FIGURA 4 Modelo tradicional da cascata de coagulação, no qual se distinguem as vias intrínseca e extrínseca.

Quando a parede vascular é lesada ou rompida, o primeiro evento que ocorre no local é a vasoconstrição, favorecendo a agregação de plaquetas. Esse evento consiste na formação do tampão hemostático primário, que é capaz de paralisar a hemorragia, porém, de forma temporária. Para que as plaquetas permaneçam vedando o local de rompimento vascular, é necessária a presença da rede de fibrina, formando o tampão hemostático secundário. O tampão hemostático secundário é mais estável e permanece aderido à parede vascular até a regeneração vascular.

Os eventos da coagulação podem ser interpretados a partir dos parâmetros avaliados no coagulograma. O primeiro dado do coagulograma é a quantidade total de plaquetas. Esse dado é comum em ambos os exames laboratoriais, hemograma e coagulograma. Os demais valores são qualitativos, avaliando a capacidade de formação do tampão hemostático primário e secundário ao longo do tempo de agregação plaquetária e formação de fibrina.

O tempo de sangramento (TS) consiste no tempo necessário para agregação plaquetária e formação do tampão hemostático primário, cujo valor de referência é 2 a 5 minutos. Quando o paciente apresenta um TS aumentado, ele pode apresentar um quadro hemorrágico durante um procedimento cirúrgico.

Os demais tempos medidos no coagulograma se referem à formação de fibrina. São eles o tempo de tromboplastina parcial (TTP) e o tempo de protrombina (TP). O TTP (60 a 70 segundos) refere-se ao tempo de formação de fibrina a partir da cascata intrínseca, tempo mais prolongado do que o TP (10 a 20 segundos), que se refere à cascata extrínseca. Quando o TTP ou o TP estão aumentados, o tempo de formação do tampão hemostático secundário é mais demorado, podendo gerar um quadro hemorrágico após o procedimento cirúrgico. Algumas causas do aumento do TTP são hemofilia (doença genética caracterizada por deficiência na síntese do fator VIII da cascata intrínseca) e uso de heparina. Em relação ao aumento do TP, uma das principais causas do seu aumento é o uso de inibidor de vitamina K e insuficiência hepática.

O TP é bastante alterado em condições variáveis de temperatura e pressão. Após a introdução dos anticoagulantes inibidores de vitamina K no mercado, houve necessidade de se criar um método confiável de acompanhamento da anticoagulação dos pacientes usuários desses medicamentos. Uma vez que a cascata extrínseca é a mais afetada pelos inibidores de vitamina K e o TP é um valor muito instável, criou-se então o RNI (relação normatizada internacional). RNI é uma fórmula que calcula a razão entre o valor de TP do paciente e do TP (controle) do laboratório, portanto, o valor normal teórico seria igual a 1. Na população em geral, um valor de RNI igual a 1,3 também é considerado normal.

Biópsia

A biópsia é um procedimento para o diagnóstico de alterações teciduais. Consiste na remoção de um fragmento do tecido alterado e, para isso, é essencial o planejamento cirúrgico correto.[8]

Existem vários métodos de realização da biópsia. Em todos eles, o objetivo é fornecer uma amostra representativa da lesão, a qual será analisada microscopicamente por intermédio da observação de um corte histológico. Uma amostra inadequada e não representativa não permite um exame anatomopatológico correto, sendo necessária a repetição do procedimento.

As biópsias podem ser incisionais, quando é retirado um pequeno fragmento da lesão, e excisionais, quando há remoção total da lesão. As incisionais são indicadas normalmente quando há lesões extensas, lesões potencialmente cancerizáveis e, principalmente, quando há suspeita de lesões de natureza maligna. As excisionais são normalmente utilizadas para lesões benignas.

Biópsia dos tecidos duros da cavidade oral

O tecido ósseo frequentemente pode ser acometido por lesões, as quais devem ser biopsiadas mediante ato cirúrgico que pode incluir manobras mais invasivas, como rebatimento de tecidos moles. Ocasionalmente, é necessário também examinar os tecidos duros dentais, para descartar, por exemplo, anormalidades de dentina ou esmalte, ou então para se diagnosticar alguns tumores odontogênicos. Os tecidos duros devem ser imersos em solução de formol a 10% tamponado. Em geral, o volume dessa solução deve ser, no mínimo, o dobro do volume do produto de biópsia. Pode ser necessária a descalcificação desse tecido antes de seu processamento para a confecção da lâmina histológica. O tempo para a descalcificação varia de acordo com o tamanho e a consistência do espécime.

Biópsias da mucosa oral

Lesões reacionais, benignas e exofíticas na mucosa oral podem ser submetidas a biópsias excisionais. Estas, ao mesmo tempo em que permitem o diagnóstico da lesão, constituem também, em boa parte dos casos, seu tratamento. Lesões ulceradas podem ser submetidas a biópsias incisionais; nesse caso, é desejável que sejam incluídas regiões adjacentes com aspecto clínico de normalidade, facilitando a visualização da borda da úlcera. Regiões necróticas, como bases de úlceras e centro de massas tumorais, devem ser evitadas, pois atrapalham a formulação de um diagnóstico histopatológico mais detalhado.

Lesões mucocutâneas

Biópsias são comumente realizadas para confirmar o diagnóstico clínico de líquen plano, reações liquenoides ou outras condições mucocutâneas semelhantes. Para auxiliar no diagnóstico histológico dessas lesões, uma área de tecido lesional não erosivo deve ser escolhida. A amostragem de uma área erosiva frequentemente mostra alterações inflamatórias não específicas associadas à ulceração e não auxilia no diagnóstico. Tecido normal adjacente geralmente não é necessário para tais lesões. Da mesma forma, para suspeitas de distúrbios vesicobolhosos, o local da biópsia deve ser adjacente à bolha, onde o epitélio ainda está intacto.

Lesões potencialmente cancerizáveis

Para as lesões potencialmente cancerizáveis (leucoplasia e eritroplasia), a amostragem adequada e correta das lesões pode ser mais difícil. Lesões brancas que exibem aparência não homogênea e lesões eritroplásicas são potencialmente mais graves, com maiores índices de displasia severa e alto risco de transformação maligna. Essas áreas, se presentes, devem ser o local de escolha para a biópsia. Se a lesão for extensa ou houver numerosas regiões eritematosas, pode ser prudente fazer uma biópsia em mais de uma área.

Manipulação de biópsias da mucosa oral

Deve-se ter cuidado ao manusear amostras de biópsia da mucosa, pois elas podem ser particularmente propensas a danos. O uso de pinça dentada é aceitável, desde que a área pinçada esteja distante de regiões do fragmento que representam a lesão.

Em geral, as biópsias incisionais realizadas com *punch* induzem menos artefatos do que as biópsias incisionais convencionais (Figuras 5 e 6).

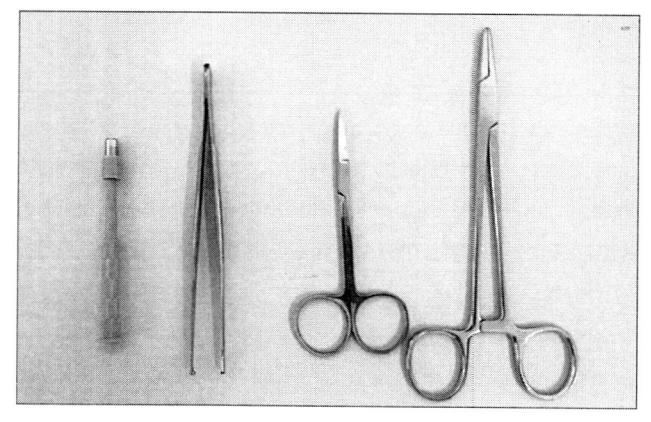

FIGURA 5 Instrumental utilizado para realização de biópsia incisional. Da esquerda para a direita: *punch*, pinça Adson (dente de rato), tesoura e porta-agulha.

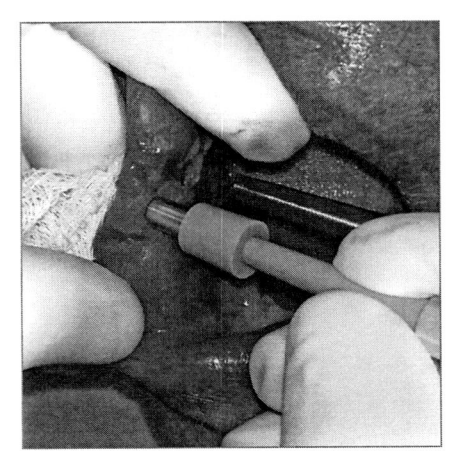

FIGURA 6 Biópsia incisional com *punch* em região próxima a comissura labial.

Ao realizar uma biópsia da mucosa, deve-se atingir profundidade adequada do tecido, para incluir epitélio e alguns milímetros de lâmina própria subjacente. Incisões em formato de elipse atendem aos quesitos para se obter um fragmento com representação adequada da lesão (Figura 7).

Vale lembrar que a utilização de *punch* ou de bisturi está condicionada ao local anatômico da lesão. Por exemplo, a gengiva pode não permitir a realização de biópsia por *punch*.

Citologia esfoliativa convencional

A citologia esfoliativa (CE) pode ser definida como o estudo morfológico e morfométrico de células descamadas da mucosa, por meio de microscópio óptico. Trata-se de um exame complementar que pode ser um auxiliar no diagnóstico de diversas doenças bucais, como carcinoma espinocelular, lesões potencialmente malignas, pênfigo, herpes, paracoccidioidomicose e candidíase. Também pode auxiliar no monitoramento de áreas displásicas.[9] Tem indicação somente para a abordagem de lesões mais superficiais, acessíveis à raspagem. A CE é uma técnica simples, rápida, de baixo custo, minimamente invasiva e não requer anestesia, sendo bem aceita pelo paciente.

Antes da coleta, deve-se realizar bochecho com soro fisiológico ou água. As células são coletadas, preferencialmente, por fricção na mucosa oral, usando-se uma espátula de metal ou uma escova (Figura 8).

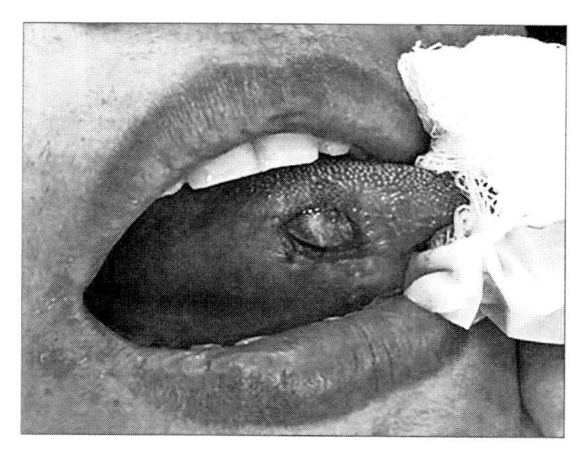

FIGURA 7   Biópsia incisional em forma de elipse, feita com lâmina n. 15.

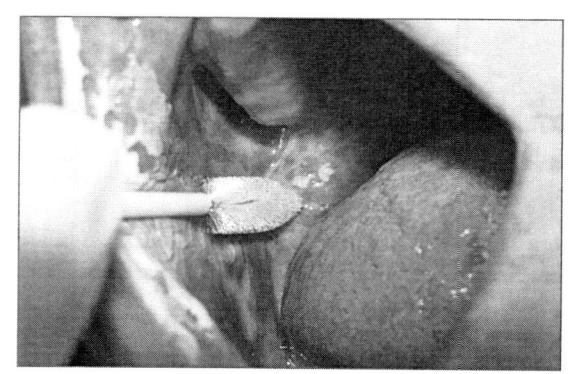

FIGURA 8   *Citobrush* utilizado na coleta de esfregaço da mucosa jugal.

O material coletado é colocado sobre uma lâmina de vidro para microscopia (Figura 9), sendo fixado imediatamente em álcool absoluto (ou álcool 50% + éter 50%) ou *spray* fixador. A lâmina deve ser acondicionada em embalagem adequada, devidamente identificada com os dados do paciente. Em seguida, as lâminas são enviadas para análise citológica, quando então são coradas pela técnica de Papanicolaou, para visualização de células epiteliais e inflamatórias, e outras colorações para visualização de bactérias e fungos. O patologista pode lançar mão da gradação de Papanicolaou (Tabela 5) para descrever o caráter inflamatório e displásico das células observadas, bem como pode fazer uma mensuração subjetiva da frequência de células epiteliais basais, suprabasais, intermediárias e superficiais. É importante lembrar que, a partir da classe III de Papanicolaou, é mandatória a biópsia da lesão (Figura 10).

TABELA 5 Classificação da citologia esfoliativa

Classe 0	Material insuficiente/inadequado
Classe I	Esfregaço normal, células epiteliais com características de normalidade
Classe II	Células epiteliais com características de normalidade, porém presença de células inflamatórias no esfregaço
Classe III	Células epiteliais exibindo displasia leve
Classe IV	Células epiteliais com displasia intensa, sugerindo malignidade
Classe V	Células epiteliais com displasia intensa, exibindo malignidade

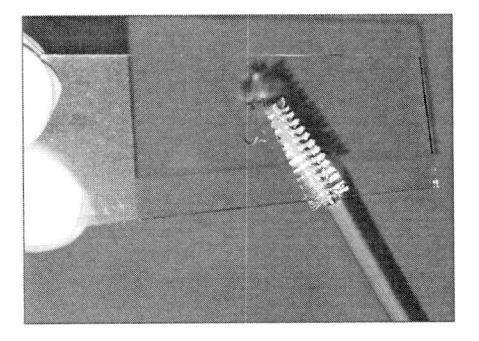

FIGURA 9 O material raspado é aplicado sobre a lâmina de vidro.

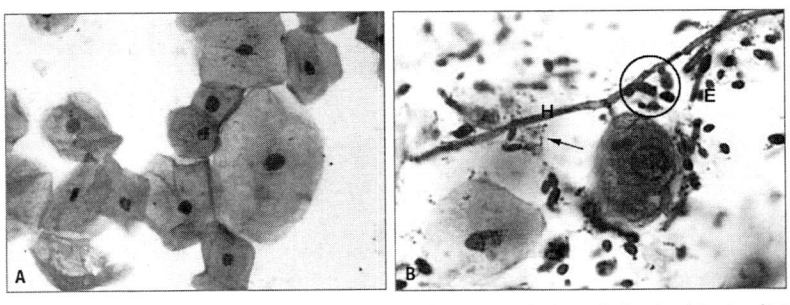

FIGURA 10 Imagem de exame citológico com coloração de Papanicolaou. A. Predomínio de células epiteliais intermediárias e superficiais. B. Imagem de citológico com coloração de PAS (ácido periódico de Schiff) para ilustrar hifas (H), esporos (E) ou leveduras de *Candida* sp.

DESCRIÇÃO DAS LESÕES DE MUCOSA BUCAL

"Descrever é representar, por meio de palavras, as características de seres e objetos percebidos através dos sentidos".[10] A descrição das lesões de mucosa bucal é uma habilidade fundamental no cotidiano do cirurgião-dentista e é uma tarefa que precede o diagnóstico. Quando bem realizada, ela possibilita que sejam alcançados os seguintes objetivos:

- registrar detalhadamente, em prontuário, as características da lesão encontrada na boca;
- definir o diagnóstico da lesão/doença;
- comunicar com a equipe multidisciplinar;
- encaminhar o paciente para o especialista;
- acompanhar a evolução da lesão/doença.

Tais objetivos tornam-se ainda mais relevantes quando o cirurgião-dentista está inserido em um ambiente hospitalar. No hospital, a comunicação deve ser compreendida por todos os profissionais para que as dúvidas e os erros sejam amenizados ao máximo.

Antes de realizar a descrição detalhada de uma lesão, os seguintes princípios semiológicos devem ser seguidos:

- realizar um exame clínico minucioso;
- saber reconhecer as alterações da mucosa bucal;
- utilizar linguagem clara, objetiva e com domínio da terminologia científica adequada;
- organizar as informações relevantes em uma sequência retórica e com nível de detalhes apropriados.

Conhecendo esses princípios, a próxima etapa é iniciar a descrição da lesão propriamente dita.

Etapas da descrição da lesão de mucosa bucal

Para que a descrição de uma lesão seja bem compreendida, é importante que ela siga uma ordem coerente de informações. Essa ordem de informações é bem flexível, de acordo com o desejo do profissional, mas cabem duas ressalvas. O primeiro item da descrição deve ser o tipo da alteração ou também conhecido como lesão fundamental (morfologia primária). As demais informações podem ser ordenadas a critério do profissional, porém é importante que o autor tenha em mente todos os itens que devem compor a descrição para que ela seja completa (Figura 11).

Seguem as etapas necessárias para uma descrição completa:

1. 1ª etapa: definição do tipo da alteração ou lesão fundamental.
2. 2ª etapa: utilização dos termos descritivos corretos.
3. 3ª etapa:
   - informações subjetivas da lesão:
     – sintomatologia (se apresentar dor, descrever a intensidade usando a escala visual analógica);
     – duração da lesão;
     – evolução (se a lesão está estática ou dinâmica com mudança de cor, forma ou tamanho);
     – fatores de risco associados (trauma, fatores carcinogênicos, infecciosos, condição ou comorbidade sistêmicas);
     – manejo prévio da lesão (uso de medicamentos, biópsia prévia, ajuste de prótese).
   - sinais clínicos da lesão:
     – número de lesões;
     – lateralidade (uni ou bilateral);
     – localização anatômica (mais precisa possível);
     – tamanho (mm ou cm);
     – simetria (simétricas ou assimétricas);
     – homogeneidade (a lesão mantém a sua característica em toda sua extensão – homogênea; ou muda suas características em algumas áreas – heterogênea);
     – cor (semelhante a mucosa, esbranquiçada, avermelhada, acastanhada, enegrecida, amarelada, azulada, arroxeada etc.);
     – consistência (firme ou fixa, móvel, rugosa, borrachoide, flácida, endurecida, fibrosa);
     – superfície (cor, irregularidades, presença de vasos – telangiectasia);

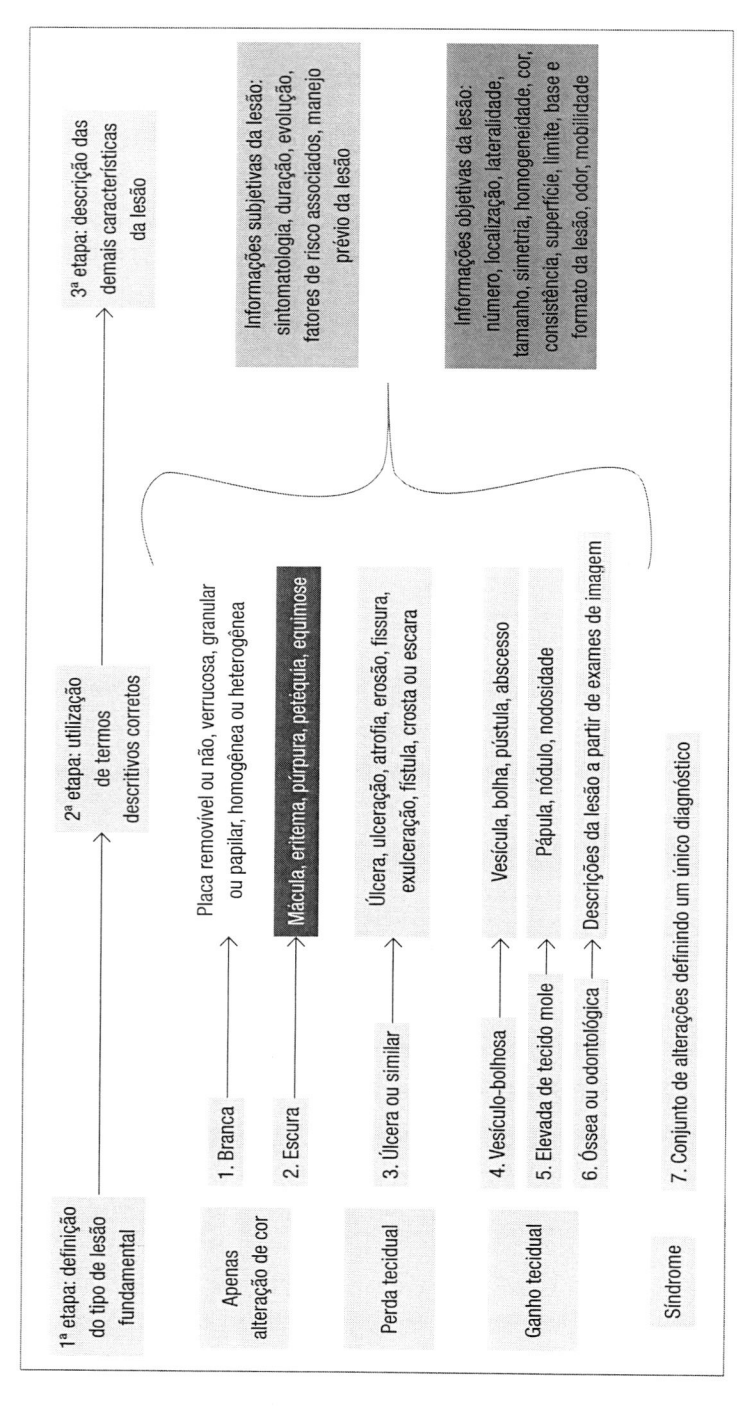

FIGURA 11 A descrição de uma lesão de mucosa bucal começa com a definição do tipo de lesão fundamental, que pode ser: apenas alteração de cor, perda tecidual, ganho tecidual ou síndrome. Uma vez estabelecido em qual dessas 4 características a lesão se enquadra, basta definir o grupo ao qual ela pertence, que podem ser: branca, escura, úlcera ou similar, vesículo-bolhosa, elevada de tecido mole, óssea ou odontogênica, ou ainda fazer parte de um conjunto de outras lesões que caracterizam uma síndrome. Após a definição do grupo ao qual a lesão pertence, deve-se utilizar a terminologia adequada para descrevê-la. O terceiro e último passo consiste na descrição das demais características subjetivas e objetivas da lesão.

- limites da lesão (definição das bordas da lesão);
- base da lesão (se a base for menor do que a lesão – pediculada; se for do tamanho da lesão – séssil);
- formato da lesão (crateriforme, moriforme, ovoide, arredondada etc.);
- odor (purulento, putrefação, amoníaco, sanguinolento etc.);
- mobilidade (móvel ou fixa).

1ª etapa: definição do tipo de alteração ou lesão fundamental

Existem três possibilidades de alterações presentes na mucosa bucal: apenas de cor, com perda tecidual, com ganho tecidual.

A partir da definição do tipo de alteração que a mucosa sofreu é que se determina o grupo de lesões fundamentais ao qual ela pertence. As lesões fundamentais são:

1. Brancas: lesões predominantemente brancas; exemplo: a leucoplasia (Figura 12A).
2. Escuras: lesões negras, vermelhas, arroxeadas, acastanhadas, amareladas ou azuladas; exemplo: melanose do fumante (Figura 12B).
3. Úlceras e similares: lesões com perda parcial ou total do epitélio de revestimento; exemplo: estomatite aftosa recorrente (Figura 13) e carcinoma espinocelular oral.
4. Exofíticas: lesões de ganho tecidual, originando massas sólidas ou com presença de conteúdo líquido; são inúmeros os exemplos de lesões exofíticas sólidas, as quais podem ser formadas por tecido mole (lesões elevadas de tecido mole) ou por tecido duro; a hiperplasia fibrosa inflamatória é uma das mais frequentes lesões exofíticas sólidas formadas por tecido mole (Figura 14); já lesões ósseas ou odontogênicas (Figura 15) exemplificam as lesões de tecido duro; as lesões exofíticas com conteúdo líquido podem constituir vesículas ou bolhas; exemplos: vesículas provocadas por herpes vírus observadas no herpes labial e, então, a mucocele (Figura 16).
5. Síndromes: conjunto de alterações que determinam um único diagnóstico.

2ª etapa: utilização dos termos descritivos corretos[11]

Para cada grupo de lesões, utilizam-se termos científicos apropriados para se obter uma comunicação mais objetiva, precisa e universal.

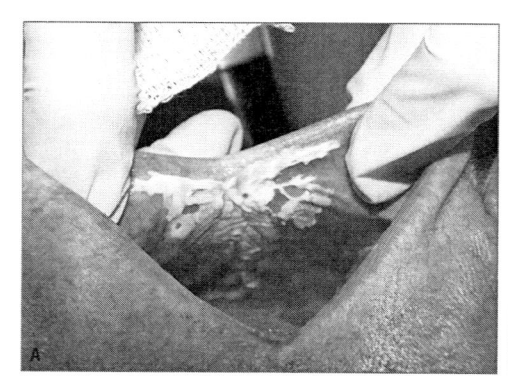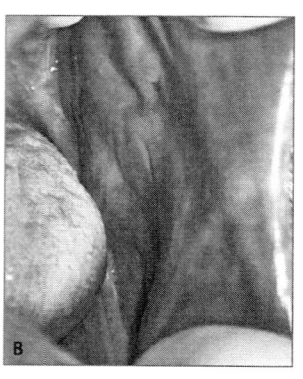

FIGURA 12   A. Lesão predominantemente branca em mucosa jugal esquerda, diagnosticada como leucoplasia. B. Lesão acastanhada em mucosa jugal esquerda, cujo diagnóstico é melanose do fumante.

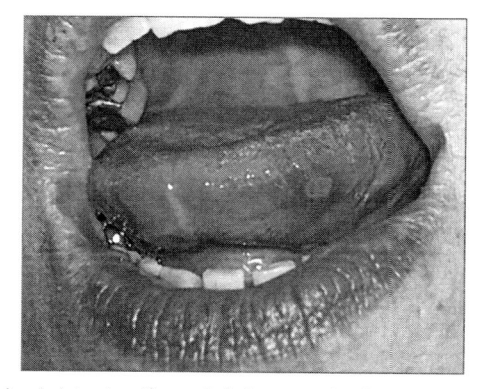

FIGURA 13   Úlcera na borda lateral na língua do lado esquerdo, diagnosticada como estomatite aftosa recorrente menor.

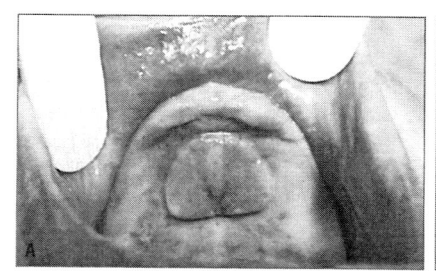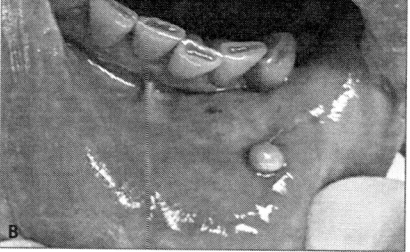

FIGURA 14   Lesões elevadas de tecido mole, localizadas no palato duro (A) e lábio inferior do lado esquerdo (B), diagnosticadas como hiperplasia fibrosa inflamatória.

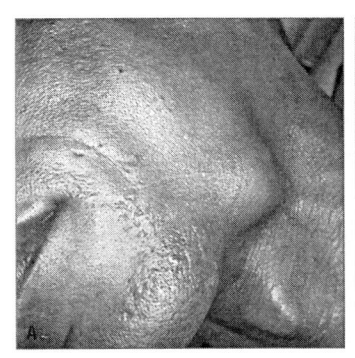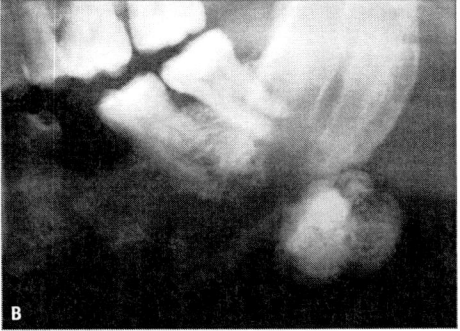

FIGURA 15   Lesão elevada de tecido duro, localizada na mandíbula do lado esquerdo (A) com aspecto predominantemente radiopaco em imagem radiográfica (B), diagnosticada como osteoma.

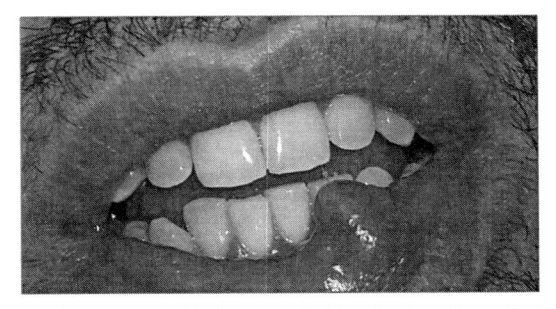

FIGURA 16   Lesão exofítica com conteúdo líquido (bolha) localizada no lábio inferior esquerdo, diagnosticada como mucocele de extravasamento.

Lesões brancas

Para o grupo de lesões brancas, os termos científicos mais utilizados são:

- placa branca: utiliza-se esse termo quando a lesão predominantemente branca apresenta até 2 mm de espessura (ver Figura 12A);
- removível: quando a lesão é facilmente destacável da mucosa (pseudo-membrana);
- verrucosa: quando a superfície da lesão for irregular. Nesse caso, pode ser globular, quando a superfície é irregular e arredondada, lembrando a superfície de uma couve-flor. Ou ainda, digitiforme, quando a superfície da lesão apresentar projeções pontiagudas que lembram os dedos das mãos.

Lesões escuras

Caso a lesão seja de outra cor que não seja a branca, ela estará nesse grupo. Nesse caso, os termos mais utilizados para sua descrição são:

* mácula: termo utilizado apenas para lesões escuras sem ganho nem perda tecidual, em nível de mucosa íntegra (ver Figura 12B);
* eritema: lesão avermelhada;
* eritema macular: mácula eritematosa;
* púrpura: área de hemorragia subepitelial podendo se apresentar em formato pontual; nesse caso, utiliza-se o termo petéquia. Ou ainda, a hemorragia pode ser mais extensa, para a qual se utiliza o termo equimose (Figura 17).

Úlceras e similares

Esse grupo se caracteriza por uma área de perda do epitélio de revestimento da mucosa bucal ou descontinuidade do tecido. Tal perda pode ser total ou parcial, sendo importante utilizar corretamente os seguintes termos:

* úlcera: consiste em uma área de perda total do epitélio de revestimento; nesse caso, a lesão vai se apresentar crateriforme com exposição do tecido conjuntivo. Em geral, é uma área sintomática e sangrante (ver Figura 13);
* ulceração: termo utilizado para uma área de perda total do epitélio de revestimento mais recente em relação à úlcera;

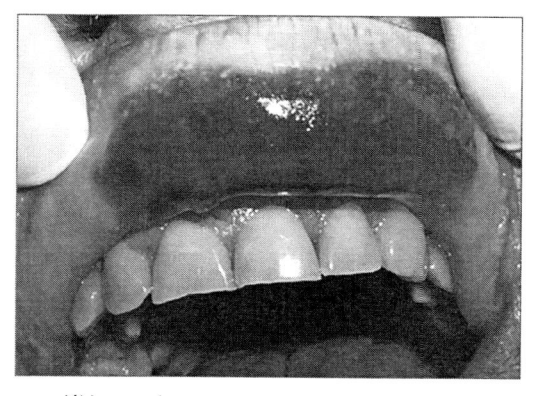

FIGURA 17   Equimose em lábio superior.

- erosão: termo utilizado para perda parcial do epitélio de revestimento; nesse caso, a mucosa se apresenta avermelhada e sensível;
- atrofia: consiste na redução do número de células da mucosa oral; um exemplo seria a atrofia das papilas linguais. Nesse caso, semelhante à área de erosão, a mucosa se apresenta avermelhada e sensível (Figura 18);
- fissura: termo utilizado para descrever uma área de úlcera linear, mais comum na região de comissura labial. Alguns autores também utilizam o termo rágades e ragádias para as fissuras da comissura labial (Figura 19A);
- exulceração: úlcera de superfície globular e avermelhada, com aspecto moriforme. Aspecto comum nas lesões bucais provocadas pela paracoccidioidomicose (Figura 19B);
- fístula: área de solução de continuidade da mucosa bucal, decorrente da formação de um canal de comunicação entre o tecido periodontal ou ósseo e a cavidade bucal. A fístula é toda revestida por epitélio (Figura 20);
- crosta ou escara: termos utilizados para área de ressecamento da úlcera; nesse caso, podem-se encontrar crostas ou escaras apenas na pele e lábios (Figura 19A).

Vesículas e bolhas

As vesículas e bolhas são lesões exofíticas comuns na cavidade bucal, cujo conteúdo é líquido e se diferenciam pelo tamanho:

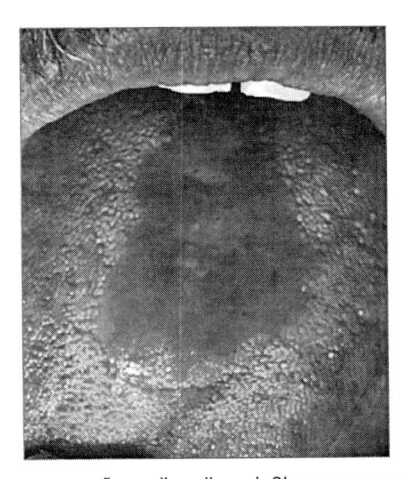

FIGURA 18 Atrofia de mucosa na porção mediana lingual. Observa-se o aspecto avermelhado da lesão diagnosticada como candidose atrófica eritematosa.

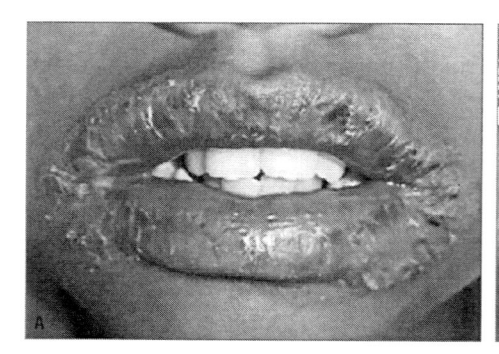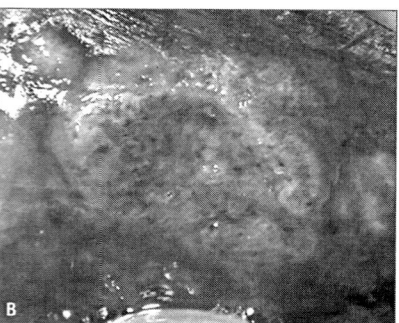

FIGURA 19 A. Fissura na comissura labial bilateral. Crosta acometendo todo o lábio superior e inferior (gentilmente cedida pelo Dr. Júlio César Tanos de Lacerda) B. Exulceração localizada no lábio inferior. Observa-se o aspecto moriforme da lesão diagnosticada como paracoccidioidomicose.

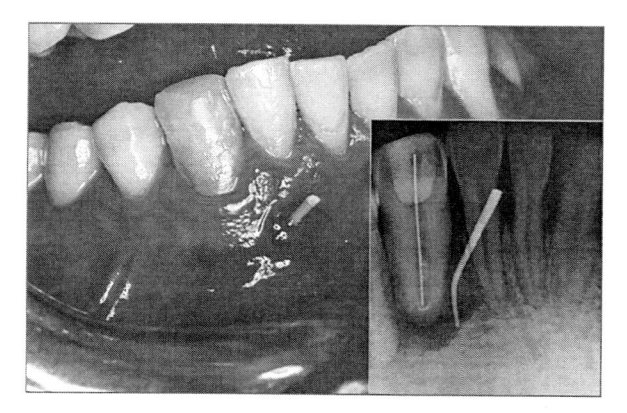

FIGURA 20 Fístula localizada na região periapical do dente 43. Observa-se a imagem radiográfica evidenciando a característica do canal de comunicação do tecido ósseo com a cavidade bucal (gentilmente cedida pelo Dr. Rodrigo Amaral).

- vesículas: termo utilizado para lesões exofíticas de conteúdo líquido de até 5 mm de diâmetro (Figura 21A);
- bolhas: termo utilizado para lesões exofíticas de conteúdo líquido com mais de 5 mm de diâmetro (ver Figura 14);
- pústula: lesões com acúmulo de líquido purulento subepitelial;
- abscesso: coleção purulenta na submucosa (Figura 21B).

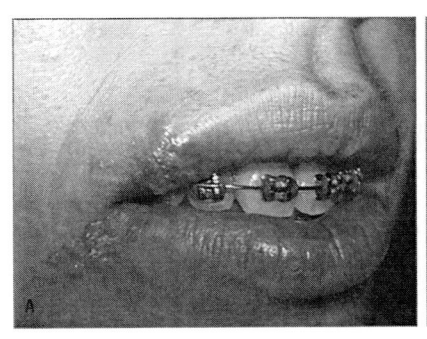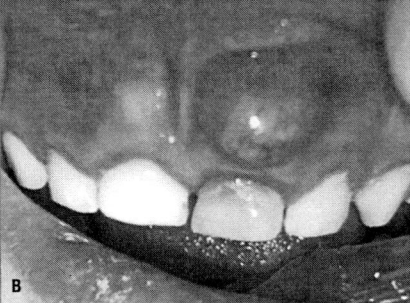

FIGURA 21 A. Vesículas no lábio superior direito e na pele, próximo à comissura labial direita, diagnosticada como herpes labial. B. Abscesso periapical associado à raiz do dente 61, necrosado e escurecido.

Lesões elevadas de tecido mole

São inúmeras as lesões bucais que se apresentam como lesões elevadas de tecido mole. Os termos descritivos aplicados para esse grupo são utilizados para diferenciar o tamanho das lesões:

- pápula: lesão exofítica com tamanho de até 5 mm (Figura 22);
- nódulo: lesão exofítica com tamanho entre 5 e 20 mm (Figura 23A);
- nodosidade ou massa nodal: lesão exofítica com tamanho acima de 20 mm (Figura 23B).

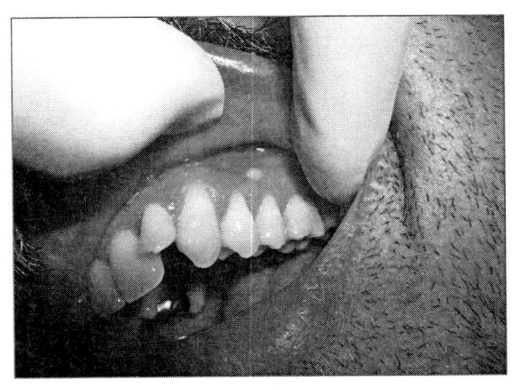

FIGURA 22 Pápula de base séssil e coloração semelhante à mucosa, diagnosticada como hiperplasia fibrosa inflamatória.

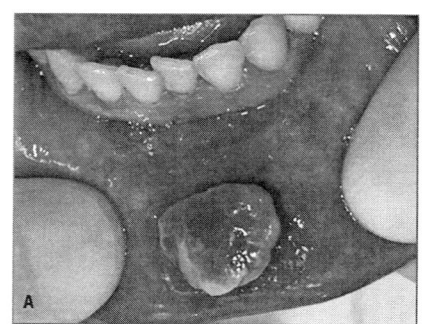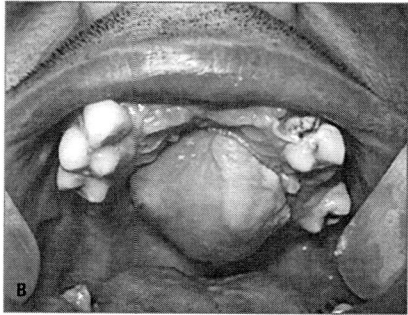

FIGURA 23   A. Nódulo na porção mediana do lábio inferior, de base pediculada e superfície ulcerada com áreas amareladas, diagnosticado como granuloma piogênico. B. Nodosidade palatina, de base pediculada e superfície de coloração semelhante à mucosa, cujo diagnóstico foi de um adenoma pleomórfico (gentilmente cedidas pelo Dr. Júlio César Tanos de Lacerda).

CONSIDERAÇÕES FINAIS

A semiologia é uma área de conhecimento fundamental para redução dos erros no diagnóstico. Além disso, favorece a comunicação com a equipe multiprofissional e aumenta o sucesso no tratamento das doenças bucais e no cuidado com a saúde geral do paciente.

REFERÊNCIAS BIBLIOGRÁFICAS

1. Conselho Federal de Medicina (CFM). Resolução CFM n. 1.638/2002. Publicada no D.O.U. de 9 de agosto de 2002, Seção I, p. 184-5. Disponível em: www.portalmedico.org.br/resolucoes/cfm/2002/1638_2002.htm; acessado em: 14/4/2018.
2. Sackett DL, Rosenberg WM, Gray JA, Haynes RB, Richardson WS. Evidence based medicine: what it is and what it isn't. 1996. Clin Orthop Relat Res. 2007;455:3-5.
3. Marcucci G. Fundamentos de odontologia estomatologia. 2.ed. Rio de Janeiro: Guanabara Koogan; 2005.
4. Kampmeier RH. Medical education in the university. South Med J. 1967;60(11):1256-8.
5. Flores JR. The importance of vital signs. Dent Today. 2016;35(12):88-91.
6. Sociedade Brasileira para o Estudo da Dor. Capítulo Brasileiro da International Association for the Study of Pain (IASP). Disponível em: www.sbed.org.br; acessado em: 10/4/2018.
7. World Health Organization (WHO). Iron deficiency anaemia assessment, prevention, and control: a guide for programme managers. Geneva: WHO; 2001. Disponível em: www.who.int/nutrition/publications/en/ida_assessment_prevention_control.pdf; acessado em: 21/6/2018.
8. Oliver RJ, Sloan P, Pemberton MN. Oral biopsies: methods and applications. Br Dent J. 2004;196(6):329-33.
9. Silva WA, Lima AP, Vasconcellos LMR, Anbinder AL. Evaluation of dentists' knowledge of the use of oral exfoliative cytology in clinical practice. Braz Oral Res. 2014;28(1):1-6.
10. Ministério da Educação. Secretaria de Educação Profissional e Tecnológica. A descrição. Disponível em: http://pt.scribd.com; acessado em: 22/6/2018.
11. Zimmermann C, Meurer MI, Lacerda JT, Mello ALSF, Grando LJ. The use of tools to support oral lesion description in oral medicine referrals. Braz Oral Res. 2017;31(e93):1-10.

3

AGENTES ADJUVANTES USADOS EM ODONTOLOGIA HOSPITALAR

Danielle Lima Corrêa de Carvalho
Paula Moura de Miranda Leão
Luciana Corrêa

INTRODUÇÃO

O objetivo deste capítulo é descrever alguns agentes adjuvantes usados para cuidados orais de pacientes atendidos pela equipe de Odontologia Hospitalar, com ênfase em suas indicações e restrições. Esses agentes devem ser adotados para casos específicos de alterações bucais, com o objetivo de promover alívio, controle ou remissão dos sinais e sintomas na cavidade oral, contribuindo para a melhoria da qualidade de vida.

A condição bucal do paciente que está em ambiente hospitalar é resultado de fatores locais e sistêmicos, como modificações da microbiota oral, alterações imunológicas, uso de medicamentos, uso de dispositivos (sondas nasogástricas, sondas endotraqueais, enterais e aspirativas), presença de xerostomia, faixa etária e qualidade de higiene oral. A complexidade da interação desses fatores obriga a adoção de uma anamnese detalhada, incluindo o depoimento tanto do paciente quanto dos cuidadores (parentes, acompanhantes etc.) a respeito dos sintomas na cavidade oral. Minucioso exame clínico diário também é fundamental para verificação da evolução dos sinais intraorais.

Os agentes abordados neste capítulo são divididos em três grupos: agentes químicos (soluções antimicrobianas, soluções antifúngicas tópicas, substitutos salivares e estimuladores da salivação, agentes hemostáticos e agentes imunossupressores tópicos), agentes físicos (laserterapia de baixa intensidade e crioterapia) e agentes físico-químicos (terapia fotodinâmica antimicrobiana).

AGENTES QUÍMICOS

Soluções antimicrobianas

As soluções antimicrobianas são indicadas sob a forma de bochechos. São definidas como soluções aquosas não estéreis, usadas para se obter sensação de frescor e hálito agradável, bem como para ter ação antimicrobiana. Essas soluções podem ser cosméticas, ou seja, facilitam a remoção de debris na cavidade oral, promovem refrescância e têm ação antimicrobiana leve e temporária; ou terapêuticas, possuindo ação antimicrobiana mais eficaz e duradoura. Atualmente, as soluções terapêuticas também possuem propriedades cosméticas, sendo agradáveis ao paladar e promovendo sensação de frescor.

As soluções terapêuticas são mais empregadas na Odontologia Hospitalar, pois são indicadas para o tratamento adjuvante de lesões na mucosa oral. Devem ser não alcoólicas, já que o etanol é tóxico para as células da mucosa oral e tem sido associado a vários efeitos adversos. A Tabela 1 mostra a classificação dessas soluções segundo seu componente principal.

TABELA 1 Soluções antimicrobianas orais segundo seu componente principal e exemplos de nomes comerciais

Soluções	Nome comercial
Clorexidina	Periogard®, Noplak®, Pró-Saúde®
Cloreto de cetilpiridíneo	Cepacol® Tradicional
Cloreto de cetilpiridíneo e fluoreto de sódio	Plax® Overnight, Plax® sem álcool, Reach®, Sanifill® Super
Triclosan e fluoreto de sódio	Plax® Classic, Plax® Fresh Mint
Óleos essenciais	Listerine®
Enzimas antibacterianas	BioXtra®

A principal propriedade avaliada dessas soluções é a substantividade, ou seja, a permanência de sua ação mesmo após sua eliminação. A ação é, por sua vez, avaliada por seu potencial antimicrobiano. Clinicamente, esse potencial pode ser avaliado pela redução do biofilme oral. As soluções de clorexidina exibem maior substantividade do que as demais soluções antimicrobianas.

Soluções com fluoreto de sódio

Contêm flúor e são indicadas para o controle de cárie, principalmente em situações em que o risco dessas lesões aumenta, como após radiação de cabeça e pescoço e/ou diante de xerostomia prolongada. Em função de a água de abastecimento em algumas partes do Brasil estar fluorada, os bochechos fluorados de uso diário recomendados pelo Sistema Único de Saúde são de até 225 ppm (0,05%) de fluoreto de sódio. Para os de uso semanal, recomenda-se até 900 ppm (0,2%) de fluoreto de sódio. Nas situações de risco de cárie de radiação, podem ser necessárias aplicações com géis fluorados, que no Brasil contêm de 0,9 a 1,23% de flúor; nesse caso, a associação do bochecho com a aplicação do gel deve ser feita de maneira controlada, para evitar a fluorose, já que parte desse flúor poderá ser ingerido, principalmente quando se tratar de crianças. O limite de dose diária de flúor é de 5 mg/kg de flúor. Deve-se atentar que várias soluções antimicrobianas contêm fluoreto de sódio combinado a outros agentes antimicrobianos (Tabela 1).

Soluções à base de clorexidina

A clorexidina tem amplo espectro de ação antimicrobiana, aumentando a permeabilidade da parede celular e promovendo lise bacteriana. É considerada o "padrão ouro" entre os demais enxaguatórios antimicrobianos, graças ao seu amplo espectro de ação, atuando sobre bactérias Gram-positivas e Gram-negativas (Tabela 2) e fungos da cavidade oral. Mesmo em baixas concentrações tem ação bacteriostática efetiva, agindo inclusive contra *Staphylococcus aureus* resistentes a antibióticos, infecção comum em ambiente hospitalar. Vale dizer que os *S. aureus* não são comuns na cavidade oral, mas podem ser encontrados em grande quantidade no biofilme oral e na saliva de indivíduos hospitalizados por tempo prolongado.

O biofilme oral pode ser um amplo reservatório para patógenos respiratórios, principalmente em pacientes internados em unidades de terapia intensiva (UTI) e sob ventilação mecânica. Recomendações das principais instituições nacionais de controle de infecções hospitalares indicam o uso de soluções contendo digluconato de clorexidina, associado a debridamento mecânico e escovação, como métodos efetivos na redução da colonização do biofilme oral por vários tipos de patógenos, incluindo os de origem respiratória e intestinal. Também as soluções de digluconato de clorexidina são recomendadas como controle antisséptico tópico para prevenir a endocardite infecciosa.

A clorexidina pode ser administrada sob várias formas (enxaguatório bucal líquido, gel e creme dental), com concentrações que podem ser de 0,2%, 0,12% e 2%. Em geral, a concentração mais utilizada para bochechos é a de 0,12% para a

TABELA 2   Bactérias mais comuns localizadas em diferentes sítios da cavidade oral e sua classificação segundo a coloração de Gram

Local	Bactérias	Coloração de Gram
Placa supragengival	Streptococcus sp. (S. sanguis, S. gordonii, S. mutans)	Cocos Gram-positivos
	Actinomyces spp. (A. naeslundii, A. viscosus)	Bacilos Gram-positivos
	Fusobacterium spp. (F. nucleatum)	Bacilos Gram-negativos
Placa subgengival	Actinomyces spp. (A. naeslundii, A. viscosus)	Bacilos Gram-positivos
	Fusobacterium spp. (F. nucleatum)	Bacilos Gram-negativos
	Porphyromonas spp. (P. gingivalis)	Bacilos Gram-negativos
	Treponema spp. (T. denticola)	Espiroquetas Gram-negativas
	Prevotella spp.	Bacilos Gram-negativos
Dorso da língua	Veillonela spp. (V. parvula, V. dispar)	Cocos Gram-negativos
	Streptococcus sp. (S. salivarius, S. sanguinis, S. mitis)	Cocos Gram-positivos
	Actinomyces spp. (A. odontolyticus)	Bacilos Gram-positivos
	Prevotella spp. (P. melaninogenica)	Bacilos Gram-negativos
Mucosa jugal, palato, assoalho bucal	Streptococcus sp. (S. mitis, S. oralis, S. constellatus,	Cocos Gram-positivos
	Veillonela spp. (V. parvula)	Cocos Gram-negativos

maioria das situações de uso hospitalar. Contudo, em situações de alto risco ou de infecções hospitalares já presentes, como pneumonia associada à ventilação mecânica, concentrações maiores de até 0,2% podem ser utilizadas. Deve-se atentar, contudo, aos efeitos adversos da clorexidina, como alteração de paladar, estimulação da formação de cálculos supragengivais, descamação da mucosa oral (principalmente em pacientes pediátricos) e alteração na coloração da mucosa e dos dentes. Pode também provocar reação alérgica (*rash* cutâneo, edema, ardor e eritema na mucosa oral) em parcela reduzida de casos.

Atualmente, em âmbito hospitalar, a clorexidina tem sido reavaliada em função da resistência microbiana decorrente de seu uso prolongado, associado à administração abusiva de antibióticos. Os bochechos e os dentifrícios contendo digluconato de clorexidina parecem contribuir para essa resistência. Dessa forma, a prescrição desses agentes deve ser criteriosa e restrita a situações nas quais não existem alternativas tão eficazes quanto esse antisséptico.

Soluções à base de cloreto de cetilpiridíneo

O cloreto de cetilpiridíneo é um composto monocatiônico, tensoativo, pertencente ao grupo dos quaternários de amônia. Mostra-se mais eficaz contra bactérias

Gram-positivas, aumentando a permeabilidade e lise da parede celular. Mesmo tendo mecanismo de ação semelhante à clorexidina, sua baixa substantividade o torna bem menos efetivo. Seus efeitos adversos também estão relacionados à presença de etanol na maioria das suas formulações.

Soluções à base de óleos essenciais

Os óleos essenciais contêm timol e eucaliptol, dois antimicrobianos, mentol (anestésico natural) e salicilato de metila, que possui ação analgésica. Esses componentes promovem danos à parede celular bacteriana, alterando seus sistemas enzimáticos pela diminuição do número de proteínas e lipopolissacarídeos. Por terem baixa substantividade, necessitam de maiores concentrações alcoólicas na sua formulação. Por isso, comumente causam sensação de queimação das mucosas, injúria dos tecidos bucais e, assim como a clorexidina, alteração da cor dos dentes.

Soluções à base de triclosano

O triclosano é um fenol sintético, aniônico de baixa toxicidade, com amplo espectro de ação contra bactérias Gram-positivas e Gram-negativas, principalmente anaeróbicas. Inibe também fungos. Possui substantividade reduzida, necessitando da associação de polímeros para prolongar sua ação.

Soluções à base de enzimas antibacterianas

Alguns enxaguatórios apresentam em sua composição proteínas capazes de auxiliar no reestabelecimento da capacidade antimicrobiana da saliva, contendo lisozima, lactoferrina e peroxidase. A lisozima auxilia na quebra de alguns peptídeos, ativa lise e agregação bacteriana e inibe a adesão bacteriana à superfície dentária; a lactoferrina tem ação bacteriostática e bactericida, ativa a fagocitose celular e inibe a adesão bacteriana à superfície dental; já as peroxidases inativam enzimas glicolíticas bacterianas, inibem o transporte de aminoácidos bacterianos e induzem a morte celular. Essas proteínas têm efeitos em bactérias Gram-positivas e negativas, vírus e fungos. As soluções contendo essas enzimas utilizam o colostro bovino purificado em sua formulação, devido ao seu baixo custo de obtenção e purificação. Promovem também lubrificação e têm ação umectante, sendo utilizados também em situações de xerostomia. Uma desvantagem importante é sua baixa substantividade, tendo período de ação reduzido na cavidade oral.

Agentes antifúngicos tópicos

Os antifúngicos tópicos são indicados para tratamento da candidíase bucal, a infecção fúngica mais frequente na cavidade oral e de grande incidência nos pacientes hospitalizados. Para esses casos, podem-se associar também bochechos com solução contendo clorexidina, principalmente se o paciente estiver imunossuprimido, imunocomprometido ou não realizar higiene oral adequada. Por vezes, será necessário também associar, ao antifúngico tópico, o sistêmico, para evitar candidemia. A Tabela 3 resume os tipos de antifúngicos tópicos que podem ser utilizados para candidíase bucal.

TABELA 3   Principais antifúngicos tópicos e sua posologia

Antifúngico	Posologia
Nistatina – suspensão (100.000 U/mL)	Bochecho com 5 a 10 mL, seguido de eliminação, 3 vezes /dia
Nistatina – creme ou pomada (100.000 U/g)	Indicação para aplicação sobre dentadura 3 vezes/dia
Clotrimazol – creme (1%)	Indicação para aplicação sobre dentadura 3 vezes/dia
Clotrimazol – pastilha (10 mg)	Dissolução na boca 5 vezes/dia durante 14 dias
Cetoconazol (200 mg)	1 a 2 tabletes, 4 vezes/dia

Substitutos salivares e estimuladores da salivação

A saliva tem um papel importante na saúde oral. É uma secreção exócrina muco-serosa, constituindo uma mistura de fluidos das glândulas salivares maiores e menores e do fluido crevicular gengival. Suas propriedades são auxiliar na fala e na formação do bolo alimentar, promover capacidade tampão, manter o equilíbrio da microbiota oral e contribuir para a reparação e o *turnover* da mucosa oral. É composta predominantemente por água (99%) e por inúmeras substâncias orgânicas e inorgânicas; bicarbonatos, fosfatos e ureia contribuem para a modulação do pH e capacidade tampão da saliva; mucinas e glicoproteínas aumentam a viscosidade, auxiliando no controle de microrganismos orais; cálcio, fosfato e algumas proteínas modulam os processos de desmineralização e remineralização dentária; e imunoglobulinas atuam como agentes antibacterianos.

A xerostomia, ou sensação de boca seca, resulta em desconforto para o paciente e pode estar associada a problemas orais. Essa sensação pode ser decorrente de redução do fluxo salivar, modificações dos constituintes salivares ou ambos. A hipossalivação é a redução objetiva da quantidade de saliva; pode ser ocasionada por síndromes, desordens metabólicas, reumatológicas, endócrinas, neurológicas e genéticas, algumas drogas (antidepressivos, anti-hipertensivos, diuréticos e antiespasmóticos), inflamações, infecções, quimioterapia e radiação ionizante na região das glândulas salivares.

Para controlar a xerostomia, além do reforço da hidratação com a ingestão de líquidos, pode-se utilizar saliva artificial em gel, *spray*, adesivos e gotas. Também é possível usar estimulação mecânica ou farmacológica da salivação.

Substitutos salivares

As salivas artificiais auxiliam na minimização do desconforto da boca seca, apresentando em sua composição sais minerais, substâncias hidratantes e enzimas salivares. A saliva artificial é utilizada para aliviar sintomas e melhorar a qualidade de vida dos pacientes que referem boca seca. Pode ser utilizada também para os casos em que não há redução aparente do fluxo salivar, com persistência da sensação de boca seca. É utilizada para umidificar a cavidade oral, composta por solução aquosa com alguns sais minerais presentes na saliva humana, como o cálcio e o fosfato. Podem conter também: a) mucina ou derivados de carbometilcelulose, aumentando a viscosidade; b) lactoferrina, lisozima e lactoperoxidases, importantes para o combate de bactérias; c) agentes flavorizantes, como açúcares não cariogênicos sorbitol ou xilitol, esse último eficaz na prevenção da cárie dentária. O pH da saliva artificial normalmente apresenta valores entre 4 e 7; a presença de cálcio, fosfato e flúor é importante na regulação do pH e auxilia na manutenção da capacidade tampão. Esses produtos visam a lubrificar, hidratar e proteger a cavidade oral dos traumas mecânicos e agressões microbianas. Vale dizer que a composição da saliva humana é extremamente complexa, sendo difícil um produto que a mimetize de forma completamente eficaz.

Soluções antimicrobianas com poder umectante também têm sido indicadas para xerostomia, diminuindo significativamente seus efeitos, principalmente de sintomatologia dolorosa quando a hipossalivação vem acompanhada de lesões bucais; além disso, com o aumento da lubrificação na cavidade oral e na faringe, a mastigação e deglutição ficam mais fáceis de serem realizadas. É mais comumente indicado para pacientes oncológicos, sob quimioterapia ou radioterapia de cabeça e pescoço, bem como para pacientes com mucosite oral acompanhada de xerostomia.

Estimulação mecânica da salivação

A estimulação mecânica da salivação pode ser feita por intermédio de pastilhas/ gomas de mascar, que possuem sabores estimuladores da secreção salivar, como menta ou cítricos. As gomas de mascar sem adição de açúcar, que contêm xilitol, também podem ser utilizadas para estimular o fluxo, além de inibir o desenvolvimento de bactérias cariogênicas. Esse método é eficaz somente para as situações em que a glândula salivar, principalmente as maiores, não exibem alterações funcionais irreversíveis significativas.

Estimulação farmacológica da salivação

Estímulo farmacológico é obtido por meio do uso de sialogogos, como a pilocarpina. Esta é uma droga parassimpatomimética, agonista de receptores muscarínicos, que estimula a secreção de glândulas exócrinas e promove contração muscular. Em pacientes pós-radioterapia de cabeça e pescoço, pode exercer efeito sobre glândulas salivares menores localizadas no palato, que são mais resistentes à radiação.

Outro medicamento é a cevemelina, um análogo da acetilcolina, com alta ligação ao receptor muscarínico M3, que tem efeito sobre as glândulas salivares e lacrimais. Sua ação ainda não é completamente conhecida; aumenta a produção de saliva de forma eficiente em pacientes com comprometimento avançado da função das glândulas salivares, como pacientes com síndrome de Sjögren e irradiados em cabeça e pescoço.

A prescrição de sialogogos deve ser feita com cautela e após discussão com a equipe multidisciplinar do hospital, haja visto o risco de efeitos sistêmicos importantes.

O uso de ácidos (cítrico e málico) auxiliam na estimulação salivar, porém estas substâncias podem aumentar o risco de sensibilidade dental, erosão e cáries.

Agentes hemostáticos

As manobras que visam a diminuir/cessar a perda de sangue são chamadas de manobras hemostáticas, as quais podem ser por: a) métodos físicos – tamponamento, eletrocoagulação, pinçamento e ligadura; b) síntese/sutura – utilização de fios absorvíveis ou não absorvíveis para estabilização do coágulo.

Os agentes tópicos hemostáticos são os mais utilizados na Odontologia para controle do sangramento local. A Tabela 4 resume esses agentes.

TABELA 4 Agentes hemostáticos locais de uso odontológico

Tipos	Mecanismo de ação	Agentes
Matriz	Propagação da matriz de fibrina e agregação de plaquetas	Gelatina, colágeno microfibrilar, polissacarídeos e metilcelulose
Biológicos	Ação pró-coagulante	Trombina humana liofilizada
	Ação antifibrinolítica	Ácido épsilon aminocaproico e ácido tranexâmico
Selantes	Ação pró-coagulante	Trombina e fibrinogênio, originando fibrina no local
Adesivos	Aproximação física dos tecidos	Cianoacrilato
Laser	Cauterização por calor	*Laser* de alta potência

Os produtos de ação hemostática mais utilizados são esponjas reabsorvíveis, selantes de fibrina e ácido tranexâmico, todos apresentando bons resultados. A avaliação dos riscos de hemorragia/sangramento é indispensável para decidir qual o melhor método hemostático a ser utilizado.

Agentes imunossupressores tópicos

Os agentes imunossupressores de uso tópico na Odontologia Hospitalar são indicados principalmente para lesões derivadas de reações autoimunes ou outras reações imunomediadas. São exemplos a doença do enxerto contra o hospedeiro (DECH) e lesões bucais derivadas de imunoterapia. Os agentes mais comuns são os corticoides, principalmente dexametasona, prednisolona e clobetasol. Existem outros imunossupressores também de uso tópico, conforme demonstra a Tabela 5.

TABELA 5 Agentes imunossupressores tópicos utilizados em Odontologia Hospitalar

Corticosteroides	Solução	Dexametasona (0,1 mg/mL – 5 mL)
		Budesonida (0,3 a 0,6 mg/mL – 10 mL)
		Prednisolona (3 mg/mL – 5 mL)
		Triancinolona 1% (5 mL)
	Gel, creme e pomada	Fluocinonida (0,05%)
		Clobetasol (0,05%)
		Triancinolona (0,1 a 0,5%)
Inibidores da calcineurina	Solução	Tacrolimo (0,1 mg/mL – 5 mL)
		Ciclosporina
	Pomada	Tacrolimo (0,1%)
Antimetabólitos e agentes imunossupressores	Azatioprina (solução e gel – 5 mg/cm²)	
	Talidomida (solução e pomada)	

AGENTES FÍSICOS

Laserterapia de baixa potência

A laserterapia de baixa potência tem como princípio de ação exercer biomodulação por intermédio da ação de fotóns, ou seja, de ondas eletromagnéticas luminosas que atuam em cromóforos (moléculas aceptoras de luz) localizados no interior das células. Os equipamentos *laser* podem emitir luz em diferentes comprimentos de onda. Quando é possível enxergar a luz, diz-se que se está no espectro visível (entre 400 e 750 nm). Quando não é possível vê-la, o espectro é dito invisível (> 750 nm e < 400 nm). Comumente, utilizam-se equipamentos que emitem a luz visível, na qual se visualiza luz vermelha. O espectro vermelho varia de 625 a 740 nm; espectros < 500 nm geram cores azul e violeta. Há ainda equipamentos que emitem luz no espectro infravermelho e ultravioleta (> 750 nm e < 400 nm, respectivamente). As luzes infravermelho e violeta estão no espectro invisível.

Quando a luz for absorvida, haverá fotobiomodulação. Já está estabelecido que, para um efeito terapêutico ideal, com boa absorção, o comprimento de onda da luz deve ficar entre 600 e 1000 nm. Quanto maior o comprimento de onda, maior a penetração da luz nos tecidos biológicos. Um feixe de luz em 660 nm pode penetrar por volta de 2 mm na mucosa oral, enquanto um de 780 nm pode atingir 3 mm. Atualmente existe no mercado equipamento que emite simultaneamente luz *laser* em dois comprimentos de onda (vermelho e infravermelho); contudo, o potencial terapêutico dessa dupla emissão ainda não é totalmente conhecido. A absorção depende também da potência do equipamento. Aparelhos com potência abaixo de 500 mW são entendidos como de baixa potência, e a luz emitida promove fotobiomodulação, com nenhuma ou pouca produção de calor. No mercado nacional, os equipamentos *laser* de uso na Odontologia Hospitalar possuem potência entre 30 e 150 mW. Além do comprimento de onda e da potência, devem-se levar em conta outros parâmetros físicos para se estabelecer a dosimetria (Tabela 4).

A fotobioestimulação ocorre com fluência entre 0,001 e 10 J/cm², e com irradiâncias variáveis, por exemplo, entre 5 e 50 mW. Irradiâncias muito maiores induzem analgesia e outros efeitos inibitórios. A dosimetria ideal ainda é desafio para se obter a máxima eficácia da fotobiomodulação. O princípio é haver perfeita proporção entre densidade de potência, tempo de irradiação e número de sessões. Para situações de reparo tecidual, que se baseia no estímulo tecidual, densidade

TABELA 4 Parâmetros físicos utilizados para o estabelecimento da dosimetria na laserterapia de baixa potência

Parâmetro e unidade de medida	Cálculo
Comprimento de onda (λ) – Nm	Fornecido pelo fabricante do aparelho
Potência (P) – W	Fornecido pelo fabricante do aparelho
Energia (E) – J	Em que E = energia: P = potência: T = tempo de irradiação
Área do *spot* (A) – cm²	Fornecido pelo fabricante do aparelho
Tempo de irradiação - s	Calculada automaticamente pelo aparelho ou manualmente pelo operador; em geral, para cada ponto a ser irradiado se calcula o tempo de irradiação
Intensidade (I), densidade de potência ou irradiância – W/cm²	em que I = intensidade; P = potência fornecida pelo fabricante do aparelho; A = área do spot do aparelho, fornecida pelo fabricante
Dose (D) ou fluência – J/cm²	Em que D = dose; T = tempo de irradiação; P = potência; A = área do *spot* ou área irradiada

de potências baixas, distribuídas em várias sessões, podem ser mais favoráveis do que a aplicação da densidade de potência maior em uma única sessão.

A fotobiomodulação é derivada da produção de ATP (adenosina trifosfato) e alteração do potencial da membrana da mitocôndria. Esses efeitos, em conjunto com a modulação do estresse oxidativo, acarretam aumento da síntese de DNA (ácido desoxirribonucleico) e RNA (ácido ribonucleico) e aumento do metabolismo. Contudo, esse efeito é totalmente dependente da dose e do tipo de tecido, bem como dos teores de substâncias químicas presentes no local.

Cada tipo de tecido irá interagir com a luz *laser* dependendo de suas características ópticas dessa irradiação: comprimento de onda, potência, tempo de aplicação e energia. Além disso, as características dos tecidos também influenciam no efeito, como quantidade de cromóforos e profundidade. Os fotorreceptores ou cromóforos têm afinidade por comprimentos de onda específicos. Podem ser enzimas, componentes da membrana celular ou outras moléculas constitutivas, como hemoglobina, mioglobina, porfirinas, flavinas e citocromo C oxidase. Está é considerada a molécula fotorreceptora primária para os efeitos fotobiológicos da irradiação *laser*.

Em termos gerais, a laserterapia de baixa potência é indicada para:

- reparação tecidual (estímulo da proliferação celular, maior síntese de proteínas, maior remodelamento tecidual);

- modulação da inflamação (modulação de mediadores químicos, modulação da ação de células de defesa);
- analgesia (liberação de opioides endógenos e bloqueio na despolarização de fibras nervosas).

Para cada um desses efeitos, a dosimetria é variável e deve ser estabelecida individualmente. Em Odontologia Hospitalar, a utilização da laserterapia é feita em várias situações, dada sua ação tópica com pouco ou nenhum efeito colateral. Está indicado o seu uso para analgesia em ampla gama de situações, prevenção de lesões derivadas de efeitos citotóxicos de inúmeros agentes, estimulação de reparo tecidual de lesões ulcerativas e necrotizantes, tanto em tecidos moles quanto duros, e controle da inflamação, incluindo situações adversas derivadas de medicamentos.

Na adoção da laserterapia, deve-se atentar para evitar contaminações cruzadas, impedindo o contato entre as estruturas do equipamento e o paciente. Para isso, utiliza-se filme de PVC como barreira física, recobrindo a ponta do aparelho para evitar o contato direto com a mucosa oral e a pele. Ao final do uso, deve-se limpar o aparelho com agente de limpeza, como álcool 70%. Tanto paciente quanto o profissional devem utilizar óculos de proteção, para prevenção de lesões nas estruturas oculares. Além disso, o feixe de luz deve ser direcionado para área a ser irradiada. A verificação da calibração do aparelho também é fundamental.

Crioterapia

A crioterapia utilizada em Odontologia Hospitalar consiste na introdução de gelo e de outras substâncias geladas na cavidade oral, para redução da temperatura local. Com isso, haverá vasoconstrição da microcirculação local, reduzindo o aporte sanguíneo na mucosa oral. Essa técnica tem sido utilizada para evitar que agentes quimioterápicos atinjam as células da mucosa oral. Como o contato desses agentes na mucosa ocorre principalmente por via sanguínea, a redução do aporte sanguíneo minimiza a citotoxicidade desses fármacos, prevenindo o surgimento de mucosite oral. Contudo, para que a crioterapia seja eficaz, é necessário ter conhecimento da farmacocinética do medicamento, principalmente o tempo para ocorrer a maior concentração do fármaco no sangue (pico sérico) e o tempo de eliminação da droga (*clearance*). Esses tempos devem ser relativamente breves (em torno de 1 a 2 horas), para que seja viável a mastigação de gelo e de outras substâncias geladas na cavidade oral. Tempos muito longos tornam a crioterapia inviável, já que o paciente se cansa de realizá-la. Essa técnica tem sido utilizada principalmente para quimioterapia com 5-FU e melfalano, com picos séricos e *clearance* entre 1 hora e 2h30min, respectivamente. A permanência de substâncias geladas na cavidade oral (gelo, sorvete, gelatina etc.) deve seguir esses tempos nesses casos. Sempre que for possível, deve-se realizar essa técnica, mesmo que com outros quimioterápicos cuja farmacocinética seja compatível, já que os resultados na prevenção de mucosite oral têm sido promissores.

AGENTES FÍSICO-QUÍMICOS

Terapia fotodinâmica antimicrobiana

A terapia fotodinâmica antimicrobiana (aPDT) consiste em aplicar no local um fotossensibilizador e estimulá-lo com luz. O fotossensibilizador é, então, excitado e reage com o oxigênio molecular, levando à produção intensa de moléculas instáveis, altamente reativas, que induzem a morte de bactérias, fungos e vírus. Os fotossensibilizadores mais utilizados são o azul de metileno e o azul de toluidina, por serem baratos, de fácil aplicação tópica e estimulados por *lasers* ou LEDs com comprimento de onda entre 550 e 700 nm. A aPDT tem sido utilizada amplamente na Odontologia, dado seu efeito antimicrobiano potente. Apesar de não existirem evidências científicas suficientes para sua indicação generalizada, a aPDT tem sido empregada com adjuvante tópico de tratamentos com antibióticos, antivirais e antifúngicos sistêmicos. Está ocupando um lugar de destaque na Odontologia Hospitalar, pois tem resultado em remissão de lesões infecciosas orais refratárias aos tratamentos convencionais. Exemplo dessas situações é a osteonecrose associada a medicamentos, em que a aPDT tem provocado remissão clínica favorável das lesões, em conjunto com a antibioticoterapia sistêmica e as outras medidas de tratamento. Outras aplicações são em herpes labial e infecções por *Candida* sp., bem como no controle da doença periodontal.

CONSIDERAÇÕES FINAIS

O conhecimento dos agentes tópicos de uso na Odontologia Hospitalar é fundamental, dado a ampla indicação na rotina de atendimento dos pacientes hospitalares. A prescrição correta dos agentes antimicrobianos, a indicação oportuna dos agentes controladores de xerostomia e o conhecimento dos protocolos de laserterapia de baixa potência e de terapia fotodinâmica podem ser úteis como medidas adjuvantes no controle das lesões bucais.

BIBLIOGRAFIA

1. Alsakran Altamimi M. Update knowledge of dry mouth. A guideline for dentists. Afr Health Sci. 2014 Sep;14(3):736-42. Review.
2. Dantas AK, Deboni MCZ, Piratininga JL. Dental surgery in patients on oral anticoagulation therapy. Rev Bras Hematol Hemoter 2009;31(5).
3. de Vasconcellos SJ, de Santana Santos T, Reinheimer DM, Faria-E-Silva AL, de Melo MF, Martins-Filho PR. Topical application of tranexamic acid in anticoagulated patients undergoing minor oral surgery: A systematic review and meta-analysis of randomized clinical trials. J Craniomaxillofac Surg. 2017 Jan;45(1):20-6.
4. Dirix P, Nuyts S, Vander Poorten V, Delaere P, Van den Bogaert W. Efficacy of the BioXtra dry mouth care system in the treatment of radiotherapy-induced xerostomia. Support Care Cancer. 2007 Dec;15(12):1429-36.
5. Eduardo CP (editor). Lasers em Odontologia. Rio de Janeiro: Guanabra Koogan; 2010.
6. Epstein JB, Villines DC, Singh M, Papas A. Management of dry mouth: assessment of oral symptoms after use of a polysaccharide-based oral rinse. Oral Surg Oral Med Oral Pathol Oral Radiol. 2017 Jan;123(1):76-83.
7. Jain I, Jain P. Comparative evaluation of antimicrobial efficacy of three different formulations of mouth rinses with multi-herbal mouth rinse. Journal of Indian Society of Pedodontics and Preventive Dentistry. 2016; 34:315-23.
8. Karu T. Photobiology of low-power laser effects. Health Phys. 1989 May;56(5):691-704. Review.
9. Karu T. Primary and secondary mechanisms of action of visible to near-IR radiation on cells. J Photochem Photobiol B. 1999 Mar;49(1):1-17. Review.
10. Karu TI, Tiflova OA. Effect of low-intensity monochromatic visible light on the growth of Escherichia coli cultures. Mikrobiologia. 1987 Jul-Aug;56(4):626-30.
11. Karu TI. Molecular mechanism of the therapeutic effect of low intensity laser irradiation. Dokl Akad Nauk SSSR. 1986;291(5):1245-9.
12. Lam OLT, Bandara HMHN, Samaranayake LP, McGrath, Li C, Leonard SW. Oral health promotion interventions on oral yeast in hospitalised and medically compromised patients: a systematic review. Mycoses 2011; 55:123-42.
13. Lizarelli RFZ. Editor. Protocolos clínicos odontológicos uso do laser de baixa intensidade. 4.ed. MM Optics; 2010.
14. Lyu, X, Zhao C, Yan Z, Min HH. Efficacy of nystatin for the treatment of oral candidiasis: A systematic review and meta-analysis. Drug Design, Development and Therapy. 2016; 10:1161-71.
15. Margaix-Muñoz M, Bagán JV, Jiménez Y, Sarrión MG, Poveda-Roda R. Graft-versus-host disease affecting oral cavity. A review. J Clin Exp Dent. 2015 Feb 1;7(1):e138-45.
16. Mester AF, Snow JB Jr, Shaman P. Photochemical effects of laser irradiation on neuritic outgrowth of olfactory neuroepithelial explants. Otolaryngol Head Neck Surg. 1991 Sep;105(3):449-56.
17. Peterson E, Hup T. Cirurgia oral e maxilofacial contemporânea. 4.ed. Rio de Janeiro: Elsevier; 2005.
18. Rautemaa R, Ramage G. Oral candidosis – clinical challenges of a biofilm disease. Crit Rev Microbiol. 2011 Nov;37(4):328-36.
19. Salum FG, Medella-Junior FAC, Figueiredo MAZ, Cherubini K. Salivary hypofunction: An

update on therapeutic strategies. Gerodontology. 2018 Jun 29.

20. Shahdad SA, Taylor C, Barclay SC, Steen IN, Preshaw PM. A double-blind, crossover study of Biotène Oralbalance and BioXtra systems as salivar substitutes in patients with post radiotherapy xerostomia. Eur J Cancer Care (Engl). 2005 Sep;14(4):319-26.

21. Tenovuo J. Clinical applications of antimicrobial host proteins lactoperoxidase, lysozyme and lactoferrin in xerostomia: efficacy and safety. Oral Dis. 2002 Jan;8(1):23-9.

22. Tunér J, Hode L. Editores. The Laser Therapy Handbook. Spjutvägen: Prima Books AB; 2004.

23. Vezeau PJ. Topical Hemostatic Agents: What the Oral and Maxillofacial Surgeon Needs to Know. Oral Maxillofac Surg Clin North Am. 2016 Nov;28(4):523-32.

24. Wahl MJ, Pinto A, Kilham J, Lalla RV. Dental surgery in anticoagulated patients – stop the interruption. Oral Surg Oral Med Oral Pathol Oral Radiol. 2015 Feb;119(2):136-57.

25. Zanin SMW, Miguel MD, Barreira SMW, Nakashima T, Cury CD, Costa CK. Mouthwasher: active principles and development of a formula with hidroalcoholic extract of Salvia officinalis L. Visão Acadêmica, Curitiba 2007;8(1).

4

ATUAÇÃO DO CIRURGIÃO-DENTISTA NA UTI ADULTO

Juliana Bertoldi Franco

INTRODUÇÃO

A odontologia hospitalar é uma área de atuação do cirurgião-dentista que se caracteriza pelo atendimento de pacientes que necessitam de retaguarda em ambiente hospitalar para a realização de procedimentos odontológicos. Dentre esses atendimentos, destaca-se a atuação na unidade de terapia intensiva (UTI). O cirurgião-dentista pode ter a formação de clínico geral generalista ou especialista em alguma área odontológica, mas necessita ter o conhecimento e a experiência na rotina hospitalar.[1,2]

A atuação em ambiente hospitalar requer algumas habilidades que não são da rotina do cirurgião-dentista, como a integração e o trabalho com a equipe interdisciplinar. Esse conhecimento é adquirido no dia a dia, por meio desse trabalho em conjunto que visa ao atendimento por diversos profissionais que se comunicam entre si e que realizam procedimentos com o objetivo de assistir o paciente de forma mais ampla. O entendimento dessa atuação é importante, e vale lembrar a importância e de qual forma cada membro dessa equipe atua, o que é desconhecido por muitos cirurgiões-dentistas.[3]

A assistência odontológica em UTI é considerada um atendimento à beira do leito, ou seja, aquele que é realizado fora do consultório odontológico, podendo ser realizado em enfermaria, UTI, centro cirúrgico ou quando o paciente está no domicílio.

O paciente em UTI é considerado um paciente crítico/agudo que deve ser assistido com cuidados intensivos pela equipe interdisciplinar da UTI, que são realizados 24 horas/dia. Logo, ele está constantemente monitorado, podendo estar em ventilação mecânica (VM) ou não.[1,4] Geralmente faz uso de drogas vasoativas, como a dobutamina e a adrenalina. Transfusões sanguíneas são rotineiras para melhora clínica e hemodinâmica.[5-7]

Pacientes que ficam por mais de 24 horas sem movimentação são submetidos a anticoagulação para a prevenção de eventos tromboembólicos. Geralmente a preferência é pelo uso da heparina por via endovenosa, devendo o cirurgião-dentista ter o conhecimento sobre solicitação e interpretação de exames complementares.[4]

Um dos pontos a ser destacado é o risco de infecção decorrente do quadro geral do paciente, de dispositivos mantenedores de vida, acesso venoso, sonda vesical, uso de antibióticos e corticosteroides, além do próprio ambiente da UTI (microbiota patogênica específica), transfusões, alimentação enteral e imunossupressão.[4]

A assistência odontológica em UTI já é descrita pela Anvisa na RDC n. 7 de 2010, que faz referência ao funcionamento e ao cadastramento da UTI, em seus artigos 18, 21 e 23, informando que é necessária a prestação de serviços odontológicos por meios próprios ou por terceiros ao pacientes em UTI, ou seja, o cirurgião-dentista deve fazer parte da equipe que assiste esse paciente, pelos inúmeros benefícios que essa intervenção ocasiona[8], principalmente no controle das infecções respiratórias, melhora da resposta clínica ao tratamento e conforto oral.[4]

CUIDADOS ORAIS, PROTOCOLOS DE HIGIENE ORAL E UTI

Durante a internação em UTI, os problemas bucais intensificam-se por causa da dependência de cuidados. A presença do tubo da entubação orotraqueal (EOT), a exposição à microbiota patogênica da UTI, a exposição a múltiplos antibióticos, o acúmulo de secreções, a temperatura da cavidade oral a 36°C, alimentos e alta tensão de oxigênio tornam a orofaringe um nicho muito específico de colonização e multiplicação de microrganismos, o que é essencial para o desenvolvimento de infecções respiratórias, como a pneumonia associada à ventilação mecânica (PAVM).[1,2]

As infecções nosocomiais são aquelas que se desenvolvem durante a internação do paciente e proporcionam o aumento do índice de infecção hospitalar. As mais comuns na UTI são: infecção urinária, respiratória e de cateter. São responsáveis pelo aumento do tempo de internação, uso de antibióticos de amplo espectro, aumento dos cuidados intensivos e dos custos do tratamento e aumento significativo de morbidade e mortalidade.

A PAVM é considerada a segunda infecção mais comum em UTI de pacientes adultos. Apresenta alta taxa de morbidade e mortalidade. É considerada a associação entre a pneumonia aspirativa e a pneumonia nosocomial. Ocorre a partir de 48 horas de EOT até 72 horas após a extubação.[4]

As possíveis etiologias da PAVM são: aspiração da secreção da orofaringe; inalação de aerossol; bacteriemias; translocação de bactérias do trato gastrintestinal, sendo a aspiração da secreção da orofaringe a mais comum, e, por isso, os cuidados orais tornam-se tão importantes para a sua prevenção.[4,8]

Uma condição que facilita a aspiração é a presença da EOT e de sonda nasoenteral. Os dois dispositivos mantêm a epiglote aberta e, assim, todo conteúdo da boca pode adentrar as vias aéreas.[1,2,8,9] A VM utilizada para manter o paciente vivo também leva a danos pulmorares, pois o ar que oxigena o paciente é artificialmente aquecido e umidificado, o que leva a uma resposta inflamatória pulmonar, ocasionando maior produção de secreção. Por esse motivo, durante o período em que o paciente faz uso da VM, ele apresenta-se mais secretivo.[1,9]

Atualmente, é de consenso geral que uma condição oral ruim decorrente de uma higiene oral deficiente ou da presença de focos orais eleva o risco de PAVM, por aumentar não somente a quantidade, mas a qualidade das bactérias orais.[1,2,10]

A prevenção da PAVM é um assunto muito estudado por seu impacto econômico e na qualidade de vida do paciente, pois o seu desenvolvimento acarreta a instituição de protocolos específicos de antibióticos, aumenta o tempo de VM, o tempo de permanência na UTI, assim como risco de mortalidade e morbidades, com aumento expressivo do custo do tratamento do paciente.

O conceito da importância da higiene oral em pacientes em UTI iniciou-se com De Riso et al., em 1996, e com Houston et al., em 2002, que avaliaram pacientes cardiopatas submetidos à cirurgia e que ficaram entubados após o procedimento cirúrgico médico. Ambos os grupos de autores realizaram descontaminação da cavidade oral com clorexidina a 0,12%, e observaram redução expressiva dos índices de PAVM nesses pacientes.[1]

A literatura é vasta em relação aos produtos que podem ser utilizados para a higiene oral, como: clorexidina a 0,12%, 0,2% ou 2%, água bicarbonatada, óleos essenciais, iodopovidona, água oxigenada, cetilpiridino, água ácida e agentes enzimáticos. A escolha deve ser realizada com base no perfil de pacientes que compõe a UTI, assim como o recurso financeiro disponível.[1,11]

Vários autores citaram a importância da higiene oral para o controle da placa dental e prevenção da gengivite, e basearam-se na descoberta de qual seria a melhor concentração de clorexidina a ser utilizada em pacientes de UTI, qual a melhor forma de utilizar (solução ou gel) e se esse procedimento ocasionaria a redução dos índices de PAVM.[1,2,11]

A higiene oral pode ser realizada de diversas maneiras, como: gaze enrolada no dedo ou gaze enrolada em espátula de madeira, *swab* oral, escova de dente convencional ou elétrica ou associada a aspiração. É importante lembrar que o dispositivo a ser utilizado deve estar de acordo com a comissão de controle de infecção hospitalar (CCIH) da instituição, mas que a preferência deve ser por aqueles que sejam descartáveis, para não servirem como meio de cultura.[1]

O uso do *swab* oral de esponja apresenta a facilidade de baixo custo, fácil acesso e manuseio, sendo efetivo na remoção e na desorganização da placa dental semelhante ao uso da escova dentária convencional, como apontou o estudo de Marino et al., em 2016.[12]

A realização de treinamentos de cuidados orais está associada com a redução das taxas de PAVM em pacientes em VM em UTI, e a interação entre os membros da equipe interdisciplinar (cirurgiões-dentistas, médicos, fisioterapeutas, fonoaudiólogos e equipe de enfermagem) é fundamental.[1,13] O treinamento dos cuidados orais deve ser realizado tanto na teoria, com aulas expositivas, quando em demonstrações práticas.[1,2]

O colutório à base de digliconato de clorexidina a 0,12% é considerado um antimicrobiano de baixo custo, fácil aplicação e com um baixo nível de reações adversas, com ação efetiva sobre bactérias aeróbias e anaeróbias. Apresenta a propriedade de substantividade, ou seja, é adsorvido pela mucosa bucal e pelos dentes, e é liberado com o decorrer do tempo (até 12 horas). Atua quimicamente na redução da formação de placa dentária. Após 1 minuto da sua administração, ocorre uma redução do número de bactérias aeróbias e anaeróbias de 87% e 84%, respectivamente, e após 5 horas, esta redução pode chegar a 88% e 92%, respectivamente.[1,14,15]

A higiene bucal é realizada utilizando o dispositivo *swab* e clorexidina a 0,12%, a cada 12 horas (2 vezes/dia). Por mais que existam estudos que discorram sobre os riscos e os benefícios do uso da clorexidina para descontaminação oral, ainda não há uma alternativa viável para a sua substituição.

O uso do lubrificante oral é necessário, pois lábios e mucosa oral ressecados tornam-se áreas mais suscetíveis a traumas e lesões ulceradas. Essas lesões ocasionam grandes portas para infecções secundárias e apresentam grande sintomatologia dolorosa. Podem ser a base de água, gel de carboximetilcelulose a 3%, gel de contato, à base de vaselina associado a lanolina, ou saliva artificial. Sempre deve ser aplicado para diminuir o trauma do lábio ou na tentativa de não ressecamento das secreções orais.[1]

PROCEDIMENTOS ODONTOLÓGICOS EM UTI

A realização de procedimentos odontológicos nos pacientes em UTI visa à remoção do foco infeccioso oral que pode comprometer o estado geral do paciente, exacerbando condições sistêmicas pré-existentes pela produção de interleucinas e toxinas bacterianas. A remoção dos focos bucais proporciona melhora da resposta ao tratamento médico e ocasiona a redução da microbiota oral em quantidade e qualidade, atuando como importante fator na prevenção da PAVM.[1,2,13]

Os procedimentos que podem ser realizados são: exodontias, tratamento periodontal, tratamento restaurador atraumático, instalação de protetores bucais, remoção de aparelhos fixos, imobilizações dentárias nos casos de fraturas dentoalveolares, controle de sangramento, diagnóstico e tratamento das infecções oportunistas e diagnóstico e tratamento de lesões bucais. Quando os procedimentos são em maior número ou de alta complexidade, a assistência deve ser em centro cirúrgico.[1,2,13]

Pela facilidade de haver equipo odontológico móvel ou equipo adaptado, procedimentos restauradores definitivos podem ser realizados à beira do leito. Importante lembrar que a caneta de alta rotação gera aerossóis resultantes do *spray*, o que, muitas vezes, não é bem-vindo no ambiente de UTI, devendo ser utilizado somente em enfermarias.

Exame clínico minucioso deve ser realizado utilizando lanternas ou algum dispositivo com luz a fim de avaliar bem a condição dentária e das mucosas orais. Deve ser atentado para dentes cariados, raízes residuais, dentes com mobilidade, dentes com secreção purulenta, aumento de volume, lesões em mucosa e infecção oportunista.[1,2,13]

Sempre é preciso checar as medicações em uso, assim como os exames complementares. Caso sejam necessários procedimentos cruentos, observar hemograma completo e coagulograma.[1]

O caso deve ser discutido com o médico que assiste o paciente para avaliar se aquele é o momento oportuno para a realização do procedimento, e o cirurgião-dentista deve avaliar se existe a necessidade de algum preparo prévio ao procedimento, como o uso de antibioticoterapia profilática. Para procedimentos cruentos, é necessário lembrar dos meios hemostáticos locais e observar quais estão disponíveis para serem usados em caso de sangramento, como o curativo compressivo com o ácido tranexâmico, esponja de fibrina, celulose oxidada ou de hemoderivados, como o selante de fibrina.[14]

Em relação aos exames de imagem, o padrão-ouro é a tomografia computadorizada (TC) de face, pela impossibilidade do paciente realizar radiografia panorâmica. Devem ser observadas lesões periapicais crônicas ou agudas e presença de área de abscesso.

É importante lembrar que a aspiração do tudo da EOT ou da traqueostomia antes do procedimento odontológico melhora a perfusão de oxigênio, melhorando a saturação de O_2 do paciente, proporcionando segurança à realização do procedimento.[1]

Existe a necessidade de possível sedação do paciente para a realização dos procedimentos, a qual deve ser realizada pelo médico intensivista.[6]

PROTETORES BUCAIS

O paciente em UTI pode apresentar lesão no sistema nervoso central em virtude de traumatismo craniano, acidente vascular cerebral (AVC), choque séptico ou hipóxia, os quais são exemplos de situações clínicas que modificam o reflexo mastigatório, ocasionando hiperatividade muscular, trismo e bruxismo secundário, provocando lesões na mucosa bucal, lábios e língua.[15]

Estas lesões, na maioria das vezes, levam a deformidades, desnutrição e hipovolemia por sangramentos intensos, necessitando do aumento da analgesia ou do uso de antibióticos, para controle da colonização por patógenos, em razão do risco de infecção a distância, por via hematogênica[5]. Ocasionam atraso da recuperação do paciente, com aumento do tempo de permanência na UTI e também dos custos hospitalares. A EOT e os dispositivos mantenedores de vida também podem induzir lesões na cavidade bucal, por trauma intermitente.[15]

Para o tratamento dessas lesões, pode-se utilizar: aplicação tópica (à base de corticosteroides), hidratação da lesão, instalação de protetor bucal, aplicação de toxina botulínica, *laser* de baixa potência, arredondamento de bordas dentárias cortantes e exodontias (em casos mais graves). As exodontias devem ser pensadas em último caso, quando os tratamentos anteriores foram aplicados, porém sem sucesso no seguimento.[15]

As indicações para a instalação destes protetores são: trauma persistente por mordedura, trismo, sangramento bucal advindo de lesão bucal traumática, risco de perfuração do tubo de entubação ou redução da passagem do ar pelo apertamento do tubo e profilaxia para pacientes com o diagnóstico de tétano.[15]

O protetor bucal deve ser confortável, de fácil remoção e instalação, não devendo interferir na respiração, devendo ser passível de higienização, bem como deve apresentar requisitos importantes como resistência, impacto, força de absorção, custo e praticidade da técnica.[15]

A instalação do protetor bucal requer conhecimento da técnica, indicação precisa e seleção adequada do material. O protetor constituído de etilvinilacetato (EVA) de 8 mm pré-fabricado proporciona simplificação da técnica, redução dos custos, facilidade de remoção, reposicionamento e higienização, tornando-se o dispositivo de escolha pela equipe para os pacientes de UTI, sejam eles entubados ou não.[15]

Antes de iniciar a instalação, deve ser realizado exame físico minucioso da cavidade bucal e da condição dentária para a escolha do protetor. Em seguida, a cavidade deve ser limpa para que não haja adesão de resíduos alimentares e biofilme dental no protetor durante a instalação. Caso o paciente não possa colaborar em razão dos movimentos mandibulares involuntários, torna-se necessária a sedação pela equipe médica que o acompanha.[15] A instalação desse protetor de EVA apresenta a vantagem da realização de somente uma sedação, no ato da instalação e adaptação.[15]

Caso o profissional queira moldar o paciente para confecção de protetores à base de acrílico ou outros materiais, a moldagem deve ser realizada com silicone de adição ou condensação, com a necessidade de sedação para esse procedimento.[15]

Os protetores podem ser simples ou duplos (Figura 1), e a indicação depende de caso a caso, sendo que o paciente deve ser avaliado individualmente para essa decisão e deve ser considerada a quantidade dentes que o paciente possui, a presença de EOT, a persistência de movimentos mandibulares constantes ou de língua. Eles são fáceis de serem adaptados porque podem ser cortados, perfurados ou aquecidos, para a melhor adaptação na cavidade oral (Figura 2). O uso de protetores duplos está indicado para pacientes com EOT, pois, quando perfurados, adaptam-se ao tubo da entubação e também aos dentes (Figura 3).[15]

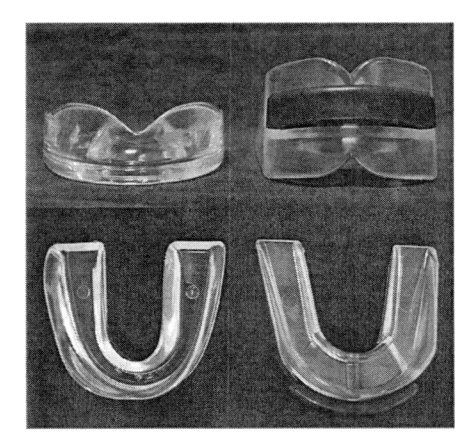

FIGURA 1   Protetores bucais de EVA simples e duplo.

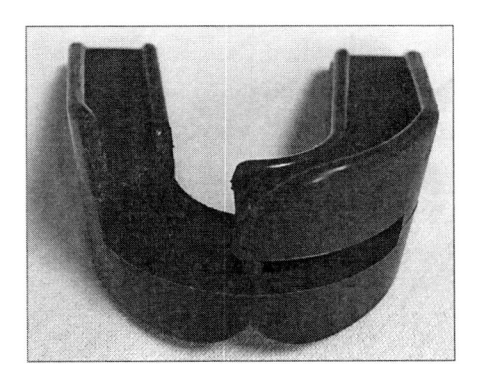

FIGURA 2   Protetor bucal de EVA recortado para a adaptação do tubo da entubação orotraqueal.

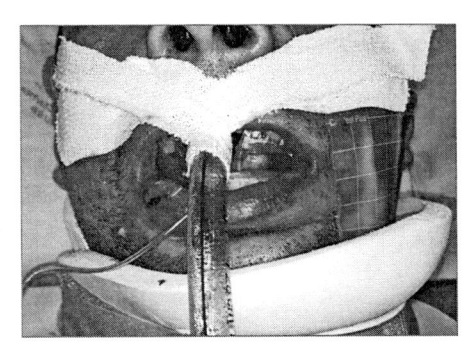

FIGURA 3   Protetor bucal instalado em paciente com entubação orotraqueal apresentando
mordedura do tubo.

Após a instalação do protetor, algumas medidas de prevenção de acidentes devem ser tomadas, como a colocação de uma gaze aberta, fio dental ou cordão de traqueostomia para facilitar a remoção pela equipe de enfermagem durante a higienização ou em caso de engasgo por desadaptação dispositivo. A equipe interdisciplinar deve ser orientanda em relação a colocação e remoção do protetor, assim como realizar a higiene dele.

BABAÇÃO

A babação é definida pela dificuldade de controlar as secreções bucais em virtude de problemas oromotores decorrentes de problemas na coordenação mecânica da musculatura orofacial, resultando na eliminação não intencional da saliva pela boca e, consequentemente, no aumento da quantidade de saliva expelida pela boca. A babação não está associada ao aumento na produção de saliva, sendo o volume de produção normal ou, às vezes, diminuído. Pacientes em UTI têm maior risco de PAVM, e a babação é um fator de risco (Figura 4).[1,11,13]

Os tratamentos utilizados para o tratamento da babação são a utilização de aparelhos intraorais, farmacológico, radioterapia de cabeça e pescoço, neurectomia timpânica, redirecionamento ductal parotídeo e submandibular, remoção das glândulas submandibular e sublingual e aplicação de toxina botulínica. Como fármaco de escolha, tem-se a escopolamina, a qual pode ser administrada por boca ou pela sonda nasoenteral/gastrostomia.[11]

O uso da toxina botulínica também pode ser indicado para os casos que apresentam prognóstico reservado, com o uso de ultrassonografia, e devem ser reaplicados a cada 6 meses.[11]

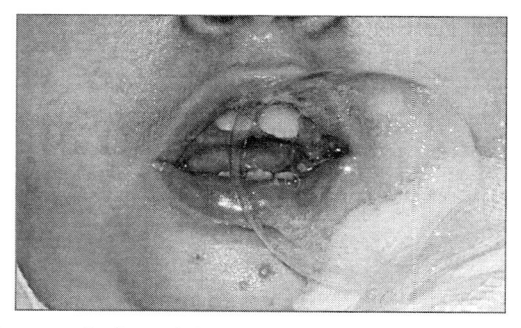

FIGURA 4   Paciente em ventilação mecânica apresentando quadro de babação.

CONSIDERAÇÕES FINAIS

O atendimento em UTI faz parte da odontologia hospitalar e compõe o atendimento ao paciente agudo/grave. Conhecimentos acerca dos processos patológicos e de farmacologia, bem das condições clínicas do paciente, são fundamentais para o atendimento odontológico, assim como o trabalho com a equipe interdisciplinar que o assiste.

Para a prevenção da PAVM, devem ser instituídos cuidados orais, como a higiene oral, na qual se devee optar pelo uso da clorexidina. A higiene oral pode ser realizada pela enfermagem ou pelo cirurgião-dentista; já os procedimentos odontológicos devem ser realizados pelo cirurgião-dentista, o qual deve possuir conhecimento, treinamento e experiência para atuar nesse paciente.

Os cuidados orais não promovem apenas diminuição das infecções respiratórias, mas proporcionam conforto oral, qualidade de vida, melhora da resposta clínica ao tratamento médico proposto, e devem ser instituídos em todos os pacientes em UTI.

REFERÊNCIAS BIBLIOGRÁFICAS

1. Franco JB, Jales SMCP, Zambon CE, Fujarra FJCF, Ortegosa MV, Guardieiro PFR, et al. Higiene bucal para pacientes entubados sob ventilação mecânica assistida na unidade de terapia intensiva: proposta de protocolo. Arq Med Hosp Fac Cienc Med Santa Casa São Paulo. 2014;59(3):126-31.
2. Belissimo-Rodrigues WT, Menegueti MG, Gaspar GG, Nicolini EA, Auxiliadora-Matins M, Basile-Filho A, et al. Effectiveness of a dental care intervention in the prevention of lower respiratory tract nosocomial infections among intensive care patients: a randomized clinical trial. Infect Control Hosp Epidemiol. 2014;35:1342-8.
3. David CMN. Infecção em UTI. Medicina (Ribeirão Preto). 1998;31:337-48.
4. Brasil. Ministério da Saúde. Agência Nacional de Vigilância Sanitária (Anvisa). Resolução RDC n. 7, de 24 de fevereiro de 2010. Disponível em: www20.anvisa.gov.br/segurancadopaciente/index.php/legislacao/item/rdc-7-de-24-de-fevereiro-de-2010.
5. Blot SI, Vandijck D, Labeau SO. Oral care of intubated patients. Clin Pulm Med. 2008;15:153-60.
6. Ahmed QA, Niederman MS. Respiratory infection in the chronically critically ill patient. Ventilator-associated pneumonia and tracheobronchitis. Clin Chest Med. 2001;22:71-85.
7. Parisi M, Gerovasili V, Dimopoulos S, Kampisiouli E, Goga C, Perivolioti E, et al. Use of ventilator bundle and staff education to decrease ventilator-associated pneumonia in intensive care patients. Crit Care Nurse. 2016;36(5):e1-e7.
8. Brasil. Ministério da Saúde. Agência Nacional de Vigilância (Anvisa). Infecções do trato respiratório. Orientações para prevenção de infecções relacionadas à assistência à saúde. Gerência Geral de Tecnologia em Serviços de Saúde – GGTES. Brasília: Ministério da Saúde; 2009. 27p.
9. Jeffcoat MK, Jeffcoat RL, Gladowski PA, Bramson JB, Blum JJ. Impact of periodontal therapy on general health. Am J Prev Med. 2014;47:166-74.

10. Munro CL, Grap MJ, Jones DJ, McClish DK, Sessler CN. Chlorexidine toothbrushing, and preventing ventilator-associated pneumonia in critically ill adults. Am J Crit Care. 2009;18:428-37.

11. Miranda-Rius J, Brunet-Llobet L, Lahor-Soler E, Farré M. Salivary secretory disorders, inducing drugs, and clinical management. Int J Med Sci. 2015;12(10):811-24.

12. Marino PJ, Hannigan A, Haywood S, Cole JM, Palmer N, Emanuel C, et al. Comparison of foam swabs and thoothbrushes as oral hygiene interventions in mechanically ventilated patients: a randomized split mouth study. BMJ Open Resp Res. 2016;3(1):e000150.

13. Franco JB, Peres, MPSM. Higiene oral em pacientes internados em unidade de terapia intensiva. In: Grupo de Controle de Infecção Hospitalar. Coordenadoria de Atividades de Enfermagem. Divisões de Enfermagem. Manual prático de procedimentos: assistência segura para o paciente e para o profissional de saúde/Grupo de Controle de Infecção Hospitalar GCIH. São Caetano do Sul: Yendis; 2013. p.12-3.

14. Buhatem Medeiros F, Pepe Medeiros de Rezende N, Bertoldi Franco J, Porrio de Andrade AC, Timerman L, Gallottini M, et al. Quantification of bleeding during dental extraction in patients on dual antiplatelet therapy. Int J Oral Maxillofac Surg. 2017;46(9):1151-7.

15. Franco JB, Barquette NM, Jales SMCP, Zambon CE, Guarcieiro PFR, Matias DT, et al. Utilização de protetores bucais em pacientes internados na unidade de terapia intensiva: proposta de protocolo. Arq Med Hosp Fac Cienc Med Santa Casa São Paulo. 2015;60:85-90.

5

PACIENTES SOB QUIMIOTERAPIA E RADIOTERAPIA DE CABEÇA E PESCOÇO

Fernanda de Paula Eduardo
Letícia Mello Bezinelli
Luciana Corrêa
Roberta Marques da Graça Lopes
Marcella Ferreira Gobbi

INTRODUÇÃO

Os tratamentos quimioterápico e radioterápico têm por objetivo geral eliminar células neoplásicas, utilizando para tal agentes químicos e radiação ionizante para provocar a morte celular. O tratamento contra neoplasias malignas foi iniciado efetivamente no início do século XX, sendo baseado em cirurgia e radioterapia. Somente alguns anos após a Segunda Guerra Mundial, agentes quimioterápicos foram introduzidos, principalmente as mostardas nitrogenadas e os antimetabólitos. Desde então, a combinação de cirurgia com radioterapia e quimioterapia tem sido explorada para ampla gama de neoplasias malignas, desenvolvendo-se protocolos que variam dosagens, tipos de agentes antineoplásicos e momentos de sua aplicação. A tendência atual é, cada vez mais, restringir a ação desses agentes às células neoplásicas, preservando-se ao máximo os tecidos normais. Em função disso, novas modalidades de radioterapia surgiram, cuja área de irradiação é restrita ao volume da massa neoplásica. Essas modalidades se contrapõem à radioterapia convencional, em que áreas extensas de tecidos saudáveis são irradiadas, gerando importantes efeitos colaterais imediatos e tardios. O mesmo se deu com os agentes quimioterápicos. Uma nova classe de medicamentos, os quais compõem a chamada "terapia-alvo", está em amplo uso para vários tipos de neoplasias, reagindo com estruturas específicas das células neoplásicas, o que acarreta melhor efeito terapêutico com mínimo de toxicidade. O desenvolvimento farmacêutico das drogas antineoplásicas também investiu na modulação da resposta imune antitumoral, criando novos medicamentos que interferem na resposta de defesa contra o câncer, os quais estão sendo agrupados sob a denominação de "imunoterapia".

O transplante de células hematopoiéticas consiste em um tratamento alternativo e/ou complementar à quimioterapia e radioterapia, cujo objetivo é reconstruir a medula hematopoiéica, restabelecendo a integridade das células sanguíneas. Nos últimos 10 anos, tem havido considerável evolução nesse tipo de tratamento, aumentando a sobrevida de pacientes portadores principalmente de neoplasias e disfunções hematológicas.

Apesar desses avanços, essas novas modalidades, em conjunto com as formas tradicionais, acarretam efeitos colaterais na cavidade oral, os quais devem ser prontamente prevenidos, diagnosticados e tratados pelo cirurgião-dentista. Este capítulo aborda os agentes antineoplásicos tradicionais e modernos, com o enfoque em seu potencial deletério para as estruturas da cavidade oral.

MODALIDADES DE TERAPIA ANTINEOPLÁSICA

Para cada tipo de neoplasia, existe um tratamento de maior eficiência, denominado "tratamento padrão-ouro". Em geral, para as neoplasias sólidas, ou seja, que originam massas tumorais, a cirurgia consiste no padrão-ouro. Já para as neoplasias hematológicas, o padrão-ouro geralmente é a quimioterapia. Contudo, nem sempre é possível erradicar completamente a neoplasia adotando-se somente um tipo de manobra terapêutica, sendo necessária então a complementação com outros agentes. Essas combinações geram modalidades de tratamento antineoplásico, os quais podem ser:

- terapia adjuvante – agentes antineoplásicos que complementam o padrão--ouro, ou seja, são aplicados após este; o exemplo mais comum é alguma neoplasia sólida ter sido retirada cirurgicamente, seguindo-se de quimio e radioterapia; nesse caso, a quimio e a radioterapia são ditas adjuvantes; outro exemplo é o tratamento de uma neoplasia hematológica com quimioterapia, sendo complementada com transplante de células-tronco hematopoiéticas, o qual neste caso é adjuvante;
- terapia neoadjuvante – agentes antineoplásicos que antecedem o padrão-ouro; o exemplo mais comum são neoplasias de grande volume, inoperáveis, as quais são submetidas antes à rádio e/ou quimioterapia para redução de seu volume e, posteriormente, são retiradas cirurgicamente;

- terapia de salvamento – agentes antineoplásicos combinados entre si em altas doses; utilizada quando o padrão-ouro e a combinação com agentes adjuvantes e neoadjuvantes não surtiram o efeito desejado;
- Terapia paliativa – agentes antineoplásicos combinados entre si para aliviar os sinais e sintomas da neoplasia, quando esta foi resistente ao padrão-ouro e às terapias adjuvantes e neoadjuvantes, bem como à terapia de salvamento.

Além da classificação dos agentes antineoplásicos em função do padrão-ouro, as modalidades terapêuticas antineoplásicas são categorizadas também em função das doses e do tempo de aplicação dos agentes antineoplásicos:

- terapia de indução – também denominada de terapia de primeira linha ou terapia primária; tem por objetivo erradicar a neoplasia, a qual é obtida a partir de altas doses de agentes antineoplásicos; para as neoplasias sólidas, inclui a cirurgia combinada à quimio e radioterapia;
- terapia de intensificação – instituída após a terapia de indução, com doses similares a essas, com o objetivo de eliminar células neoplásicas residuais e estender mais o tempo livre de doença, ou seja, de ausência de sinais da neoplasia;
- terapia de consolidação – tratamento com doses baixas dos agentes antineoplásicos, que visa a prevenir a recidiva do tumor; pode durar longo período (até anos, dependendo da neoplasia).

RESPOSTA DA NEOPLASIA AO TRATAMENTO

As modalidades de tratamento antineoplásico são adotadas em função da natureza da neoplasia e de sua resposta ao tratamento. As respostas ao tratamento podem ser classificadas em:

- remissão completa – quando não há mais sinais clínicos da neoplasia; em geral, diz-se que houve remissão completa quando não houver mais a evidência da neoplasia durante 4 semanas após a finalização do tratamento;
- remissão parcial – redução do volume da neoplasia entre 30 e 50% após 4 semanas de finalizado o tratamento;
- doença progressiva – aumento de 20 a 25% do volume tumoral ou de novos sítios de neoplasia durante e após a finalização do tratamento;

- doença estável – quando a resposta da neoplasia não se encaixa nem em remissão parcial nem em doença progressiva, mas também não constitui remissão completa;
- recidiva – quando a neoplasia retorna após constatada remissão completa; pode ser uma recidiva precoce (com intervalo de menos de 1 ano após constatação da remissão completa) ou tardia (a doença retorna após 1 ano do tratamento).

Serão descritas as seguir as características principais da quimioterapia, radioterapia de cabeça e pescoço e transplante de células-tronco hematopoiéticas, enfatizando-se principalmente suas modalidades e os respectivos efeitos colaterais na cavidade oral.

QUIMIOTERAPIA

A quimioterapia consiste na terapia em que se utilizam substâncias químicas com seletividade para células, incluindo microrganismos. Nesse sentido, os antibióticos são ditos também agentes quimioterápicos; contudo, esse termo adquiriu convencionalmente o sentido de incluir os medicamentos com ação antineoplásica. Estes são atualmente divididos em agentes quimioterápicos convencionais, agentes de terapia-alvo e agentes de imunoterapia.

Quimioterapia convencional

Os agentes quimioterápicos convencionais são classificados de inúmeras maneiras. A Tabela 1 resume as principais classes desses medicamentos segundo a categoria química de seu princípio ativo. Além de várias substâncias químicas que bloqueiam a síntese de DNA e RNA, bem como induzem danos no DNA, fazem parte desse grupo antibióticos antitumorais, hormônios sexuais e corticosteroides. O cirurgião-dentista deve se familiarizar com essas nomenclaturas, para poder avaliar quais medicamentos têm risco para a cavidade oral.

Além dessa classificação, há outra cujo critério se baseia na seletividade ou não dos medicamentos a uma fase específica do ciclo celular. O ciclo celular inclui a interfase (composta pelas fases G0, G1, S e G2) e a mitose. Na fase G1, a célula faz a revisão do DNA e, caso ele esteja muito danificado, ela induz a apoptose. Se a célula não morrer, ela progride no ciclo e duplica o DNA, constituindo a fase S.

TABELA 1 Principais classes de medicamentos quimioterápicos segundo seu princípio ativo

Classe de quimioterápico	Subtipos	Exemplos de medicamentos
Antimetabólitos		
Interrupção da síntese de DNA e RNA por inibição do ácido fólico	Análogos do ácido fólico	Metotrexato
Quebra da cadeia de DNA e RNA pela inibição da pirimidina	Análogos da pirimidina	5-fluorouracil (5-FU), gencitabina, citarabina (ou Ara-C)
Inibição da síntese de DNA por inibição de purinas	Análogos das purinas	6-mercaptopurina, tioguanina, pentostatina, fludarabina
Agentes alquilantes		
Reação cruzada com o DNA, formando pontes covalentes; podem ser monofuncionais (reagem com somente uma fita do DNA) ou bifuncionais (reagem com as duas fitas do DNA)	Mostardas nitrogenadas	Melfalano, clorambucila, ifosfamida, ciclofosfamida, mafosfamida
	Nitrosureia	Carmustina, lomustina, estreptozocina
	Etilenaminas	Tiotepa, mitomicina-C
	Alquilsulfonatos	Bussulfano
	Platinas	Cisplatina, carboplatina, oxatiplatina
Antibióticos citotóxicos		
Ligam-se à dupla fita de DNA e bloqueiam a RNA polimerase		Actinomicina D, daunorrubicina, doxorrubicina, bleomicina, mitramicina, mitomicina
Plantas alcaloides		
Ligam-se à tubulina formada durante a mitose, impedindo a divisão celular	Derivada da vinca	Vimblastina, vincristina
	Podofilotoxinas	Etoposide, teniposide
Inibem a topoisomerase, impedindo a duplicação do DNA	Camptotecinas	Topotecano, irinotecano
	Taxanos	Paclitaxel, docetaxel
Hormônios sexuais		
Competição com os hormônios endógenos, bloqueando receptores para os mesmos ou inibindo-os diretamente	Antiestrogênios	Tamoxifeno, fulvestranto, letrozol, anastrozol, exemestano
	Antitestosterona	Degalerix, antiandrógenos, enzalutamida, abiraterona
Corticosteroides		
Efeito imunossupressor, sendo utilizado como quimioterápico principalmente para neoplasias hematológicas	Glicocorticoides	Prednisona, dexametasona
Outros		Hidroxiureia, L-asparaginase, procarbazina

Depois aumenta de tamanho e continua a duplicação do DNA, originando a fase G2, e logo em seguida realiza a mitose. Quando há seletividade para determinado momento do ciclo, diz-se que o medicamento é ciclo-específico; do contrário, é denominado ciclo-inespecífico. Existem medicamentos que atuam preferencialmente na fase G1, outros, na fase S, e ainda aqueles que preferem a fase G2 e a mitose. Os quimioterápicos induzem apoptose das células neoplásicas, a qual foi evitada na fase G1. Podem ainda induzir a célula a entrar em senescência, ou seja, a célula não faz apoptose, mas também não progride no ciclo celular, fato que freia o crescimento neoplásico. A Figura 1 ilustra a fase do ciclo celular que cada classe de medicamentos quimioterápico se encaixa.

Terapia-alvo

A terapia-alvo difere da quimioterapia convencional pelo fato de os medicamentos agirem em estruturas específicas das células neoplásicas, restringindo sua ação em células saudáveis. As drogas são compostas por pequenas moléculas inibitórias,

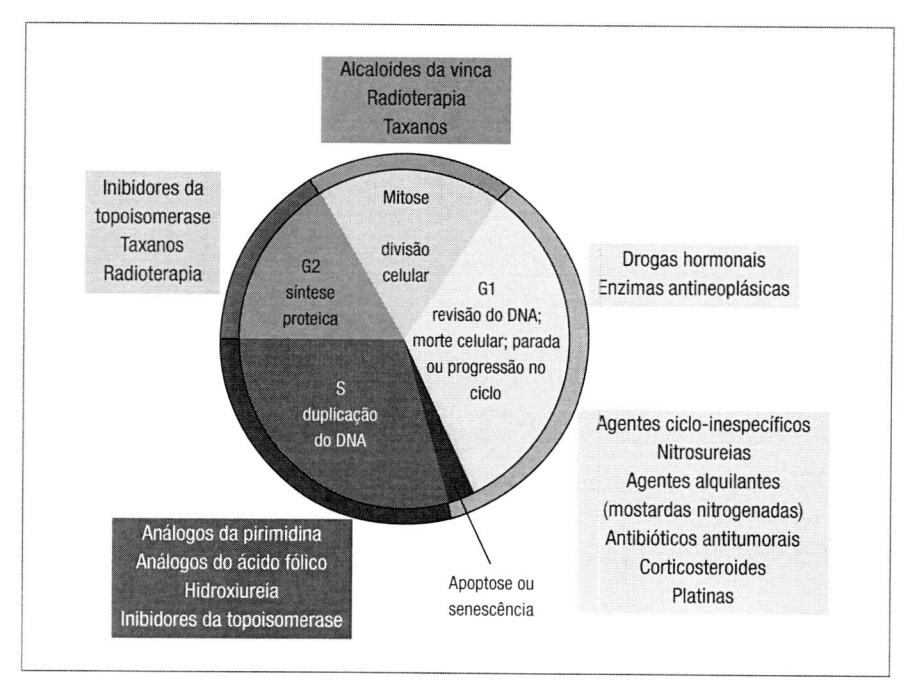

FIGURA 1   Classes de medicamentos quimioterápicos em função da fase do ciclo celular.

que penetram facilmente nas células neoplásicas, ou então por anticorpos mono-clonais, que se ligam diretamente a estruturas-alvo, geralmente localizadas na membrana plasmática das células neoplásicas. Esses medicamentos promovem o bloqueio ou a troca de proteínas responsáveis pela multiplicação das células, ini-bem o crescimento de vasos sanguíneos (antiangiogênicos), ou então carreiam toxinas que induzem a célula neoplásica à morte.

Para efeito de memorização desses medicamentos, uma dica é olhar a termi-nação de seus nomes. Se existir a terminação "-mab", se trata de um anticorpo monoclonal; se houver a terminação "-ib", o medicamento é uma pequena molé-cula inibitória. No caso de anticorpos monoclonais, acrescenta-se, antes da termi-nação, os seguintes sub-radicais, dependendo da natureza do anticorpo: "-xi" (an-ticorpo quimérico), "-zu" (anticorpo humanizado) e "-um" (anticorpo humano). Tanto para os anticorpos monoclonais quanto para as moléculas inibitórias, o alvo também pode ser identificado pela nomenclatura: "-ci" (para inibição do sistema circulatório); "-tu" (para inibição direta do tumor); "-tin" (para inibidores de pro-teínas tirosina-quinases, enzimas responsáveis por acionar vários sistemas protei-cos no interior das células, ligados a metabolismo energético, proliferação, apop-tose, diferenciação e migração celular); e "-zom" (para inibidores de proteassoma, enzimas que degradam ou reciclam proteínas importantes intracelulares). A Figu-ra 2 exemplifica os tipos desses medicamentos e seus alvos, bem como exemplos de drogas. A indicação desses medicamentos é variada, abrangendo neoplasias sólidas refratárias a quimioterapia convencional ou então em estágio avançado, bem como neoplasias hematológicas, principalmente leucemias e linfomas origi-nários de células B. Por exemplo, alguns desses medicamentos (cetuximabe e la-patinibe) têm sido utilizados para neoplasias epiteliais da cavidade oral (carcino-ma epidermoide bucal), em associação com radioterapia adjuvante.

Imunoterapia

Diferentemente da quimioterapia convencional e da terapia-alvo, que possuem afinidade pelas células neoplásicas, a imunoterapia visa a estimular o sistema imu-ne, para que o mesmo aja contra as células neoplásicas, erradicando o tumor por intermédio de apoptose provocada por células de defesa. O sistema imune antitu-moral envolve principalmente células apresentadoras de antígenos, linfócitos T auxiliares, citotóxicos e reguladores, e células *natural-killer* (NK). Recentemente,

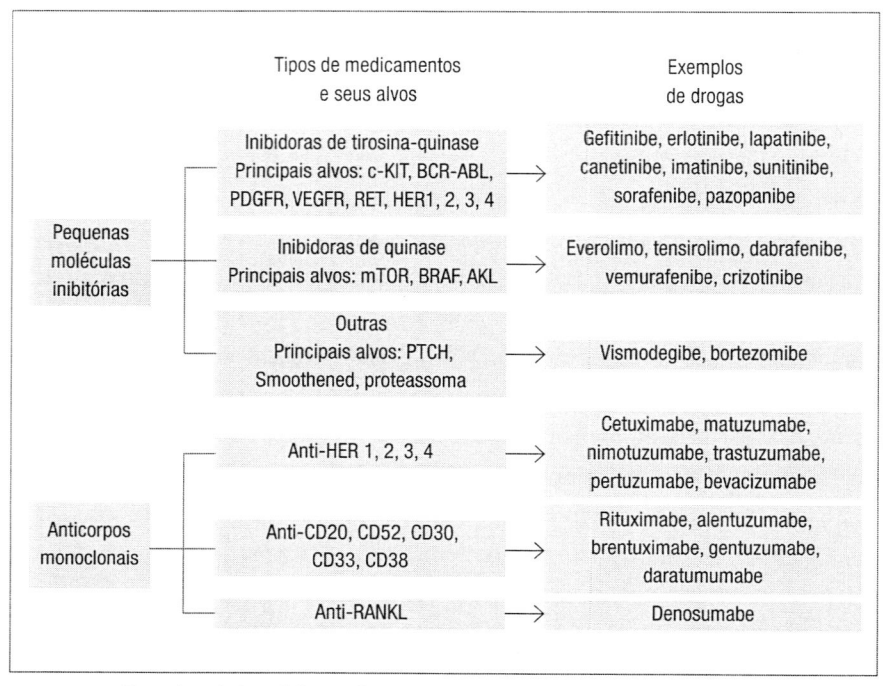

FIGURA 2 Tipos de quimioterápicos utilizados na terapia-alvo.

foi descoberto que as células apresentadoras de antígenos (células dendríticas), os linfócitos T e as células NK, de tanto serem estimulados pelas células neoplásicas, ficam "exaustos" e param de realizar esse reconhecimento. Com isso, as células neoplásicas evadem do sistema imune e crescem sem nenhum tipo de bloqueio. A imunoterapia visa a estimular novamente as células dendríticas e as células T, por intermédio de vários mecanismos:

1. vacinas – contendo peptídeos neoplásicos, estimuladores das células dendríticas; esse tipo de imunoterapia ainda está em fase de testes, pois é difícil saber qual tipo de antígeno neoplásico é o mais estimulador para essas células. Outra forma são vacinas contendo células dendríticas retiradas do próprio paciente, estimuladas com os antígenos neoplásicos e novamente introduzidas no paciente. Testes promissores têm sido obtidos com pacientes exibindo tumores avançados;

2. vírus oncolítico – inoculação de vírus naturais ou sintetizados em laboratório, com afinidade por células neoplásicas; ao entrarem nas células, destroem--nas ou então acionam o sistema imune, por modificarem as células neoplásicas, facilitando o reconhecimento pelas células dendríticas e os linfócitos T. Os vírus oncolíticos têm sido testados para melanoma, e estão ainda em fase de pesquisas.

3. terapia celular adotiva – são retirados do paciente linfócitos T ou células NK, os quais são cultivados em laboratório, estimulados com citocinas e reintroduzidos no paciente. Transfecção viral também tem sido utilizada para modificar geneticamente esses linfócitos, tornando-os mais competentes para reconhecimento e destruição de células neoplásicas. A terapia celular adotiva tem sido testada com sucesso contra melanoma;

4. inibidores de moléculas *checkpoint* – as moléculas *checkpoint* estão localizadas na membrana plasmática da maioria das células humanas e impedem que os linfócitos façam o reconhecimento e reajam contra as células humanas sadias, impedindo reações autoimunes. Como as células neoplásicas exibem grande quantidade dessas moléculas, foram criados anticorpos monoclonais que bloqueiam a interação dos linfócitos T com essas proteínas. Os mais utilizados são os anticorpos antiproteína 4 associada a linfócito T citotóxico (anti--CTLA-4, do inglês *cytotoxic T lymphocyte-associated protein 4*) e os anticorpos antiproteína 1 de morte celular programada (PD1, do inglês *programmed cell death protein 1*) e antiligante de PD1 (PDL-1). Com o bloqueio de CTLA-4 ou de PD1/PDL-1, o linfócito T passa a reconhecer novamente as células neoplásicas, reativando novamente o sistema imune antitumoral. Exemplos desses medicamentos são: anti-PD1/PDL-1 – nivolumabe, pembrolizumabe, pidilizumabe, atezolizumabe, durvalumabe; anti-CTLA-4 – ipilimumabe, tremelimumabe. Esses medicamentos estão sendo comercializados em vários países, inclusive no Brasil, porém ainda com indicações restritas a casos refratários aos quimioterápicos convencionais.

Toxicidade geral derivada da quimioterapia

A toxicidade dos medicamentos quimioterápicos depende da natureza do medicamento, de sua dose e da suscetibilidade do paciente. Mesmo a terapia-alvo e a imunoterapia acarretam efeito tóxico, ainda que de menor magnitude do aquele observado para a quimioterapia convencional. No entanto, alguns desses efeitos tóxicos da terapia-alvo e da imunoterapia têm alta morbidade, levando, por vezes, à interrupção dos medicamentos.

Praticamente todos os sistemas podem ser afetados pelos agentes quimioterápicos, como apontado na Tabela 2. A toxicidade pode ser dividida em aguda ou tardia, esta última algumas vezes irreversível. Destaca-se como toxicidade tardia a possibilidade de esterilidade, em função da afinidade de alguns quimioterápicos por células em divisão rápida, como é o caso da espermatogênese, bem como o aparecimento de neoplasias secundárias à quimioterapia. Nesse caso, os danos no DNA provocados pelos agentes quimioterápicos convencionais (principalmente agentes alquilantes) acarretam o aparecimento de novas neoplasias muito tempo depois de finalizado o tratamento quimioterápico.

TABELA 2   Toxicidade geral provocada por agentes quimioterápicos

Toxicidade	Exemplos de medicamentos
Aguda	
Náuseas e vômitos	Cisplatina, ciclofosfamida, carmustina, citarabina, carboplatina, actinomicina-D, doxorrubicina, metotrexato, epirrubicina, idarrubicina, ifosfamida, docetaxel, 5-FU, etoposide, gencitabina, mitomicina-C, paclitaxel, bleomicina, rituximabe, bussulfano, cetuximabe, fludarabina, vimblastina, vincristina
Alopecia (queda de cabelo)	Ciclofosfamida, daunorrubicina, doxorrubicina, etoposide, ifosfamida, paclitaxel, vimblastina, vincristina; cetuximabe, erlotinibe, gefitinibe, lapatinibe, canertinibe, sorafenibe, sunitinibe, pazopanibe
Mucosite	Metotrexato, 5-FU, citarabine, bussulfano, melfalano, ciclofosfamida, doxorrubicina, bleomicina, etoposide
Xerostomia	5-FU, dexametasona, metotrexato, bussulfano, melfalano
Alterações do paladar	5-FU, leucovorine, oxaliplatina, gencitabina, capecitabine, cisplatina, ciclofosfamida, doxorrubicina, irinotecan, metotrexato
Imunossupressão e trombocitopenia	Metotrexato, 5-FU, citarabine, bussulfano, melfalano, ciclofosfamida, doxorrubicina, bleomicina, etoposide, vincristina, bleomicina, cisplatina, carmustina, bussulfano, mitomicina-C
Alterações dermatológicas (erupções, prurido, hemorragia, xerose)	Bleomicina, capecitabina, citarabina, docetaxel, doxorrubicina, 5-FU, cetuximabe, erlotinibe, gefitinibe, lapatinibe, canertinibe, imatinibe, nilotinibe, dasatinibe, bevacizumabe, ranibizumabe, sorafenibe, sunitinibe, pazopanibe
Toxicidade cardíaca	Doxorrubicina, daunorrubicina, cisplatina, ciclofosfamida, citarabina, paclitaxel, interferon-α, capecitabina, 5-FU, bevacizumabe, paclitaxel, alentuzumabe, cetuximabe, rituximabe, talidomida, etoposde

(continua)

TABELA 2   (*Continuação*) Toxicidade geral provocada por agentes quimioterápicos

Toxicidade	Exemplos de medicamentos
Aguda	
Toxicidade renal	Cisplatina, carmustina, lomustina, estreptozocina, gencitabina, mitomicina-C, metotrexato, vincristina, cetuximabe
Toxicidade hepática	Ciclofosfamida, ifosfamida, bussulfano (TMO), melfalano (TMO), azatioprina, citarabina, metotrexato, doxorrubicina, daunorrubicina, paclitaxel, docetaxel, cisplatina, oxaliplatina, bevacizumabe
Toxicidade pulmonar	Bleomicina, bussulfano, metotrexato, mitomicina-c, cisplatina, carmustina, lomustina, estreptozocina, ciclofosfamida
Toxicidade no SNC	Cisplatina, carboplatina, oxaliplatina, paclitaxel, vincristina, ifosfamida, citarabina, metotrexato, ciclofosfamida, bussulfano, fludarabina, vincristina, tiotepa, rituximabe, imatinibe
Tardia	
Esterilidade	Melfalano, clorambucila, ifosfamida, ciclofosfamida, mafosfamida, bussulfano
Neoplasias secundárias à quimioterapia	Melfalano, clorambucila, ifosfamida, ciclofosfamida, mafosfamida, carmustina, lomustina, estreptozocina, tiotepa, mitomicina-C, bussulfano, cisplatina, carboplatina, oxatiplatina

SNC: sistema nervoso central; TMO: transplante de medula óssea.

RADIOTERAPIA DE CABEÇA E PESCOÇO

A radioterapia objetiva promover a perda da capacidade funcional ou reprodutiva da célula tumoral e promover a morte celular com a mínima morbidade em células sadias. Atua nas células tumorais, promovendo produção de radicais livres que induzem a quebra da molécula de DNA e, consequentemente, a morte celular. A célula sadia também sofre com os efeitos da radiação ionizante derivada da radioterapia. Deve-se, idealmente, concentrar as maiores doses nas células neoplásicas, para preservação dos tecidos sadios adjacentes. Quando tecidos normais sofrem efeitos da radiação, surgem os efeitos adversos indesejados. Por esse motivo, os equipamentos de radioterapia procuram restringir, cada vez mais, as doses mais altas aos tecidos neoplásicos, e poupar estruturas anatômicas nobres. Essa precisão tornou-se possível graças ao surgimento de imagens de alta resolução e melhor definição do volume-alvo, bem como técnicas para limitar a exposição à radiação sempre ao mesmo local.

A quantidade de radiação que o tecido recebe é medida em grays (Gy), que significa 1 joule por quilograma de tecido (1 Gy equivale a 100 cGy – centigrays). As células neoplásicas podem ser radiossensíveis e o tumor ter radiocurabilidade, ou então ser radiorresistentes, quando então a neoplasia não cede ao tratamento. Muitas vezes, aumenta-se a dose do tratamento em função da radiorresistência desenvolvida pelas células neoplásicas. A radiossensibilidade depende de vários fatores, como: grau de hipóxia do tumor – quanto menos oxigenado for o tumor, menos radiossensível ele é, já que o mecanismo de morte induzido pela radioterapia depende da indução de radicais livres derivados do oxigênio; grau de proliferação das células tumorais – quanto maior o índice mitótico presente no tumor, mais radiossensível ele é, já que a radioterapia atua melhor quando a célula está na mitose (Figura 1); potencial de reparo do DNA – quanto maior a capacidade de reparo do DNA das células neoplásicas, mais radiorresistentes elas são, já que o princípio terapêutico da radioterapia é induzir danos no DNA por intermédio de radicais livres de oxigênio.

Modalidades de tratamento radioterápico

As modalidades de radioterapia são baseadas em função da distância de aplicação da radiação ao alvo, e podem ser do tipo teleterapia e braquiterapia. Estas, por sua vez, compreendem várias técnicas distintas. A Tabela 3 descreve essas modalidades. Na teleterapia, a fonte de radiação fica distante do tumor. Já na braquiterapia, a fonte é introduzida no interior do tumor. Em cânceres de cabeça e pescoço, a teleterapia é a mais utilizada, a qual acarreta danos aos tecidos saudáveis. Já a braquiterapia é pouco indicada, e os tecidos saudáveis são mais preservados nesse tipo de técnica.

TABELA 3   Modalidades de tratamento radioterápico

Modalidade	Características
1. Teleterapia	A fonte de radiação está distante do tecido
Radioterapia convencional (radioterapia bidimensional)	Utiliza imagens bidimensionais para o planejamento e execução da terapia, com poucos campos de delimitação e pequenas colimações do feixe de radiação, sem individualização do tratamento; a distribuição da dose não reproduz muito bem o formato do alvo a ser atingido; possui menor eficiência e maiores efeitos colaterais em estruturas normais, quando comparados a métodos mais modernos
Radioterapia conformacional (radioterapia tridimensional)	O planejamento e tratamento são programados a partir de tomografia computadorizada, com imagens tridimensionais, as quais favorecem melhor definição do volume-alvo, além da possibilidade de um planejamento computadorizado; o rádio-oncologista, juntamente com físicos e dosimetristas, delimitam a área a ser tratada e definem as doses de radiação necessárias para os tecidos-alvo e os órgãos de risco; é o método mais indicado para neoplasias de cabeça e pescoço

(continua)

TABELA 3 *(Continuação)* Modalidades de tratamento radioterápico

Modalidade	Características
Radioterapia de intensidade modulada (IMRT)	Contém todas as características descritas na radioterapia conformacional, porém pode modular a dose dentro de um mesmo campo, ou seja, o feixe de radiação é distribuído de uma maneira não uniforme ao alvo. Isso faz com que a dose possa ser distribuída de forma muito mais específica nos órgãos-alvo, possibilitando maior preservação dos tecidos sadios; há redução, assim, da toxicidade do tratamento de uma forma global
Radioterapia guiada por imagem (IGRT)	São feitas radiografias ou tomografias antes do tratamento, as quais são sobrepostas às imagens utilizadas para o delineamento tumoral e o ajuste da máquina; o paciente vai sendo reposicionado até que as duas imagens (antes do tratamento e do delineamento tumoral) fiquem sobrepostas, garantindo o posicionamento exato do paciente; é utilizada em conjunto com a IMRT
Radioterapia com modulação volumétrica em arco (VMAT)	É uma evolução da IMRT, em que o equipamento rotaciona 360° ao redor do alvo tumoral, distribuindo a dose em todos os ângulos; o tempo de radiação é menor do que na IMRT. Essa técnica tem sido utilizada para o tratamento de cânceres de cabeça e pescoço, mas sua superioridade em relação à IMRT ainda não está confirmada, em função da pouca quantidade de estudos
Radiocirurgia estereostática	Consiste na radiação, em altas doses, de pequenos volumes tumorais, os quais têm difícil acesso e exigem alta precisão. Para tumores de cabeça e pescoço, pode ser empregada nas situações em que IMRT, IGRT e VMAT são contraindicadas
2. Braquiterapia	A fonte radioativa está em contato direto com o tumor ou a área a ser tratada; utiliza césio-137 e iodo-125 (p. ex., nos tumores de próstata) e irídio-192 (indicado para neoplasias ginecológicas)
De altas doses	São introduzidos no tumor nucleotídeos que emitem doses altas de radiação em poucos minutos, sendo possível atingir doses totais elevadas em poucas sessões
De baixas doses	Os nucleotídeos introduzidos são permanentes e vão emitindo doses baixas até completar toda a meia-vida do nucleotídeo, ficando então inertes no tecido
De doses pulsadas	Os nucleotídeos emitem pulsos de radiação durante 24 horas; o paciente deve ficar internado em uma sala blindada durante o procedimento; dentre as técnicas de braquiterapia, é a mais utilizada para os cânceres de cabeça e pescoço

Planejamento radioterápico

O planejamento radioterápico inclui o estabelecimento do alvo tumoral, o posicionamento do paciente e do alvo no equipamento, o delineamento das estruturas a serem irradiadas e a dosimetria. A Figura 3 resume esses itens. O cirurgião-dentista pode contribuir para o posicionamento do paciente e do alvo no equipamento, confeccionando próteses radíferas que mantêm a posição da cavidade oral sempre igual em todas as sessões de radioterapia (Figura 4). O técnico em radiologia também confecciona máscaras faciais individuais, também com o mesmo fim.

Na dosimetria, são estabelecidos a dose total e o regime de fracionamento da dose. Esse fracionamento baseia-se no princípio dos 5 Rs: garantir que as células saudáveis tenham tempo de **r**eparar os danos no DNA induzidos pela radioterapia; **r**edistribuir a dose significa atingir mais células em fase de mitose, quando as células são mais radiossensíveis; **r**eoxigenar o tecido, ou seja, o intervalo entre as frações permite a distribuição de oxigênio no tumor, garantindo a eficácia da técnica; o fracionamento permite a **r**epopulação dos tecidos normais; o fracionamento garante, então, maior **r**adiossensibilização.

A partir do planejamento radioterápico, estabelecem-se também os órgãos em risco, ou seja, as estruturas saudáveis que estão no alvo da radiação. Para o sistema estomatognático, já foram estabelecidas as doses máximas permitidas para essas regiões: glândulas parótidas – pelo menos uma das glândulas dever receber menos de 30 Gy; glândula submandibular – menos de 35 Gy; cavidade oral (metade ou dois terços anteriores da língua, assoalho bucal, mucosa jugal, palato) – menos

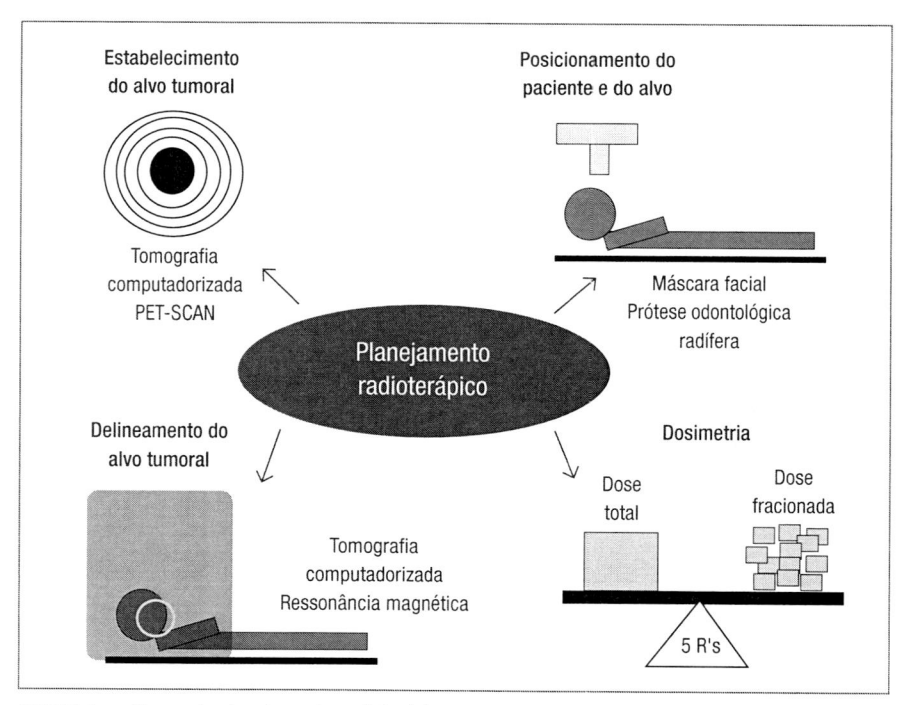

FIGURA 3 Etapas do planejamento radioterápico.

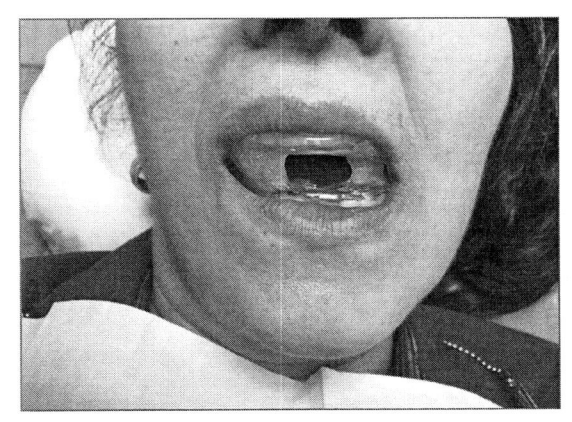

FIGURA 4 Prótese radífera intraoral, confeccionada para padronização do local de incidência da radiação ionizante.

que 30 Gy para cânceres não bucais e menos que 50 Gy para cânceres intrabucais; lábios – menos que 20 Gy; mandíbula e articulação temporomandibular – menos que 66 Gy. Essas doses podem variar dependendo do protocolo de cada instituição, mas não devem ser muito diferentes das apresentadas. O cirurgião-dentista deve se inteirar de quais regiões da cavidade oral estão em risco, bem como a dose prevista para cada região, se for possível.

Toxicidade geral derivada da radioterapia

A toxicidade da radioterapia depende da dose, do regime de fracionamento e da região irradiada. É classificada em aguda/imediata, ou tardia/mediata. Na cavidade oral, a toxicidade aguda compreende mucosite, xerostomia, alterações do paladar e disfagia; as tardias incluem cárie de irradiação, trismo e osteorradionecrose. Essas alterações são discutidas mais a frente. A Tabela 4 mostra as alterações gerais presentes na região de cabeça e pescoço em sítios anatômicos fora do sistema estomatognático. O risco de se atingirem essas regiões é variável em função da localização da neoplasia na região de cabeça e pescoço. A disfagia persistente, em geral derivada de alterações esofágicas, tornando-se crônica, é de particular interesse para o cirurgião-dentista, já que as alterações bucais que contribuem para esse sinal devem ser diagnosticadas e tratadas em conjunto com os demais profissionais da equipe oncológica.

TABELA 4 Toxicidade geral na região de cabeça e pescoço, em sítios anatômicos diferentes do sistema estomatognático

Região anatômica	Toxicidade
Esôfago	Constrição e disfagia decorrentes de fibrose
Laringe	Constrição e disfagia decorrentes de fibrose
Artéria carótida	Estenose, oclusão decorrente de placa de ateroma
SNC	AVC por falta de irrigação da carótida, alterações em cérebro e tronco cerebral
Hipotálamo-glândula pituitária	Hipopituitarismo, podendo levar a deficiências na produção de hormônios (ACTH e GH)
Tireoide	Hipotireoidismo
Globo ocular	Catarata, síndrome do olho seco, retinopatia, neuropatia óptica, glaucoma
Sistema auditivo	Otite crônica externa, estenose ou osteonecrose do canal auditivo externo, esclerose timpânica, disfunção da tuba ce Eustáquio, labirintite
Pele	Radiodermite

TRANSPLANTE DE CÉLULAS-TRONCO HEMATOPOIÉTICAS

O transplante de células-tronco hematopoiéticas (TCTH) consiste na infusão de células-tronco, com o intuito de substituir a medula hematopoiética que exibe alterações neoplásicas ou degenerativas. Esse tipo de transplante é indicado principalmente para situações de neoplasias hematológicas (leucemias, linfomas, síndromes mielodisplásicas), aplasia medular, anemias e imunodeficiências; atualmente, o TCTH também tem sido indicado para situações de doenças autoimunes e desordens imunológicas diversas, com protocolos ainda em testes.

O TCTH pode ser autólogo ou alogênico. No autólogo, as células-tronco são do próprio paciente; já no alogênico, as células são provenientes de um doador, que pode ser aparentado (irmão, pai, mãe) ou não aparentado. No transplante alogênico, é feito um estudo da compatibilidade do doador em relação ao receptor. Quando o doador tem compatibilidade idêntica à do receptor, o transplante é denominado alogênico singênico (situação de irmãos gêmeos); quando a compatibilidade é de 50%, é denominado alogênico haploidêntico. Um dos problemas derivados dos transplantes alogênicos, além de o receptor poder rejeitar o enxerto, é a possibilidade de o enxerto reagir contra o receptor, configurando a doença do enxerto contra o hospedeiro (DECH). A DECH será discutida mais adiante, sendo de particular interesse ao cirurgião-dentista pelo fato de poder se manifestar na cavidade oral.

As células-tronco podem ser provenientes do sangue periférico, da medula hematopoiética ou do cordão umbilical, sendo a primeira forma a mais utilizada, pela facilidade de se obterem células em número adequado e a enxertia ocorrer mais rapidamente. As células-tronco do cordão umbilical são em menor número, sendo essa fonte indicada para transplante em crianças, quando não for possível a extração de células do sangue periférico ou da medula hematopoiética.

Períodos do transplante

As fases do TCTH são divididas em período de condicionamento, infusão das células-tronco, período de neutropenia, enxertia medular e período pós-transplante. No período de condicionamento, é feita quimioterapia de altas doses, acompanhada ou não de radiação ionizante, para eliminação das células defeituosas da medula. Esse período é identificado como D- na descrição do transplante (por exemplo, D-4, D-3, D-2, D-1 podem indicar que o paciente recebeu 3 dias de condicionamento, descansando no D-1). É importante também mencionar que, antes do condicionamento, o paciente pode já ter passado por quimioterapia prévia que objetivou que a neoplasia entrasse em remissão; nesse caso, o transplante é adjuvante à quimioterapia.

Após o condicionamento, o paciente recebe as células-tronco por infusão, e esse dia passa a ser denominado de D0. Os dias seguintes à infusão são denominados de D+ (por exemplo, D+3 significa 3 dias após a infusão das células-tronco).

O período de neutropenia é caracterizado pela redução drástica ou ausência total de neutrófilos no sangue periférico (< 500 células/mm^3), instalando-se, em geral, após o condicionamento. Esse é o período mais crítico do transplante, quando o paciente pode exibir infecções oportunistas, inclusive na cavidade bucal. Em geral, o período de D+5 a D+10 é o de maior frequência de lesões na mucosa oral, principalmente de mucosite e xerostomia.

Quando os níveis de neutrófilos e leucócitos em geral exibem um crescimento gradativo ou atingem níveis normais, diz-se que houve enxertia medular. Após esse período, em geral as condições sistêmicas do paciente melhoram, e as da cavidade bucal também. Contudo, o paciente ainda é mantido em condições especiais de biossegurança e de profilaxia medicamentosa (antibióticos, antifúngicos e antivirais), pois o risco de infecções ainda é alto.

Após a alta do transplante, inicia-se o período pós-transplante, cujo acompanhamento é feito no ambulatório mensalmente por um período de até 6 meses. Nesse período, pode haver recidiva da doença primária ou então se instalarem infecções. Particularmente nos transplante alogênicos, a DECH crônica pode também estar presente. Se for possível, o acompanhamento odontológico nesse período do também é recomendado.

Regimes de condicionamento e grau de toxicidade

Os regimes de condicionamento envolvem uma combinação de agentes quimioterápicos, administrados em altas doses, em conjunto ou não com irradiação corpórea total (TBI) ou irradiação total da medula (TMI). A combinação desses elementos pode configurar três tipos de condicionamento:

1. mieloablativo – envolve doses extremamente altas, com o objetivo de provocar ablação da medula hematopoiética;
2. toxicidade reduzida – envolve doses quimioterápicas intermediárias, que visam a gerar citopenias e destruição parcial da medula;
3. não mieloablativo – as citopenias são mínimas, e não há destruição da medula.

A opção por um ou outro tipo de condicionamento depende da doença primária, das condições sistêmicas do paciente e da sua idade. Por exemplo, em idosos são aplicados condicionamentos com toxicidade reduzida ou não mieloablativo, em função da idade avançada. Independentemente do grau de toxicidade para a medula, os quimioterápicos envolvidos têm alto risco para o aparecimento de lesões na cavidade bucal. Esses quimioterápicos são, em geral, agentes alquilantes, como bussulfano, melfalano e ciclofosfamida, e podem estar combinados à TBI. A irradiação é utilizada nesse caso para atingir células neoplásicas localizadas em sítios anatômicos de difícil penetração dos quimioterápicos, como, por exemplo, sistema nervoso central. A Tabela 5 descreve alguns desses efeitos tóxicos provocados pela TBI e por agentes quimioterápicos utilizados no TCTH. Em função dessa toxicidade, durante o regime de condicionamento, são prescritos medicamentos profiláticos para proteção do sistema nervoso central e fígado, bem como contra infecções.

TABELA 5   Toxicidade provocada pela TBI e por agentes quimioterápicos utilizados no transplante de células-tronco hematopoiéticas

Agente	Toxicidade
Bussulfano	Convulsão, cefaleia, mucosite, náuseas/vômitos, diarreia, doença veno-oclusiva hepática, alopecia, fibrose pulmonar
Carmustina	Convulsão, cefaleia, mucosite, náuseas/vômitos, pneumonia intersticial
Ciclofosfamida	Náuseas, vômitos, enterite, mucosite, xerostomia, cistite hemorrágica, toxicidade cardíaca, infertilidade, leucemia
Cisplatina	Disfunção renal, perda da audição, tinido, neuropatia
Etoposide	*Rash* cutâneo, hipotensão, acidose, mucosite, leucemia
Fludarabina	Anemia hemolítica, alterações no SNC, imunossupressão prolongada
Melfalano	Náuseas/vômitos, mucosite, diarreia, toxicidade pulmonar, neuropatia periférica
Paclitaxel	Reações alérgicas, neuropatia
TBI	Náuseas, vômitos, enterite, mucosite, xerostomia, catarata, infertilidade, pneumonite, mielodisplasia
Tiotepa	Náuseas/vômitos, alterações no SNC, doença veno-oclusiva hepática

Fonte: adaptada de Forman, Nakamura, 2015.

MANEJO ODONTOLÓGICO GERAL DO PACIENTE ONCOLÓGICO

O manejo odontológico geral do paciente oncológico, seja nas situações de quimio e radioterapia, seja no TCTH, é dividido em três períodos básicos: pré-tratamento, durante o tratamento e após o tratamento. A Tabela 6 resume os procedimentos básicos a serem executados em cada período.

Na fase pré-tratamento, o paciente deve ser orientado quanto à higienização bucal correta, incluindo a mucosa oral, com ênfase na importância desse procedimento durante o tratamento antineoplásico. Deve-se recomendar a utilização de escova dentária macia e dentifrícios com quantidade moderada de flúor e desprovida de flavorizantes e corantes. Bochechos antimicrobianos sem álcool devem ser recomendados; soluções com clorexidina 0,12% devem ser prescritas somente em caso de alto risco de infecções oportunistas (por exemplo, em situações nas quais o paciente já esteja imunossuprimido ou então diante de doença periodontal refratária). Na remoção de focos de infecção e adequação do meio bucal, avaliar a necessidade de extrações dentárias e de tratamentos endodônticos, os quais devem ser feitos prontamente, antes do início da terapia antineoplásica. Dentes com restaurações extensas e mal adaptadas, ou dentes cariados, de difícil acesso à higienização, podem ser candidatos a extrações. O tratamento periodontal inclui ras-

TABELA 6   Procedimentos odontológicos gerais recomendados para cada fase de tratamento antineoplásico

Período do tratamento	Procedimento
Antes do tratamento	Anamnese: inquérito sobre a doença primária, estadiamento do tumor e tipo de tratamento (doses e ciclos)
	Avaliação quanto ao risco de alterações bucais: reflexão sobre risco quanto a mucosite, xerostomia, infecções oportunistas, DECH, disfagia, odinofagia, alterações do paladar; exposição ao paciente sobre a possibilidade de aparecimento dessas lesões
	Exame clínico intrabucal: exame dos dentes e da mucosa oral; registro de alterações presentes em dentes e tecidos moles; inquérito quanto à sensação de boca seca; se possível, quantificar fluxo salivar
	Exames complementares: procedimento diagnóstico de lesões, se houver (biópsia, citologia esfoliativa etc.); radiografia panorâmica, se for possível. Tomografia computadorizada e outros exames de imagem na suspeita da presença da doença primária na cavidade bucal (metástases ou focos de recidiva). Consulta ou solicitação de exames hematológicos e bioquímicos
	Orientação de higiene oral e prescrição de bochechos antimicrobianos
	Remoção de focos de infecção e adequação do meio bucal
	Confecção de próteses radíferas intrabucais
Durante o tratamento	Monitorização da higiene bucal
	Procedimentos preventivos e curativos para lesões na cavidade oral
	Remoção de focos de infecção urgenciais
Após o tratamento	Monitorização de higiene oral
	Exame intrabucal: pesquisa de sequelas do tratamento ou de focos de neoplasias primárias ou secundárias; cuidados específicos para lesões derivadas de efeitos colaterais tardios
	Pacientes pediátricos: avaliação a longo prazo quanto a anomalias dentárias e craniofaciais, bem como quanto ao risco de cárie
	Execução de procedimentos odontológicos extensos e invasivos: avaliar a oportunidade de execução, considerando-se as condições sistêmicas do paciente e o tempo após o tratamento antineoplásico

pagem e alisamento radicular, e estabilização de bolsas periodontais, se houver. Também é importante consulta a hemograma (eritrograma, leucograma), coagulograma (principalmente contagem de plaquetas, tempo de protrombina e RNI), função renal (creatinina sérica, ureia sérica, ácido úrico sérico), função hepática (TGO, TGP, bilirrubinas séricas), glicemia de jejum e hemoglobina glicada. Para os pacientes de radioterapia, a confecção de próteses radíferas intrabucais deve ser feita nesse momento, em conjunto com a equipe de radioterapia.

Durante o tratamento, o cirurgião-dentista deve monitorar a higienização bucal e realizar os procedimentos preventivos e curativos para lesões na cavidade oral. Pode ser necessária a prescrição de medicamentos tópicos ou sistêmicos, como antifúngicos, antibióticos e antivirais, anti-inflamatórios esteroidais e não esteroidais, e opioides. Essas prescrições devem ser feitas em conjunto com a equipe médica. Procedimentos mais invasivos devem ser realizados somente em caráter de urgência, mediante prévia consulta à equipe médica.

Após o tratamento, os procedimentos odontológicos visam a avaliar a higienização bucal, bem como a certificação de que não estão presentes lesões sugestivas da doença primária ou sequelas do tratamento. Se forem necessárias intervenções odontológicas mais invasivas, o período de início de execução varia a cada tratamento. Para quimioterapia, em geral após 30 dias, o paciente já se recuperou sistemicamente, e os procedimentos podem ser realizados. Já no caso de radioterapia, é preferível aguardar mais tempo (em geral, 6 meses), principalmente se os procedimentos envolverem a manipulação de tecido ósseo, já que o tratamento radioterápico reduz a vascularização local. Além disso, podem estar presentes lesões derivadas de efeitos colaterais tardios, como cárie de radiação, trismo e osteorradionecrose, os quais demandam cuidados específicos. Os pacientes de TCTH autólogo também estão aptos a sofrerem tratamentos odontológicos mais amplos após o período crítico (D+100), desde que estejam recuperados sistemicamente. Já os pacientes de TCTH alogênico podem estar em terapia com imunossupressores para evitar ou controlar a DECH, o que inviabiliza procedimentos odontológicos invasivos, que demandam reparo tecidual extenso e com risco de bacteremia. Os pacientes de TCTH pediátricos, principalmente aqueles tratados com TBI e em dentição decídua ou mista, podem ter sequelas dentárias e craniofaciais permanentes, sendo importante a monitorização desse paciente em longo prazo. Além disso, o risco de cárie é maior nesse grupo, sendo necessárias medidas profiláticas mais intensas.

MANEJO ODONTOLÓGICO ESPECÍFICO DE LESÕES DERIVADAS DO TRATAMENTO ANTINEOPLÁSICO

As principais alterações na mucosa oral observadas comumente durante o tratamento quimioterápico, radioterápico e TCTH são mucosite oral, estomatite derivada de medicamentos, alterações salivares, infecções oportunistas e alterações do paladar. Para as situações de quimioterapia, também faz parte desse grupo a osteonecrose derivada de medicamentos, já que esse tipo de destruição óssea é frequentemente visto em pacientes oncológicos em terapia com antirreabsortivos ósseos. Já para os pacientes em radioterapia, são sequelas tardias do tratamento cárie por irradiação, osteorradionecrose e trismo. No TCTH, é importante o conhecimento sobre a DECH aguda e crônica oral.

A seguir serão descritas essas alterações, abordando-se o manejo odontológico para cada uma delas.

Mucosite oral

A mucosite oral consiste em uma inflamação da mucosa oral provocada pela ação citotóxica dos agentes quimioterápicos e da radioterapia, estando presente também no transplante de células-tronco hematopoiéticas. Esses agentes provocam apoptose das células da mucosa oral, principalmente de queratinócitos, fibroblastos e células endoteliais, deflagrando uma resposta inflamatória orquestrada por citocinas e outros mediadores químicos da inflamação. Uma das evoluções da mucosite oral é originar ulcerações, as quais são dolorosas e interferem na função de mastigação e deglutição. O paciente com mucosite oral ulcerada pode exibir diminuição de ingestão alimentar devido à dor na cavidade oral, o que pode gerar alterações nutricionais. Outro aspecto da mucosite oral ulcerada é ser uma porta de entrada para microrganismos, aumentando o risco de infecções secundárias e expor o paciente à bacteremia.

A mucosite oral é classificada clinicamente segundo seu aspecto clínico, associado a seu impacto na ingestão alimentar. Existem diversos sistemas de classificação da mucosite oral, porém o mais utilizado, pela facilidade de aplicação clínica, é o da Organização Mundial da Saúde (OMS), descrito na Tabela 7. Por essa classificação, os graus 1 e 2 são ditos menos graves (Figuras 5A e 5B), pelo fato de o paciente ainda conseguir ingerir alimentos sólidos. No grau 2, o paciente exibe lesões revestidas por pseudomembrana (epitélio necrótico), as quais muitas vezes se destaca, originando úlceras. Os graus mais grave são 3 e 4 (Figuras 5C e 5D), que indicam ausência de ingestão de alimentos sólidos e necessidade de nutrição artificial. Há ainda outras classificações clínicas para a mucosite oral, porém menos utilizadas. A gradação NCI-CTCAE (National Cancer Institute Common Terminology Criteria for Adverse Events) considera o nível de sintomatologia dolorosa reportado pelo paciente, sendo muita vezes subjetiva, em função da dificuldade de se classificar a dor. Outras classificações, como a OMAS (*Oral Mucositis Assessment Scale*) e a OMI (*Oral Mucositis Index*), utilizam como critérios presença de eritema e tamanho/quantidade de úlceras presentes na cavidade oral, sendo mais complexas já que demandam o levantamento da localização e das dimensões das lesões ulceradas.

TABELA 7 Classificação clínica da mucosite oral segundo a Organização Mundial da Saúde

Grau	Aspecto clínico e capacidade de ingestão alimentar
Grau 0	Ausência de lesões
Grau 1	Eritema e desconforto, com ou sem sintomatologia dolorosa
Grau 2	Presença de pseudomembrana e úlceras, sendo possível ingerir alimentos sólidos
Grau 3	Presença de úlceras, sendo possível somente ingerir alimentos líquidos
Grau 4	Presença de úlceras, não sendo possível ingerir alimentos nem líquidos; necessidade de nutrição artificial

Fatores de risco associados à mucosite oral têm sido descritos, alguns deles já bem confirmados e outros ainda em fase de discussão quanto à sua validade. O Quadro 1 resume alguns desses fatores. A suscetibilidade individual é um dos fatores de risco mais atualmente investigados. A deleção de genes ligados ao controle

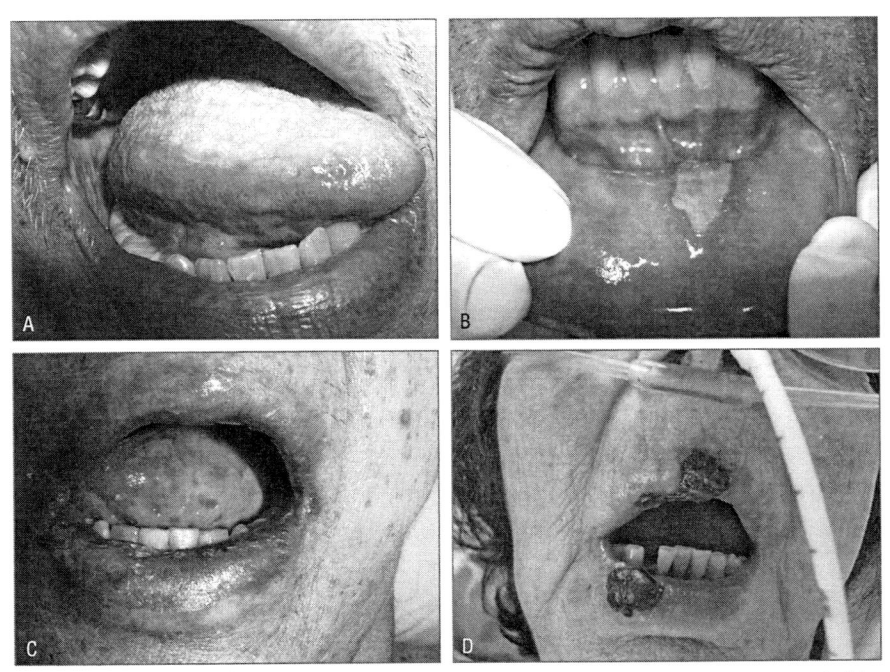

FIGURA 5 Lesões de mucosite segundo a gradação de gravidade da Organização Mundial da Saúde: A: somente eritema (grau 1). B: lesão com pseudomembrana (grau 2). C: múltiplas lesões ulceradas, que levaram à ingestão somente de alimentos líquidos. D: múltiplas lesões ulceradas, que levaram à ausência completa de ingestão alimentar e necessidade de nutrição enteral.

de estresse oxidativo e de dano no DNA estaria associada ao maior risco de mucosites graves. Também a deleção de genes responsáveis pela metabolização de agentes quimioterápicos também poderia estar associada ao maior risco de mucosite.

QUADRO 1   Fatores de risco associados à mucosite oral

Relacionados ao tratamento antineoplásico

- Radioterapia de cabeça e pescoço (terapias fracionadas e não fracionadas)
- Agentes quimioterápicos de alta toxicidade (apresentados nas Tabelas 2 e 5)
- Radiação ionizante corpórea total (TBI)
- Associação de quimioterapia e radioterapia
- Uso de metotrexato como profilaxia para DECH em transplante alogênico

Relacionados ao paciente

- Mulheres teriam risco maior do que os homens (fator de risco ainda não comprovado)
- Crianças teriam risco maior do que adultos (fator de risco ainda não comprovado)
- Suscetibilidade individual genética
- Higiene oral inadequada
- Tabagismo e etilismo

Relacionados ao tipo de mucosa oral

- Sítios de menor grau de queratinização (assoalho bucal, mucosa jugal, borda lateral da língua, ventre da língua, mucosa labial) tendem a ter mais chance de exibir mucosite do que os com alto grau de queratinização (dorso da língua, palato duro); os locais de menor queratinização exibem maior taxa mitótica, favorecendo a ação dos agentes antineoplásicos

Uma vez constatado o risco de mucosite, devem-se instituir protocolos preventivos e curativos. Como medidas preventivas, deve-se atentar para a higienização oral, bem como para o uso de fotobiomodulação com *laser* ou LED de baixa potência (ver Capítulo 3). A crioterapia também pode ser utilizada para os casos de quimioterapia com agentes de meia-vida curta, como 5-FU e melfalano. Esse procedimento consiste em o paciente manter gelo ou substâncias geladas na cavidade oral alguns minutos antes, durante e alguns minutos depois da infusão do medicamento. Os tempos são variáveis, mas, em geral, pode-se orientar 30 minutos antes, durante toda a infusão, e 30 minutos depois. Como medidas curativas, bochechos com opioides (solução de morfina 0,2% ou de doxepina), anti-inflamatórios não esteroidais (benzidamida) e agentes antioxidantes (amifostina, glutamina, vitamina E, zinco) têm sido prescritos, porém sua eficácia na cura das lesões ainda é controversa. Fatores de crescimento (KGF-1, GM-CSF) também têm sido prescritos, porém o alto custo e a possibilidade de estimulação das células neoplásicas têm limitado seu uso, já que são administrados por via endovenosa. Pacientes em TCTH têm maior indicação desses agentes. A fotobiomodulação com *laser* e LED, utilizando densidades de energia maiores, favorece o reparo das lesões e também contribui para o efeito analgésico (Figura 6). Vale dizer que pode ser necessária a administração endovenosa de morfina, para o controle da dor, a qual é feita pela equipe médica.

Estomatites derivadas de terapia-alvo e imunoterapia

Apesar de maior especificidade às células neoplásicas, a terapia-alvo e a imunoterapia também têm provocado alterações específicas na mucosa oral, as quais têm sido denominadas sob a terminologia genérica de "estomatites". Assim, por exemplo, existem lesões do tipo "estomatite associada a inibidores de mTOR", para fazer menção a lesões ulcerativas presentes na mucosa oral derivadas de medicamentos com alvo para a proteína mTOR (por exemplo, everolimo) (Figura 7). Essas lesões não se assemelham a mucosites derivadas da quimioterapia convencional, sendo refratárias, muitas vezes, aos tratamentos-padrão. Outras lesões erosivas, gerando ulcerações extensas e dolorosas, têm sido descritas após terapia com inibidores de *checkpoint* imunológico (imunoterapia); estas assemelham-se a reações autoimunes, de difícil tratamento, por vezes refratárias à terapia com corticosteroides (Figura 8). São relatados também xerostomia, alterações do paladar, reações liquenoides, ulcerações inespecíficas, hiperplasia gengival e hiperpigmentação da mucosa oral. O mecanismo dessas lesões ainda é desconhecido, uma vez que a sua

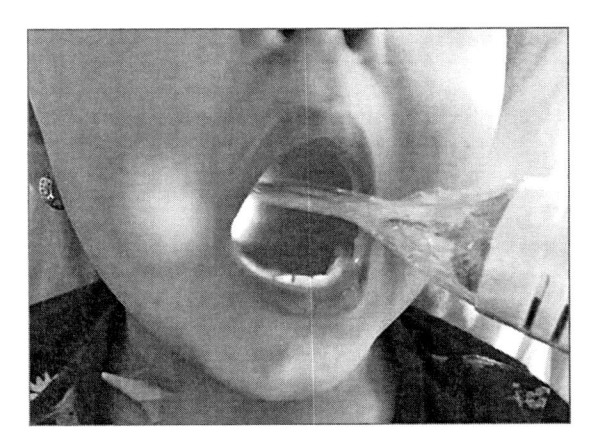

FIGURA 6   Laserterapia de baixa intensidade em lesões de mucosite oral.

frequência é bem menor em relação àquela presente para as lesões derivadas do tratamento convencional, já que o uso da terapia-alvo e da imunoterapia ainda é restrito a situações de cânceres avançados.

Essas lesões não têm um tratamento específico. Pode-se tentar a fotobiomodulação com protocolos similares aos utilizados para a mucosite oral, ou administração tópica ou sistêmica de corticosteroides. A necessidade de uso desse medicamento deve ser comunicada ao médico, já que ele pode interagir com as drogas

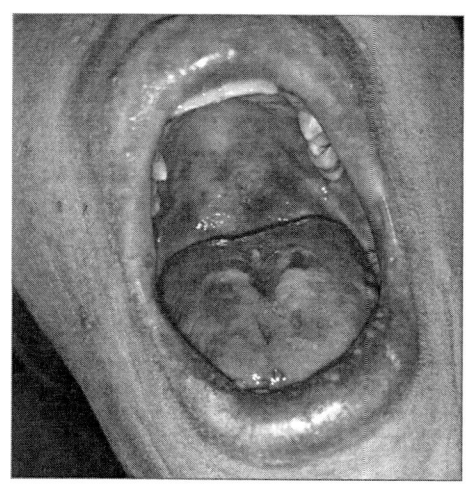

FIGURA 7   Lesões ulceradas na cavidade decorrente da administração de everolimo. Esse quadro clínico pode ser denominado estomatite associada a inibidores de mTOR.

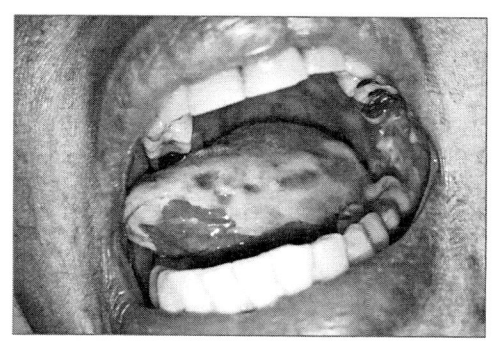

FIGURA 8   Múltiplas lesões erosivas, eritematosas, de provável origem medicamentosa, derivada do tratamento com inibidores de PD1/PDL-1 (imunoterapia).

de terapia-alvo e imunoterapia. A interrupção do medicamento pode ser aventada pelo cirurgião-dentista em conjunto com a equipe médica, baseando-se na gravidade das lesões bucais.

Doença do enxerto contra o hospedeiro

A DECH está presente em pacientes submetidos a TCTH alogênico, ou seja, cuja células-tronco foram obtidas a partir de um doador. É uma reação de linfócitos T e B do doador contra estruturas do receptor, sendo um dos principais fatores de insucesso do TCTH. O mecanismo exato desse processo ainda não é totalmente conhecido. Sabe-se que, no processo de infusão de células-tronco, linfócitos do doador também são inseridos no receptor; essas células, se conseguirem proliferar no doador, iniciam um processo de reconhecimento errôneo das estruturas celulares do receptor, as quais passam a constituir antígenos. Dá-se início, então, a respostas imunes mediadas por células e por anticorpos que destroem as células do receptor. Os sítios que manifestam DECH com mais frequência são pele, mucosa do trato digestivo, incluindo mucosa oral, fígado e globo ocular. Pode ocorrer também em pulmão, genitália, articulações e músculo esquelético.

A DECH é denominada aguda quando ocorrer em um período de até 100 dias após a infusão das células-tronco. Depois desse período, é entendida como crônica. Na cavidade oral, a DECH aguda pode ser confundida com mucosite oral, principalmente se ocorrer durante o período de neutropenia, quando as lesões de mucosite aparecem com maior frequência. Lesões eritematosas e ulceradas, de intensa sintomatologia dolorosa, compõem o quadro da DECH aguda. Crostas nos lábios e lesões liquenoides, esbranquiçadas, também podem fazer parte desse quadro. A DECH crônica pode se manifestar por reações liquenoides, alterações nas glândulas salivares e lesões esclerosantes. Instala-se uma inflamação crônica na cavidade oral, por vezes com formação de pseudomembrana e úlceras, por vezes com presença de estrias ou placas esbranquiçadas em mucosa labial, mucosa jugal e língua (Figura 9). Esse processo pode evoluir para lesões esclerosantes, que podem levar a limitação da abertura bucal. Havendo dúvida se se trata de DECH, a biópsia das lesões está indicada. Do contrário, o diagnóstico é clínico.

A reação de DECH frequentemente acomete as glândulas salivares, ocasionando destruição parcial de ductos e ácinos glandulares, levando à redução da síntese e secreção de saliva. Xerostomia, assim, pode fazer parte do quadro de DECH, predispondo a doenças oportunistas, como cárie e candidíase. A destruição dos ductos glandulares também pode levar a quadros de mucocele (Figura 10). Em função da alta frequência da reação linfocitária típica de DECH nas glândulas salivares, biópsia de glândulas salivares menores tem sido indicada para complementar o diagnóstico desse processo. Essa indicação tem sido feita, inclusive, para auxiliar o diagnóstico de DECH em outros órgãos.

Em razão da alta incidência de DECH nos TCTH alogênicos, é feita profilaxia à base de imunossupressores, que visam a inibir a ação de linfócitos T. Essa profilaxia é instituída imediatamente após a infusão das células-tronco e pode ser man-

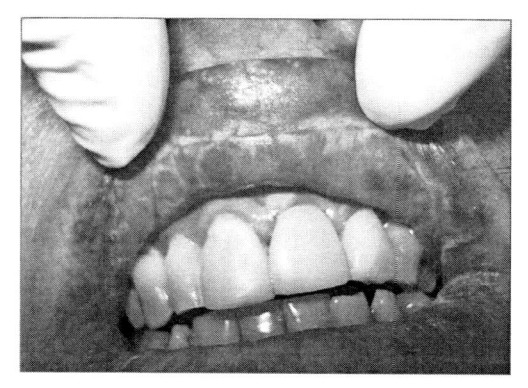

FIGURA 9   Estrias e placas esbranquiçadas, de aspecto liquenoide, compatíveis com lesões por doença do enxerto contra o hospedeiro crônica.

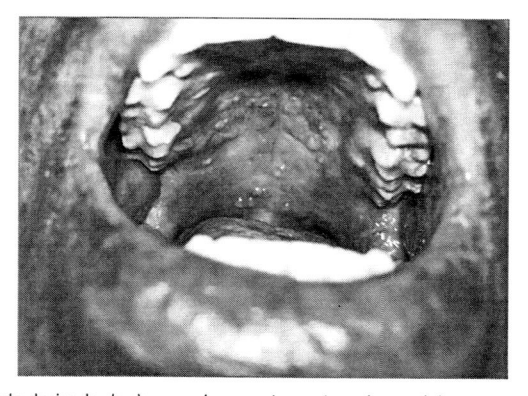

FIGURA 10   Mucocele derivada da doença do enxerto contra o hospedeiro.

tida por meses após a pega do transplante. As combinações de drogas mais comuns são metotrexato, associado a ciclosporina ou tacrolimo. Combinações de tacrolimo e de ciclosporina com micofenolato mofetil (MMF) são utilizadas em regimes de toxicidade reduzida. A ciclofosfamida aplicada após a infusão das células também é uma forma de profilaxia para DECH. O rituximabe, um anticorpo monoclonal utilizado para inibir linfócitos B, tem sido utilizado também, demonstrando eficácia no controle da reação imune humoral presente na DECH.

Em geral, essa profilaxia é suficiente para evitar as manifestações clínicas orais de DECH aguda e controlar as de grau I, ou seja, reações mais discretas. Pode ser necessária a aplicação tópica de corticosteroides para lesões que provocam sintomatologia mais intensa. A DECH crônica oral, por sua vez, é tratada com bochechos ou pomada de propionato de clobetasol, associada ou não a corticoterapia sistêmica. Esta deve ser instituída pelo médico. Hidratação labial e da mucosa oral como um todo, substitutos salivares e bochechos com clorexidina não alcoólica também podem ser prescritos, se necessário. Atentar para a possibilidade de candidíase diante da administração de corticosteroides, quando então aplicação de nistatina tópica também deve ser aventada.

Alterações salivares

As alterações salivares nos pacientes oncológicos compreendem as modificações dos constituintes salivares e/ou alterações do fluxo sanguíneo, o qual, em geral, fica diminuído. Essas duas condições podem compor o quadro sintomático de xerostomia, ou então de boca seca. Além do desconforto decorrente da ausência de lubrificação, a xerostomia pode levar a disfagia (diminuição ou perda da capacidade de deglutição), bem como a maior chance de infecções oportunistas e mucosite oral, em razão da redução das propriedades salivares de defesa e de manutenção da mucosa oral. Os pacientes em radioterapia têm alto risco para xerostomia; já nos de TCTH e quimioterapia, esse risco é mais atenuado. Nesses casos, a sensação de boca seca é de alta frequência, porém de intensidade menor e reversível, se comparada à presente na radioterapia, mais intensa e com chance de ser irreversível. Particularmente nos pacientes em radioterapia, as células das glândulas parótidas são mais suscetíveis aos efeitos da radiação do que as das glândulas submandibular e sublingual. Irradiações na região de parótidas, portanto, têm alto risco para xerostomia. Pode haver necrose dos ácinos salivares, com posterior substituição por fibrose no local, gerando perda definitiva da síntese e secreção salivar. A radioterapia associada à quimioterapia (carboplatina, paclitaxel) aumenta a chance de xerostomia. Alguns pacientes submetidos somente à quimioterapia, principalmente com 5-FU, metotrexato, ciclofosfamida e doxorrubicina, ou então a TCTH reportam a manutenção da xerostomia mesmo após cessado o tratamento, mas que regride, em geral, em um intervalo de 6 meses. A presença de xerostomia pode indicar início de DECH ou então acompanhar essa condição.

Há evidências de que o tratamento antineoplásico altera os constituintes salivares, levando a diminuição, por exemplo, de IgA secretora, proteínas totais, enzimas antioxidantes e íons, e aumento de albumina e proteínas totais. O significado clínico dessas alterações, contudo, ainda não é conhecido. A redução de IgA secretora tem sido associada a maior risco de infecções oportunistas na cavidade oral, enquanto a diminuição de enzimas antioxidantes favorece o aparecimento de lesões ulceradas, incluindo mucosite. A confirmação dessas associações, contudo, precisa ser confirmada.

Deve-se lembrar de que inúmeros medicamentos, diferentes dos agentes neoplásicos, podem predispor à xerostomia, como antidepressivos, anti-hipertensivos, fenotiazínicos, opioides, diuréticos, inibidores de bomba de prótons e anti-histamínicos. O paciente pode fazer uso dessas drogas durante o tratamento antineoplásico, e estas serem a principal causa da xerostomia.

Não há tratamento específico para a xerostomia. Em geral, deve-se estimular a salivação por intermédio do uso de goma de mascar sem açúcar e de alimentos ácidos. Também deve-se aumentar a ingestão diária de água, para favorecer a formação de saliva. Medicamentos que estimulam a glândula salivar, como pilocarpina, podem estar indicados nas situações de xerostomia mais intensa. Deve-se atentar, contudo, para seus efeitos colaterais, como sudorese, náuseas e vômito, e estimulação urinária. O uso de substitutos salivares (saliva artificial) pode auxiliar na lubrificação da mucosa oral, bem como ter ação antimicrobiana (somente contra bactérias, e não contra fungos). Contudo, os pacientes em geral não aprovam seu uso, em função de náuseas e desconforto na cavidade bucal, e sua indicação deve ser individualizada. Fotobiomodulação, acupuntura e eletroestimulação na região de glândulas salivares maiores também têm sido descritos como potenciais tratamentos, porém sua eficácia precisa ser confirmada.

Infecções oportunistas

As infecções oportunistas de maior frequência nos pacientes oncológicos são principalmente oriundas de fungos e vírus, estes em sua maioria pertencentes à família herpesvirus. As infecções bacterianas não odontogênicas também podem estar presentes, porém são menos frequentes e, em geral, estão presentes em situações de intensa imunossupressão e de disbiose intestinal e pulmonar. As características dessas infecções e seu manejo odontológico foram descritas no Capítulo 13.

Alterações do paladar

As alterações do paladar envolvem modificações na percepção dos sabores doce, salgado, azedo, amargo e umami, este último presente em alimentos ricos em aminoácidos (principalmente ácido glutâmico) e nucleotídeos (principalmente guanina). Essas modificações podem incluir ausência completa da sensação de determinado sabor (ageusia), diminuição (hipogeusia) ou aumento (hipergeusia) da sensação do sabor, e troca de um sabor ou outro, ou então sensação de um sabor inexistente (disgeusia). A sensação de gosto amargo ou "metálico" é uma forma de disgeusia, sendo bastante frequente nos pacientes oncológicos, principalmente naqueles com prescrição ampla de medicamentos, incluindo quimioterápicos. São exemplos desses agentes 5-FU, oxaliplatina, metotrexato, ciclosfosfamida e leucoverin. Medicamentos de terapia-alvo, como inibidores de mTOR (everolimo), inibidores da tirosina quinase (afatinibe, dacomitinibe), inibidores de angiogênese (sunitibe, carbozantinibe) também acarretam alterações no paladar. Em particular, o vismodegibe afeta profundamente a percepção dos sabores, pois inibe uma das vias de sinalização celular responsáveis pela sensação do paladar (essa via é denominada de Sonic Hedgehog). Outros medicamentos que contribuem para a hipogeusia ou disgeusia são aqueles que diminuem a quantidade de zinco no organismo (por exemplo, anti-hipertensivos inibidores da enzima conversora da angiotensina), cisplastina, diuréticos (tiazidas) e penicilina. Tetraciclina, ampicilina, sulfas e aciclovir podem também alterar o paladar. Alguns anti-inflamatórios de uso prolongado têm o mesmo efeito, como diclofenaco sódico, ibuprofeno e cetoprofeno.

Em geral, predomina nos pacientes em tratamento antineoplásico a hipogeusia, principalmente do sabor salgado. Ageusia de determinado sabor também pode estar presente, porém em menor frequência do que a hipogeusia. Além de medicamentos, acredita-se que as alterações do paladar sejam derivadas de citocinas inflamatórias presentes em processos de inflamação sistêmica, as quais atuam em receptores gustativos, levando a sua inibição ou hiperestimulação. Outra causa é a atrofia das papilas linguais, provocada principalmente por ação citotóxica dos medicamentos ou da radioterapia, levando a situações de ageusia e hipogeusia. Além disso, em geral, os idosos são mais afetados do que pacientes pediátricos e adultos, devido principalmente à atrofia da mucosa oral, incluindo das papilas linguais em função da idade.

A quimio e a radioterapia, cujos alvos incluam o trato respiratório superior, também acarretam alterações no olfato, o que também interfere no paladar, já que a percepção do gosto é, em grande medida, proveniente de estímulo olfatório.

Não há tratamento para as alterações do paladar, a não ser minimizar os sintomas, por intermédio da variação da dieta. Terapia sistêmica com zinco tem sido testada, porém não há consenso de sua eficácia na remissão das alterações do paladar. O zinco é um íon fundamental para a manutenção das células epiteliais da mucosa oral e dos botões gustativos, sendo importante no mecanismo da percepção dos sabores. A crioterapia oral, feita para prevenir a mucosite oral em regimes de quimioterapia específicos, ajuda também a prevenir as alterações do paladar.

Osteonecrose associada a medicamentos

A osteonecrose associada a medicamentos inclui uma gama de situações de necroses ósseas provocadas por medicamentos que interferem diretamente no metabolismo ósseo. Para se estabelecer o diagnóstico de necrose óssea medicamentosa, o osso não pode ter sido submetido a radioterapia previamente. Essas lesões têm difícil tratamento, por vezes demandando manobras cirúrgicas invasivas e mutilantes, já que o processo reparativo do tecido ósseo está prejudicado.

No passado, essas necroses eram atribuídas a um grupo de medicamentos ditos "bifosfonatos", com função antirreabsortiva por acarretarem apoptose de osteoclastos. Os bifosfonatos por via oral (alendronato, ibandronato) são indicados atualmente para osteoporose, doença de Paget e em alguns casos de artrite reumatoide. Os de administração endovenosa (ácido zoledrônico, risedronato) são prescritos para pacientes com risco ou portadores de metástases ósseas, portadores de mieloma múltiplo e doença de Paget. Atualmente, outras classes de medicamentos, principalmente aqueles de terapia-alvo, têm sido apontadas como causadoras dessas necroses. Imunossupressores, principalmente corticosteroides, também interferem no metabolismo ósseo e podem causar necroses; esse risco aumenta substancialmente quando há associação de imunossupressores com bifosfonatos ou drogas de terapia-alvo. A Tabela 8 apresenta esses medicamentos. Se realmente todas essas drogas são fatores etiológicos das osteonecroses, ou se se tratam de osteomielites inespecíficas, ainda é um debate, já que vários fatores podem atuar em conjunto para originar essas necroses tão destrutivas e refratárias aos tratamentos convencionais.

TABELA 8   Medicamentos com associação à osteonecrose

Categoria	Droga	Efeito sobre o tecido ósseo
Bifosfonato	Ácido zoledrônico	Redução da sinalização celular; diminuição da angiogênese
	Risedronato	Redução da sinalização celular; diminuição da angiogênese
	Pamidronato	Redução da sinalização celular
	Alendronato	Apoptose de osteoclastos
	Ibandronato	Apoptose de osteoclastos
Terapia-alvo	Denosumabe	Inibição de RANKL
	Bevacizumabe	Inibição da angiogênese
	Sunitinibe	Inibição de fatores de crescimento vasculares e da proliferação celular em geral
	Sorafenibe	Inibição de fatores de crescimento vasculares e da proliferação celular em geral
	Everolimo	Inibição da proliferação celular e da angiogênese
	Tensirolimo	Inibição de fatores de crescimento vasculares e da proliferação celular em geral
Imunossupressores	Talidomida, lenalidomida, pomalidomida	Inibição da angiogênese
Corticoide	Dexametasona	Inibição da proliferação de células imunes, inibição da angiogênese

Alguns fatores de risco já foram estabelecidos para as osteonecroses. O principal deles é a administração endovenosa de bifosfonatos; quanto maior o tempo de administração, maior o risco do aparecimento da lesão. Intervenções cirúrgicas que demandam reparo dos ossos gnáticos em pacientes em terapia com bifosfonatos constituem outro risco alto de manifestação de necrose óssea. Pacientes em terapia com bifosfonatos e portadores de diabetes, doenças renais ou hiperparatireoidismo também podem manifestar as necroses ósseas. Tabagismo também agrava o risco para essas lesões.

Acredita-se que, inicialmente, o processo destrutivo do tecido ósseo é assintomático, e pouco ou nenhum sinal clínico é visto. Radiograficamente, é possível detectar mudança do trabeculado ósseo, com aumento da densidade do osso alveolar e persistência de osso não remodelado após extrações; regiões de esclerose óssea; diminuição/apagamento do espaço periodontal e espessamento da lâmina dura (Figura 11). O processo pode evoluir para lesões sintomáticas, com exposição óssea, edema, mobilidade dentária, eritema, parestesia, sequestros ósseos e fístulas intra e extraorais (Figura 12). A presença de sinais clínicos específicos determina diferentes gradações do processo, como mostra a Tabela 9.

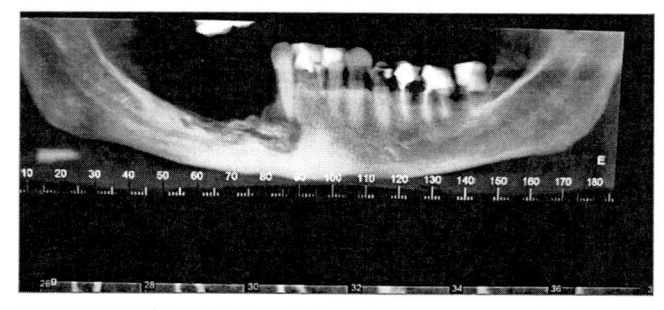

FIGURA 11   Aspecto radiográfico sugestivo de alterações ósseas decorrentes do uso de bifosfonato.

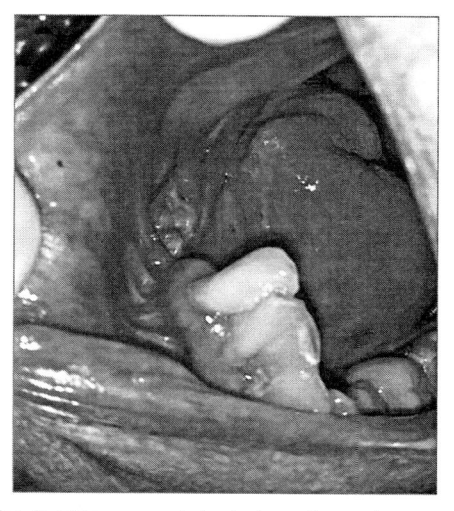

FIGURA 12   Quadro clínico de osteonecrose derivada de medicamentos.

TABELA 9   Estadiamento clínico das osteonecroses associadas a medicamentos

Estágio	Características clínicas
Estágio de risco	Sem osso exposto/necrótico; paciente submetido a terapia com bifosfonato por via oral ou endovenosa
Estágio 1	Osso exposto/necrótico; paciente assintomático, sem evidência de infecção secundária
Estágio 2	Osso exposto/necrótico associado a infecção secundária; presença de dor e eritema na região do osso exposto, mas sem drenagem purulenta
Estágio 3	Osso exposto/necrótico; paciente com dor, infecção e uma ou mais das seguintes manifestações: fratura patológica, fístula extraoral e osteólise estendendo para a borda inferior do osso

Fonte: adaptada de Ruggiero, 2007.

O ideal é prevenir essas necroses por intermédio de anamnese cuidadosa, evitando-se procedimentos cirúrgicos que interfiram no tecido ósseo em pacientes com terapia prolongada a esses medicamentos. Além disso, a adequação do meio bucal antes do início da terapia com esses medicamentos é a mais indicada. Deve-se, na ocasião, eliminar todos os focos de infecção, orientar higiene oral e realizar todos os procedimentos cirúrgicos ósseos em tempo hábil ao reparo do local, antes do início da terapia medicamentosa. Se o paciente já estiver fazendo uso das drogas de risco e for necessária a intervenção odontológica, é fundamental a prescrição de antibióticos (ácido clavulânico e levoflaxacina) antes e depois da cirurgia. A prescrição de bochechos antimicrobianos durante todo o período do reparo ósseo também deve ser feita. A interrupção ou não da medicação antes das intervenções odontológicas é uma decisão do cirurgião-dentista em conjunto com o médico, já que muitas vezes não adianta interromper as medicações, em função do efeito cumulativo de várias delas (por exemplo, o ácido zoledrônico fica incorporado à matriz óssea por anos mesmo depois de cessada a medicação).

O tratamento das osteonecroses ainda não é consenso. O objetivo é tentar conter o processo necrótico por intermédio do controle antimicrobiano, bem como promover alívio de sintomatologia dolorosa. Deve-se monitorar a higiene oral, prescrever bochechos com clorexidina 0,12% e realizar antibioticoterapia com clindamicina, penicilina e ciprofloxacina. Retirada de sequestros ósseos e debris deve ser feita de maneira conservadora. Osteotomia deve ser feita somente em casos extremos, de descontrole da lesão e sintomatologia dolorosa importante. Atualmente, tem-se usado também terapia fotodinâmica complementar a antibioticoterapia e debridamento conservador. Os resultados clínicos são promissores, porém são necessários mais estudos clínicos para comprovar sua eficácia.

Osteorradionecrose

A osteorradionecrose é um efeito de longo prazo, considerado grave, que ocorre em pacientes submetidos à radioterapia em região de cabeça e pescoço, cujos ossos gnáticos estão envolvidos na área irradiada. É um desafio na prática clínica em razão do seu difícil manejo em termos de previsibilidade. É definida como exposição do osso previamente irradiado, que falha na reparação por um período maior que 3 meses, sem nenhuma evidência de persistência ou recorrência tumoral. Existem algumas hipóteses que explicam a sua patogenia, porém ainda não estão muito bem elucidadas. Acredita-se que o osso irradiado apresenta hipocelularidade, hipovascularização e hipóxia, o que resulta em sua incapacidade de correta reparação. A atividade osteoblástica e osteoclástica estão reduzidas, e o osso repara então por cicatrização, formando-se em seu interior um tecido fibroso. É um processo com evolução lenta, porém, se a área estiver infectada, pode ocorrer rápida progressão de ausência de renovação óssea, resultando, por exemplo, em fraturas ósseas.

A prevalência da osteorradionecrose varia de 5 a 15%, com preferência para pacientes acima de 55 anos. A mandíbula é mais acometida em relação à maxila, principalmente porque tende a receber dose maior de radiação e por sua densidade óssea maior. É uma condição que pode comprometer de forma importante a qualidade de vida do paciente, por ocasionar dor, limitação da abertura bucal, deformações faciais, risco aumentado de infecções e possíveis efeitos psicológicos.

Há evidências de que o tipo de radioterapia influencia a prevalência da osteorradionecrose. A radiação de intensidade modulada (IMRT) tem menor risco para essas lesões se comparada à radioterapia convencional. A combinação com quimioterapia pode aumentar a frequência e gravidade de osteorradionecrose, em comparação à IMRT feita de forma isolada. Outros fatores de risco importantes, relacionados ao planejamento radioterápico, são regime de fracionamento da radiação (frações maiores que 1.000 cGy semanais) e localização do tumor primário. Se o tumor primário estiver situado próximo aos ossos gnáticos (por exemplo, na base da língua), serão incluídos no plano terapêutico e, consequentemente, sofrerão maiores doses de radiação. O risco de desenvolver a osteorradionecrose é aumentado quando a dose total da irradiação é maior que 6.000 cGy, quando há ressecções cirúrgicas prévias ou exodontias com menos de 21 dias, má higiene oral, processos cariosos associados a lesões periapicais, doença periodontal avançada, extrações dentárias pós-radiação e qualquer outro procedimento invasivo no qual o osso seja manipulado ou que demande reparação. Diabetes melito, fumo e consumo de álcool também são fatores de risco. Em alguns pacientes, não é possível associar a osteorradionecrose a causa específica, podendo aparecer de forma espontânea. O pico de maior risco para desenvolvimento dessas necroses ósseas varia de 6 meses a 2 anos, mas é possível que ocorra após muitos anos após o término no da radioterapia.

Diante do risco de osteorradionecrose, o principal é a prevenção, atentando-se para a correta adequação do meio antes de iniciar o tratamento radioterápico. O uso de espaçadores intraorais ou próteses radíferas previnem a exposição desnecessária de regiões do tecido ósseo.

A osteorradionecrose se manifesta clinicamente como uma área de osso exposto, de coloração amarelada/acinzentada, com possível ulceração ou necrose da mucosa adjacente, com duração mínima de 3 a 6 meses de exposição em cavidade oral, em um paciente que foi tratado com radioterapia em região de cabeça e pescoço. Pode estar associada a dor, secreção purulenta, fístula intra ou extraoral, edema, parestesia, odor fétido e trismo. Radiografias intra e extraorais, tomografia computadorizada, cintilografia óssea, ultrassonografia Doppler e medicina nuclear (para o diagnóstico diferencial de recidiva da neoplasia) são indicados para detectar contribuir para o diagnóstico, sendo a radiografia panorâmica a mais frequentemente utilizada. O aspecto radiográfico varia desde ausência de alterações visíveis a áreas osteolíticas bem localizadas e extensas, sequestro ósseo (zonas relativamente radiopacas conforme o osso necrótico se separa das áreas vitais residuais) e fraturas. Geralmente, os alvéolos dentários que não reparam podem ficar radiolúcidos por mais de 12 meses. Com base no grau de destruição do tecido ósseo e dos tecidos moles, pode-se estabelecer o estadiamento das lesões, bem como o tratamento mais indicado, conforme descrito na Tabela 10.

Outros métodos de tratamento têm sido avaliados quanto à sua eficácia, como uso de fotobiomodulação e terapia fotodinâmica, bem como tocoferol (vitamina E) em conjunto com pentoxifilina (um inibidor de fibroblastos) e clodronato (inibição da atividade osteoclástica). A câmara hiperbárica também pode ser indicada nos casos mais graves, quando o tratamento conservador não surtiu efeito. A exposição do tecido necrótico a alta tensão de oxigênio promove proliferação de fibroblastos, maior angiogênese, formação de colágeno e inibição do crescimento bacteriano favorecendo o reparo ósseo. Contudo, por causa de seu alto custo, esse tratamento não é usualmente adotado.

TABELA 10 Estadiamento clínico da osteorradionecrose e conduta terapêutica

Estadiamento	Manifestação clínica	Conduta terapêutica
Estágio I	Envolvimento superficial da mandíbula, com somente osso cortical necrótico. Pouca ulceração de tecidos moles	Tratamento conservador: remoção de debris necróticos e desinfecção da ferida com soluções antimicrobianas
Estágio II	Envolvimento localizado na mandíbula, com osso cortical e medular necróticos	Tratamento conservador e mínimas intervenções cirúrgicas (remoção de debris, sequestrotomia). Prescrição de bochechos antimicrobianos (clorexidina 0,12%) bem como de antibióticos
Estágio III	Envolvimento difuso da mandíbula, com envolvimento de todo o segmento do osso, incluindo a borda inferior. Pode ocorrer fratura patológica	Intervenção cirúrgica necessária (sequestrectomia, hemimandibulectomia), abrangendo tecidos moles e duros. Prescrição de bochechos antimicrobianos (clorexidina 0,12%) bem como de antibióticos

Fonte: adaptada de Schwartz & Kagan, 2002.

Trismo

Trismo é um efeito de longo prazo da radioterapia, que pode aparecer entre 6 e 12 meses após a finalização do tratamento. É definido por uma redução da abertura bucal do paciente decorrente dos seguintes fatores: invasão da neoplasia no masseter ou pterigoide, na inervação desses músculos, na articulação temporomandibular e em outros tecidos adjacentes; decorrente de efeito adverso direto do tratamento radioterápico; ou então estar relacionado a uma cirurgia prévia no local. Fibrose, degeneração muscular e perda de flexibilidade local podem levar ao trismo; a proliferação anormal de fibroblastos está associada ao início dos eventos relacionados a essa condição. Além disso, a hipomobilidade mandibular pode causar atrofia da musculatura, assim como das articulações.

Clinicamente, é descrito como restrição da abertura bucal menor, com amplitude de abertura em torno de 20 mm. A abertura bucal pode diminuir de 18 a 32%; esse percentual está relacionado com a dose de radiação recebida no tecido, sendo que o risco aumenta juntamente com a dose. No entanto, doses consideradas baixas, como 15 Gy, já podem resultar em comprometimentos funcionais, e doses acima de 50 Gy têm alto risco para trismo. Pacientes com recidivas neoplásicas, que estão repetindo a radioterapia na mesma região, podem apresentar chances maiores de desenvolver trismo. A IMRT parece reduzir a incidência do trismo, por ser capaz de minimizar as doses desnecessárias em estruturas envolvidas na mastigação e articulação temporomandibular, quando comparada à técnica convencional.

Essa condição impacta de forma importante na qualidade de vida do paciente, por dificultar a higiene oral, a fala, o exame clínico intraoral e, em alguns casos, causar dor ao paciente. Pode impactar na condição nutricional por mudanças na dieta, de sólida para pastosa/líquida e, ainda, ser um fator prejudicial caso o paciente precise ser entubado.

O tratamento para o trismo pode ser conservador ou cirúrgico. O tratamento conservador inclui principalmente fisioterapia. Os exercícios devem ser feitos com a maior frequência possível e devem envolver movimentos horizontais e verticais, os quais estimulam a circulação local, aumentam a mobilidade, bem como fortalecem a musculatura e a flexibilidade da articulação temporomandibular. Além desses movimentos, alguns dispositivos de abertura bucal, como espátulas de madeira, *Dynasplint Trismus System* (DTS®) e o *TheraBite Jaw Motion Rehabilitation System* (TheraBite®) são utilizados.

Quando o tratamento conservador não é bem sucedido, a intervenção cirúrgica é uma opção para os pacientes com bom prognóstico da doença, porém deve ser indicado com cuidado, principalmente em pacientes recém-irradiados. É feita a coronoidectomia, ou remoção do processo coronoide da mandíbula. Antes da indicação do tratamento cirúrgico, deve-se aguardar o período de recuperação tecidual e reavaliar quanto à necessidade da indicação cirúrgica.

Cárie de radiação

A cárie de radiação é um efeito de longo prazo decorrente de vários fatores, principalmente da alteração qualitativa da saliva associada à presença de bactérias cariogênicas. A irradiação em altas doses das glândulas salivares leva a mudanças imunológicas e químicas da secreção salivar, como redução do pH. Essas mudanças fazem com que a capacidade antibacteriana da saliva diminua drasticamente, aliada a intenso processo de dissolução dos minerais do esmalte devido ao ambiente ácido. Há também uma mudança da flora oral normal, com aumento de bactérias acidogênicas. O resultado é um processo carioso rampante, de evolução acelerada. Além da questão da saliva, a própria radiação modifica os dentes. Há alteração da vascularização da polpa dental em dentes irradiados, alterando a função de odontoblastos e de síntese de colágeno, diminuindo o potencial reparativo da polpa. Também ocorrem alterações na junção amelodentinária, e o esmalte torna-se menos resistente ao ambiente ácido após a irradiação. Os danos nos dentes parecerem estar associados a partir de doses de 30 a 60 Gy. Normalmente possui localização cervical, podendo estender-se por todas as superfícies dentais. Há uma predileção pela porção anterior da arcada, provavelmente por essa área ser uma das mais afetadas pela diminuição do fluxo salivar. Há também mudanças na translucidez e na cor da estrutura dental.

A prevenção dessas cáries deve ser feita desde o pré-tratamento, quando cuidados de higiene oral, adequação do meio e remoção de focos de infecção já foram realizados. Após o tratamento radioterápico, aplicações tópicas de flúor podem ser feitas (bochechos diários com soluções contendo fluoreto de sódio 0,5 a 1%, uso de dentifrícios com suplementação de cálcio e fosfato). Quando da presença de lesões cariosas, a restauração representa um desafio, principalmente porque a localização cervical tem difícil acesso na porção inferior e pelo fato de que o material restaurador ficará submetido a um ambiente desidratado e com pH mais ácido. Ionômero de vidro pode ser uma boa opção. Vale lembrar que os cuidados preventivos e curativos da cárie de radiação devem vir acompanhados das medidas para prevenção da xerostomia.

CONSIDERAÇÕES FINAIS

O cuidado odontológico ao paciente oncológico representa uma das principais atuações da Odontologia Hospitalar. O profissional nessa área deve se inteirar das combinações de tratamento antineoplásico, avaliar o risco para as alterações bucais e instituir medidas preventivas e curativas de forma precoce. O conhecimento amplo acerca da doença primária e dos tipos de terapias antineoplásicas é fundamental para a elaboração de um bom planejamento odontológico.

BIBLIOGRAFIA

1. Almeida VL, Leitão A, Reina LCB, Montanari CA, Donnici CL, Lopes MTP. Câncer e agentes antineoplásicos ciclo-celular específicos e ciclo-celular não-específicos que interagem com o DNA: uma introdução. Química Nova 2005; 28(1):118-29.

2. Bezinelli LM, de Paula Eduardo F, da Graça Lopes RM, Biazevic MG, de Paula Eduardo C, Correa L, et al. Cost-effectiveness of the introduction of specialized oral care with laser therapy in hematopoietic stem cell transplantation. Hematol Oncol. 2014 Mar;32(1):31-9.

3. Boer CC, Correa MEP, Miranda ECM, de Souza CA. Taste disorders and oral evaluation in patients undergoing allogeneic hematopoietic SCT. Bone Marrow Transplantation 2010; 45:705-11.

4. Burlage FR, Coppes RP, Meertens H, Stokman MA, Vissink A. Parotid and submandibular/sublingual salivary flow during high dose radiotherapy. Radiotherapy and Oncology 2001;(61)271-4.

5. Chaudhry HM, Bruce AJ, Wolf RC, Litzow MR, Hogan WJ, Patnaik MS, et al. The Incidence and Severity of Oral Mucositis among Allogeneic Hematopoietic Stem Cell Transplantation Patients: A Systematic Review. Biol Blood Marrow Transplant. 2016 Apr;22(4):605-16.

6. Cinausero M, Aprile G, Ermacora P, Basile D, Vitale MG, Fanotto V, et al. New Frontiers in the Pathobiology and Treatment of Cancer Regimen-Related Mucosal Injury. Front Pharmacol. 2017 Jun 8;8:354.

7. Dahllof G, Wondimu B, Barr-Agholme M, Garming-Legert K, Remberger M, Ringden O. Xerostomia in children and adolescents after stem cell transplantation conditioned with total body irradiation or busulfan. Oral Oncology 2011;(47):915-9.

8. de Paula Eduardo F, Bezinelli LM, da Graça Lopes RM, Nascimento Sobrinho JJ, Hamerschlak N, Correa L. Efficacy of cryotherapy associated with laser therapy for decreasing severity of melphalan-induced oral mucositis during hematological stem-cell transplantation: a prospective clinical study. Hematol Oncol. 2015 Sep;33(3):152-8.

9. Doty RL, Shah M, Bromley SM. Drug-induced taste disorders. Drug Saf. 2008;31(3):199-215.

10. Effinger KE, Migliorati CA, Hudson MM, McMullen KP, Kaste SC, Ruble K, et al. Oral and dental late effects in survivors of childhood cancer: a Children's Oncology Group report. Support Care Cancer. 2014 Jul;22(7):2009-19.

11. Filipovich AH. Diagnosis and manifestations of chronic graft-versus-host disease. Best Pract Res Clin Haematol. 2008 Jun;21(2):251-7.

12. Forman SJ, Nakamura R. Hematopoietic cell transplantation (2015). Disponível em [http://www.cancernetwork.com/cancer-management/hematopoietic-cell-transplantation]. Acesso em novembro de 2018.

13. Grégoire V, Langendijk JA, Nuyts S. Advances in Radiotherapy for Head and Neck Cancer. J Clin Oncol. 2015 Oct 10;33(29):3277-84.

14. Gyurkocza B, Sandmaier BM. Conditioning regimens for hematopoietic cell transplantation: one size does not fit all. Blood. 2014 Jul 17;124(3):344-53.

15. He M, Zhang B, Shen N, Wu N, Sun J. A systematic review and meta-analysis of the effect of low-level laser therapy (LLLT) on chemotherapy-induced oral mucositis in pediatric and young patients. Eur J Pediatr. 2018 Jan;177(1):7-17.

16. Hong CHL, Hu S, Haverman T, Stokman M, Napeñas JJ, Braber JB, et al. A systematic review of dental disease management in cancer patients. Support Care Cancer. 2018 Jan;26(1):155-74.

17. Jensen SB. Clinical management of cancer therapy-induced salivar gland hypofunction and xerostomia. AAOM 2016;(122):3.

18. Khan AA, Morrison A, Hanley DA, Felsenberg D, McCauley LK, O'Ryan F, et al.; Interna-

tional Task Force on Osteonecrosis of the Jaw. Diagnosis and management of osteonecrosis of the jaw: a systematic review and international consensus. J Bone Miner Res. 2015 Jan;30(1):3-23. doi: 10.1002/jbmr.2405. Review. PubMed PMID: 25414052.

19. Kufta K, Forman M, Swisher-McClure S, Sollecito TP, Panchal N. Pre-Radiation dental considerations and management for head and neck cancer patients. Oral Oncol. 2018 Jan;76:42-51.

20. Lalla RV, Bowen J, Barasch A, Elting L, Epstein J, Keefe DM, et al; Mucositis Guidelines Leadership Group of the Multinational Association of Supportive Care in Cancer and International Society of OralOncology (MASCC/ISOO). MASCC/ISOO clinical practice guidelines for the management of mucositis secondary to cancer therapy. Cancer. 2014 May 15;120(10):1453-61.

21. Macdonald JB, Macdonald B, Golitz LE, LoRusso P, Sekulic A. Cutaneous adverse effects of targeted therapies: Part I: Inhibitors of the cellular membrane. J Am Acad Dermatol. 2015 Feb;72(2):203-18.

22. MacDonald JB, MacDonald B, Golitz LE, LoRusso P, Sekulic A. Cutaneous adverse effects of targeted therapies: Part II: Inhibitors of intracellular molecular signaling pathways. J Am Acad Dermatol. 2015 Feb;72(2):221-36.

23. Mallick I, Waldron JN. Radiation therapy for head and neck cancers. Semin Oncol Nurs. 2009 Aug;25(3):193-202.

24. Mays JW, Fassil H, Edwards DA, Pavletic SZ, Bassim CW. Oral chronic graft-versus-host disease: current pathogenesis, therapy, and research. Oral Dis. 2013 May;19(4):327-46.

25. Migliorati CA, Epstein JB, Abt E, Berenson JR. Osteonecrosis of the jaw and bisphosphonates in cancer: a narrative review. Nat Rev Endocrinol. 2011 Jan;7(1):34-42.

26. Murphy BA, Deng J. Advances in Supportive Care for Late Effects of Head and Neck Cancer. J Clin Oncol. 2015 Oct 10;33(29):3314-21.

27. Murtaza B, Hichami A, Khan AS, Ghiringhelli F, Khan N. Alteration in Taste Perception in Cancer: Causes and Strategies of Treatment. Front Physiol. 2017; 8:134.

28. Passweg JR, Halter J, Bucher C, Gerull S, Heim D, Rovó A, et al. Hematopoietic stem cell transplantation: a review and recommendations for follow-up care for the general practitioner. Swiss Med Wkly. 2012 Oct 15;142:w13696.

29. Perry MC. The chemotherapy source book. 3.ed. Philadelphia: Williams & Wilkins, 2008.

30. Peterson DE, Doerr W, Hovan A, Pinto A, Saunders D, Elting LS, et al. Osteoradionecrosis in cancer patients: the evidence base for treatment-dependent frequency, current management strategies, and future studies. Support Care Cancer. 2010 Aug;18(8):1089-98.

31. Peterson DE, O'Shaughnessy JA, Rugo HS, Elad S, Schubert MM, Viet CT, et al. Oral mucosal injury caused by mammalian target of rapamycin inhibitors: emerging perspectives on pathobiology and impact on clinical practice. Cancer Med. 2016 Aug;5(8):1897-907.

32. Riley P, Glenny AM, Worthington HV, Littlewood A, Fernandez Mauleffinch LM, et al. Interventions for preventing oral mucositis in patients with cancer receiving treatment: cytokines and growth factors. Cochrane Database Syst Rev. 2017 Nov 28;11:CD011990.

33. Riley P, McCabe MG, Glenny AM. Oral Cryotherapy for Preventing Oral Mucositis in Patients Receiving Cancer Treatment. JAMA Oncol. 2016 Oct 1;2(10):1365-6.

34. Ruggiero SL. Guidelines for the diagnosis of bisphosphonate-related osteonecrosis of the jaw (BRONJ). Clin Cases Miner Bone Metab. 2007 Jan;4(1):37-42.

35. Schwartz HC, Kagan AR. Osteoradionecrosis of the mandible: scientific basis for clinical staging. Am J Clin Oncol. 2002 Apr;25(2):168-71.

36. Tejpal G, Jaiprakash A, Susovan B, Ghosh-Laskar S, Murthy V, Budrukkar A. IMRT and IGRT in head and neck cancer: Have we delivered what we promised? Indian J Surg Oncol. 2010 Apr;1(2):166-85.

37. Vigarios E, Epstein JB, Sibaud V. Oral mucosal changes induced by anticancer targeted therapies and immune checkpoint inhibitors. Support Care Cancer. 2017 May;25(5):1713-9.

38. Wierzbicka M, Bartochowska A, Strnad V, Strojan P, Mendenhall WM, Harrison LB, et al. The role of brachytherapy in the treatment of squamous cell carcinoma of the head and neck. Eur Arch Otorhinolaryngol. 2016 Feb;273(2):269-76.

6

PACIENTES COM DISTÚRBIOS HEMATOLÓGICOS

Luciana Corrêa
Fernanda de Paula Eduardo
Letícia Mello Bezinelli
Mariana Henriques Ferreira

INTRODUÇÃO

Os distúrbios hematológicos incluem uma vasta gama de alterações no sangue, acometendo a série vermelha (eritrócitos e hemoglobina), a série branca (leucócitos), as plaquetas e o plasma. Fazem parte desse grupo tanto doenças raras, hereditárias, por vezes com baixíssima frequência no Brasil, quanto alterações mais frequentes, principalmente as envolvendo distúrbios na produção de hemoglobina, alterações na coagulação e neoplasias relacionadas à série branca. A Figura 1 mostra a classificação dessas alterações hematológicas.

As funções do sangue afetadas por esses distúrbios incluem:

1. Transporte de gases – relacionado a disfunções dos eritrócitos e da hemoglobina, derivadas principalmente da redução desses componentes no sangue (p. ex., as anemias) ou de seu aumento exagerado (policitemias).
2. Imunidade – relacionada a disfunções nos leucócitos (neutrófilos, eosinófilos, basófilos, linfócitos e monócitos), derivadas ou da diminuição dessas células (imunossupressão ou imunodepressão) ou do seu aumento exagerado (linfomas, leucemias e síndromes mielodisplásicas).
3. Coagulação – relacionada a disfunções de plaquetas e de proteínas plasmáticas, em particular dos fatores de coagulação; em geral, envolvem a redução desses elementos ou a ausência de sua produção (trombocitopenias e hemofilias), bem como seu aumento exagerado (trombocitose, trombose, coagulação intravascular disseminada).

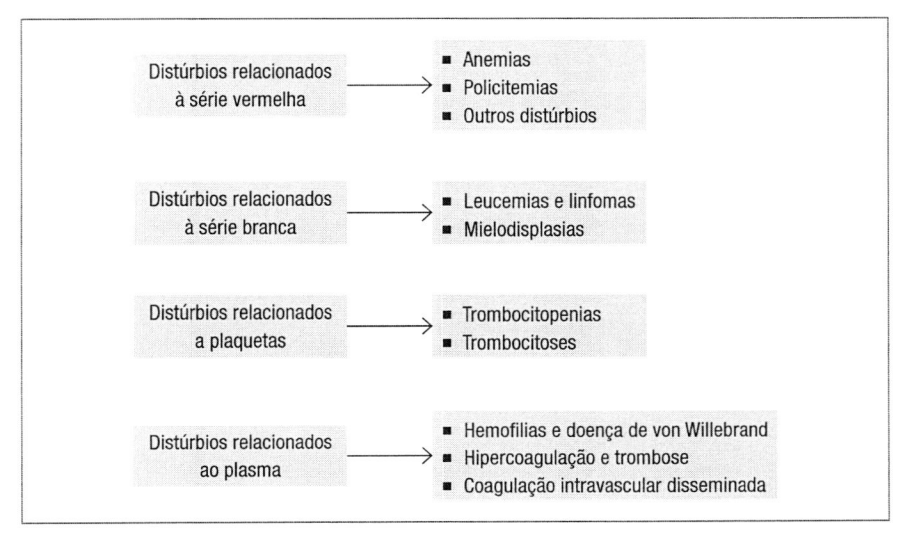

FIGURA 1 Principais distúrbios hematológicos segundo os componentes do sangue.

O atendimento a pacientes com distúrbios hematológicos é bastante complexo por causa da grande variação de tipos e de causas dessas doenças, bem como seu efeito no tratamento odontológico. Em particular, a imunossupressão/imunodepressão, bem como os distúrbios de coagulação, são disfunções que requerem especial atenção do cirurgião-dentista. A seguir, serão comentadas as principais doenças e o manejo odontológico para cada uma delas.

ANEMIAS

As anemias podem ser classificadas segundo sua fisiopatologia ou segundo o aspecto morfológico dos eritrócitos. A Tabela 1 resume a classificação segundo a fisiopatologia das anemias.

Para a classificação segundo critérios morfológicos, é necessário examinar o eritrograma, em particular os valores de hemoglobina (Hb), hematócrito (Ht; porcentagem dos eritrócitos em relação ao volume total de sangue, considerado 100% no cálculo) e volume corpuscular médio (VCM; média do tamanho dos eritrócitos). Também se deve considerar o índice de produção de reticulócitos (IPR). Os reticulócitos são eritrócitos jovens. O IPR traduz o aumento da eritropoiese, ou seja, a formação de eritrócitos diante da produção de eritropoietina, um hormônio pro-

TABELA 1 Classificação das anemias segundo sua fisiopatologia

Classificação fisiopatológica	Causas	Nomenclatura
Ausência de produção de eritrócitos e de hemoglobina		
Carência nutricional	Deficiência de ferro	Anemia ferropriva
	Deficiência de vitamina B12 ou folato	Anemia megaloblástica ou perniciosa
Derivada de doenças crônicas	Redução ou ausência de eritropoietina	Anemia derivada de doenças renais
	Distúrbios de ferro, ferritina e transferrina	Anemia secundária a doenças crônicas
	Aplasia medular	Anemia aplásica (anemia de Fanconi)
Excesso de destruição de eritrócitos e hemoglobina		
	Defeitos nos eritrócitos	Esferocitose hereditária
	Destruição de eritrócitos	Anemia hemolítica
	Defeitos na hemoglobina	Doença falciforme
		Talassemias

duzido pelos rins. Na ausência de anemia, esse índice é igual a 1, mas diante de anemia, é natural que fique aumentado, como uma tentativa do organismo de repor a série vermelha, que está prejudicada.

A Figura 2 evidencia os valores no hemograma para se depreenderem os tipos de anemia segundo a contagem e a morfologia dos eritrócitos. Considera-se que uma pessoa está anêmica quando há redução da contagem de Hb, cujos valores limítrofes variam segundo sexo e idade; a redução do Ht para valores abaixo de 30% também sugere anemia. Com base nos valores de VCM, as anemias podem ser microcítica (VCM < 70), macrocítica (VCM > 90) ou normocítica (VCM entre 70 e 90) e, nesse caso, o valor de IPR é até 2.

As anemias microcíticas podem compreender anemias derivadas da deficiência de ferro (ferropriva), de alterações do metabolismo do ferro (sideroblástica) ou de comprometimento da formação da Hb (talassemias e doença falciforme). São hipocrômicas, ou seja, os valores de hemoglobina corpuscular média (HCM e CHCM) ficam baixos.

As anemias macrocíticas envolvem deficiências de vitamina B12 ou folato (megaloblásticas) ou podem ser secundárias a outros processos (não megaloblásticas), como doenças hepáticas, hipotireoidismo e lesões medulares. Em geral, são normocrômicas, ou seja, os valores de HCM e CHCM estão normais.

As anemias normocíticas, em geral, são secundárias a doenças crônicas, como insuficiência renal crônica; podem também ser derivadas de aplasia ou

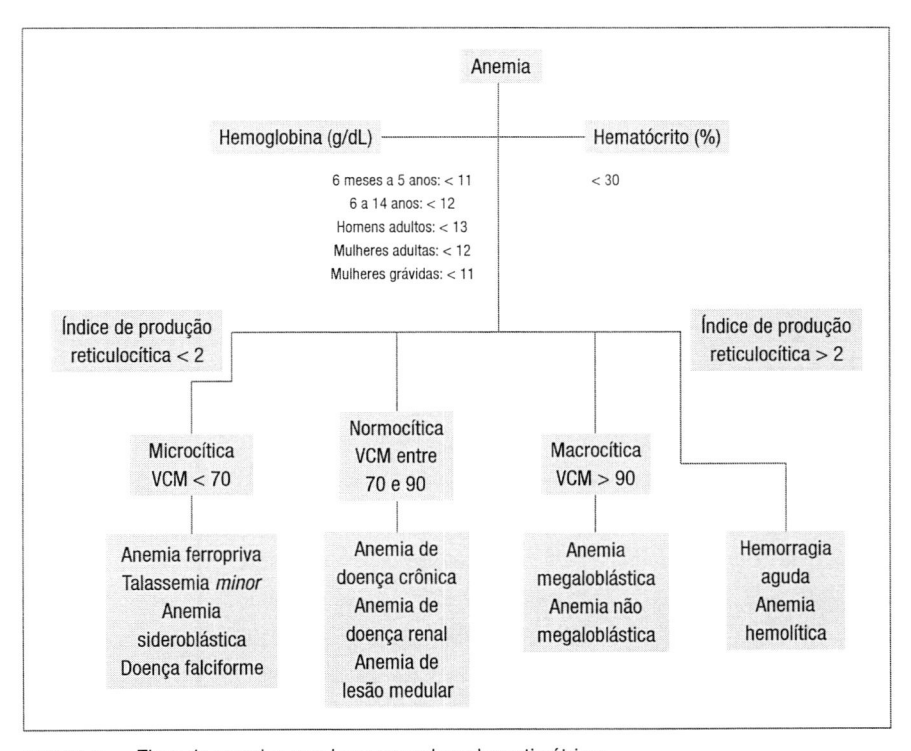

FIGURA 2 Tipos de anemias com base nos valores hematimétricos.

lesão medular, levando à menor produção de eritrócitos (anemia aplásica). São normocrômicas.

Além dessas anemias, em que há alteração mínima do IPR, podem ocorrer aquelas em que esse índice aumenta bastante (acima de 2). Estas envolvem situações de intensa hemorragia ou de agentes que causam destruição maciça de eritrócitos (anemias hemolíticas). Nesses casos, costumam também ser normocrômicas.

Manejo odontológico

As anemias que demandam cuidados odontológicos especiais incluem as de origem hereditária e que envolvem distúrbios na hemoglobina (doença falciforme e talassemias), bem como as originárias de carência nutricional (anemia ferropriva, sideroblástica e perniciosa) ou as aplásicas, por estarem instaladas por tempo prolongado, acarretando modificações na cavidade oral. Alterações bucais presentes em anemias secundárias a doenças crônicas são, em geral, provocadas pela própria doença crônica, não sendo específicas do quadro anêmico. Já as anemias oriundas de intensa hemorragia ou as anemias hemolíticas não acarretam modificações das condições bucais, por estarem instaladas por curto período.

A doença falciforme, na qual o eritrócito adquire formato de foice e a hemoglobina é malformada, é observada em indivíduos provenientes da África, Índia, Caribe, Paquistão, Bangladesh e China. Em razão da miscigenação, no Brasil existe alta frequência de pessoas portadoras dos genes que levam a essa doença, principalmente da raça negra, a qual é diagnosticada em idade precoce. As alterações bucais são frequentemente observadas em crianças e incluem distúrbios dentais e ósseos. Pode ocorrer isquemia no osso mandibular, o que causa intensa sintomatologia dolorosa, confundida com dor de origem dentária ou osteomielite. Estas podem estar presentes com certa frequência, sendo necessário diagnóstico cuidadoso quanto à origem da dor. Há comprometimento do crescimento ósseo, levando a malformações dos ossos gnáticos, os quais exibem cortical delgada, espaços medulares extensos, hiperplasia medular, trabeculado anormal e radioluscência aumentada. Atraso na erupção, atrofia de papilas linguais, palidez da mucosa oral, redução da mineralização da dentina, edema e dor orofacial são característicos da doença.

Os pacientes que exibem somente traços de doença falciforme não requerem cuidados odontológicos especiais. É recomendável, contudo, a solicitação de hemograma completo, para checagem dos dados hematimétricos. Já para os pacientes com a doença instalada, é necessário verificar com o médico do paciente se todas as etapas do tratamento odontológico podem ser realizadas naquele momento e quais devem ser adiadas. Para esses pacientes, é fundamental a prevenção contra infecções, pois estas desencadeiam as crises falciformes, caracterizadas principalmente por intensa dor generalizada, derivada de isquemia; esta ocorre por oclusão vascular pelos eritrócitos falciformes em situações de infecções virais e esplenomegalia (aumento do tamanho do baço), dentre outras causas. As infecções bucais também predispõem a risco de sepse de alto índice de mortalidade.

As crises falciformes podem também provocar necrose isquêmica pulpar em dentes hígidos; assim, o exame de vitalidade pulpar deve ser realizado em todos os dentes. Deve ser feito controle rigoroso da higiene oral, aplicação tópica de flúor e de selantes, bem como eliminação de focos de infecção, incluindo exodontias, se necessário, e restaurações definitivas. É necessário prescrever antibioticoterapia profilática similar à utilizada para a prevenção de endocardite infecciosa (ver Capítulo 7 – Tratamento odontológico dos pacientes com doenças cardiovasculares) para os procedimentos mais invasivos, com risco de bacteriemia. Não é consenso se o uso de anestésicos com vasoconstritor é contraindicado nesses casos; em função disso, o cirurgião-dentista deve perguntar ao médico qual anestésico é mais indicado para o caso em questão. O fundamental é fazer um planejamento de tratamento que inclua poucas sessões, fazendo-se vários procedimentos em uma única sessão. A prescrição de analgésicos não esteroidais ou mesmo opioides pode ser necessária, já que os quadros álgicos são frequentes nesses pacientes. Ansiolíticos e sedativos também podem contribuir para a prevenção das crises falciformes. Recomenda-se a consulta ao médico sobre quais medicamentos prescrever. Se for necessária anestesia geral, é fundamental que seja feita em ambiente hospitalar, após prévia consulta com o hematologista e correção do estado anêmico (a contagem de hemoglobina deve estar pelo menos em 10 g/dL). O tratamento ortodôntico para as maloclusões pode ser indicado, desde que sejam aplicadas forças atenuadas, com períodos mais longos de repouso entre as ativações, monitorando-se sempre o tecido ósseo, o tecido pulpar e as condições sistêmicas. Além disso, os pacientes podem ter indicação ou ter feito transplante de células-tronco hematopoiéticas (transplante de medula óssea – TMO). Nesses casos, os cuidados bucais seguem os já apresentados anteriormente (ver Capítulo 5 – Pacientes sob quimioterapia e radioterapia de cabeça e pescoço).

Quanto às talassemias, estas podem ser do tipo alfa ou beta (acometendo a cadeia alfa ou beta da hemoglobina, respectivamente). A talassemia beta pode ainda ser menor (*minor*) ou maior (*major*). A *minor* é de origem heterozigota, em que ocorre somente um traço talassêmico, tendo a maioria dos casos um curso silencioso. A *major* é a forma homozigota, cujos pacientes exibem sinais e sintomas mais graves. No Brasil, a maior concentração de casos, principalmente do tipo beta, localiza-se na região Sudeste. Os pacientes exibem expansão do osso maxilar, *overjet* acentuado e espaço entre os dentes incisivos centrais, em razão da hiperplasia maxilar (aspecto denominado "face de esquilo"). As maloclusões são frequentes, e os dentes podem exibir descoloração. Em geral, as corticais estão delgadas, e pode ocorrer encurtamento das raízes dentárias. Aumento de volume e dor na região das glândulas parótidas são relatados, atribuídos ao acúmulo de ferro nas glândulas derivado de transfusões sanguíneas frequentes. Infecções oportunistas, como candidíase oral, também podem estar presentes. Ardência bucal, principalmente em região do dorso da língua, pode se manifestar em função da deficiência de folato. Coloração mais escurecida nas gengivas também é descrita, em decorrência do excesso de ferritina circulante.

As recomendações odontológicas para os pacientes talassêmicos são similares às da doença falciforme, atentando-se principalmente para a prevenção de infecções bucais e eliminação de focos de infecção. O cirurgião-dentista também deve se inteirar das complicações da doença, como doenças cardiovasculares e endócrinas, para elaborar um plano de tratamento adequado, que deve incluir antibioticoterapia profilática para os procedimentos invasivos, que causem bacteriemia. O paciente, por exemplo, pode ter sofrido esplenectomia (retirada do baço), fato que aumenta as chances de bacteriemia e sepse. Tal qual na doença falciforme, um dos tratamentos das talassemias é o TMO, cujos cuidados bucais foram descritos anteriormente (ver Capítulo 5).

A Tabela 2 exibe algumas informações básicas que o cirurgião-dentista deve obter na anamnese e no exame físico, para o planejamento e a instauração do tratamento odontológico indicado a pacientes portadores de hemoglobinopatias.

TABELA 2 Informações básicas necessárias para o planejamento do tratamento odontológico para pacientes portadores de doença falciforme e talassemia

Paciente exibe traço de doença falciforme (assintomático) ou é portador da forma sintomática da doença?
Paciente exibe traço de talassemia ou é portador da forma sintomática da doença? Qual tipo de talassemia (*minor* ou *major*)?
Valores de eritrócitos, hemoglobina, VCM, HCM, VHCM, IPR
Valores de contagem global e individual de leucócitos e contagem de plaquetas
Periodicidade das transfusões sanguíneas, se houver
Paciente está tomando agentes quelantes para controle do excesso de ferro derivado das transfusões?
Paciente exibe esplenomegalia ou fez esplenectomia?
Paciente exibe outras doenças (cardiovascular, neurológica, endócrina etc.)?
Paciente já teve ou está com quadros álgicos na face?
No caso de doença falciforme, paciente já teve crises falciformes? Quais causas foram atribuídas às crises?
Quais medicamentos estão sendo utilizados? O paciente está em uso de antibióticos? Doses profiláticas ou terapêuticas?
Avaliação radiográfica de face e ossos gnáticos
Avaliação criteriosa de focos de infecção dentária e não dentária, vitalidade pulpar, maloclusão e função das glândulas salivares
Contato com o médico responsável

As anemias derivadas de deficiências de ferro (anemia ferropriva ou sideroblástica) ou de vitamina B12 e folato (anemia perniciosa) podem acarretar modificações na cavidade oral, que incluem infecções oportunistas, principalmente candidíase, palidez da mucosa oral, atrofia de papilas linguais, mucosite eritematosa, lesões similares a líquen plano, sensação de boca seca, ulceração aftosa recorrente e varizes linguais. Além dessas alterações, deve-se lembrar que a carência de ferro, de vitamina B12 e de folato reduz o potencial reparativo da mucosa oral, principalmente pela diminuição de vascularização, de reepitelização e de colagenização, eventos reparativos que dependem da presença de ferro e de vitaminas.

A síndrome de Plummer-Vinson (ou também denominada Patterson-Kelly) é uma condição rara associada à anemia ferropriva, sendo composta por glossite, glossodinia, atrofia da mucosa oral, disfagia e presença de membranas esofágicas que podem levar a estenose. Essas alterações na mucosa esofágica são consideradas lesões potencialmente malignas, sendo mandatório o acompanhamento desses pacientes. Outras alterações na mucosa oral incluem ulcerações na região de comissura e manchas escurecidas, principalmente em mucosa jugal e dorso de língua. O tratamento das lesões bucais depende da reposição adequada de ferro e correção do teor de vitaminas, em conjunto com as medidas específicas para cada tipo de lesão intrabucal presente.

As anemias aplásicas demandam cuidados odontológicos especiais, pois vêm acompanhadas de deficiências de coagulação importantes, que devem ser pesquisadas cuidadosamente pelo cirurgião-dentista. Petéquias, hematomas e equimoses (Figura 3) são frequentes na cavidade oral, acompanhadas de ulcerações e de infecções oportunistas, principalmente candidíase ou infecções virais. Também pode estar presente doença periodontal importante, associada a situações de má higienização oral. Na anemia de Fanconi, um tipo raro de anemia aplásica, após o tratamento com TMO, aumenta substancialmente o risco de neoplasia secundária ao transplante, em particular de carcinomas epidermoides orais. Tem-se mostrado que a infecção oral pelo papilomavírus (HPV) parece ser frequente nos pacientes com anemia de Fanconi, fato que também aumenta o risco de malignização. Assim, cuidados orais frequentes nesses casos são necessários, principalmente no tocante à presença de lesões potencialmente malignas ou malignas na cavidade oral.

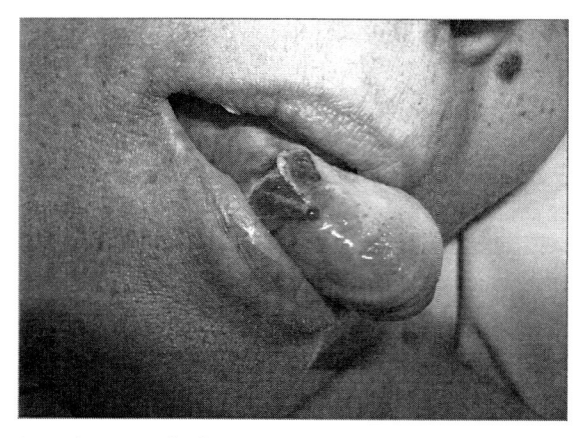

FIGURA 3 Hematoma decorrente de plaquetopenia em paciente com anemia aplásica.

NEOPLASIAS E MIELODISPLASIAS

As neoplasias hematológicas compreendem leucemias, linfomas e mielodisplasias, estas últimas também denominadas síndromes mielodisplásicas. Conceitualmente, uma das diferenças entre leucemias e linfomas em relação às síndromes mielodisplásicas é que, nas leucemias e linfomas, em geral, o desenvolvimento neoplásico é atribuído a somente um tipo celular, ou seja, é possível identificar qual célula exibe um comportamento maligno; já nas síndromes mielodisplásicas, vários subtipos celulares estão exibindo displasia (alterações morfológicas que indicam perda do grau de especialização que a célula possui, tornando-a maligna). Como são muitas células que estão alteradas, esse processo origina uma síndrome, ou seja, um conjunto de sinais e sintomas que evidenciam, além de alterações na imunidade (por alterações em leucócitos), distúrbios de coagulação (por alterações nas plaquetas) e anemias (por alterações nos eritrócitos).

A hematopoiese (processo de formação das células do sangue) é composta pela linhagem mieloblástica (originará neutrófilos, eosinófilos e basófilos), eritroblástica (originará eritrócitos), monoblástica (originará monócitos), linfoblástica (originará linfócitos) e megacarioblástica (originará plaquetas). A classificação das neoplasias de origem hematológica considera os subtipos celulares que compõem essas linhagens. A Tabela 3 mostra a classificação básica dessas neoplasias e suas principais nomenclaturas gerais. As leucemias compreendem alterações neoplásicas na medula hematopoiética, sendo divididas em linfoblástica e não linfoblástica (mieloide) e, em seguida, em agudas (quando a doença se agrava rapidamente) e crônicas (com evolução mais lenta da doença). Já os linfomas envolvem as células da linhagem linfoblástica (que originam linfócitos B, linfócitos T e células *natural killer* – NK) e se manifestam nos órgãos linfoides (linfonodos, timo, baço e aglomerados linfoides não encapsulados). São agrupados inicialmente em Hodgkin (em geral menos graves, com maior potencial de cura) e não Hodgkin (mais agressivos e de pior prognóstico). Os linfomas não Hodgkin, por sua vez, são subclassificados de acordo com o tipo celular envolvido (células B e células T/NK) e seu grau de maturação (células precursoras ou maduras). Por vezes, é difícil saber se trata-se de leucemia linfocítica ou linfoma, e a nomenclatura então abrange as duas possibilidades.

Manejo odontológico

Procedimentos preventivos e curativos orais devem ser instituídos para os pacientes com neoplasias hematológicas antes, durante e após o tratamento antineoplásico, o qual inicia com a quimioterapia e pode ser seguido ou não de TMO. Nesse caso, o manejo odontológico é praticamente o mesmo adotado para as outras formas de neoplasias e já foi descrito anteriormente (ver Capítulo 5).

Os cuidados odontológicos para pacientes portadores de neoplasias hematológicas incluem também o diagnóstico de lesões que se manifestam em função das alterações hematológicas ou constituem infiltrações da doença na mucosa oral. A Tabela 4 exibe essas alterações e os cuidados odontológicos a serem adotados.

TABELA 3 Classificação geral das leucemias, mielodisplasias e linfomas

Leucemias	
Linhagem/tipo celular	**Nomenclatura geral**
Linfoblástica	
▪ Aguda	Leucemia linfocítica aguda
▪ Crônica	Leucemia linfocítica crônica
Não linfoblástica (mieloide)	
▪ Aguda	Leucemia mieloide aguda
▪ Crônica	Leucemia mieloide crônica
Mielodisplasias	
Mieloblástica, eritroblástica, linfoblástica	Síndrome mielodisplásica

(Continua)

TABELA 3 (*Continuação*) Classificação geral das leucemias, mielodisplasias e linfomas

Linfomas	
Tipos celulares	**Nomenclatura geral**
Linfoma Hodgkin	Linfoma Hodgkin clássico
	Linfoma Hodgkin predominantemente linfocítico nodular
Linfoma não Hodgkin	
■ De células T/NK precursoras	Linfoma blástico de células NK
	Leucemia/linfoma linfoblástico de células T precursoras
■ De células T/NK maduras	Leucemia/linfoma de célula T maduras
	Linfoma de células T/NK extranodal
■ De células B precursoras	Leucemia/linfoma linfoblástico de células B precursoras
■ De células B maduras	Linfoma linfocítico de pequenas células B/leucemia linfocítica crônica
	Linfoma de grandes células B difuso
	Mieloma múltiplo
	Linfoma de células do manto
	Linfoma folicular
	Linfoma de Burkitt

TABELA 4 Manejo odontológico de alterações bucais presentes em pacientes portadores de neoplasias hematológicas

Alteração bucal	Manejo odontológico
Palidez da mucosa oral	Checar o hemograma para verificar cuadro de anemia; atentar para os cuidados odontológicos descritos no item sobre anemias
Atrofia de papilas linguais	Checar o hemograma para verificar cuadro de anemia; atentar para os cuidados odontológicos descritos no item sobre anemias
Sangramento gengival	Checar o hemograma para verificar quadro de plaquetopenia; atentar para os cuidados odontológicos descritos no item sobre distúrbios de coagulação; verificar higienização oral
Petéquias, equimose, hematoma	Checar o hemograma para verificar quadro de plaquetopenia; atentar para os cuidados odontológicos descritos no item sobre distúrbios de coagulação; eliminar superfícies traumáticas (dentárias e protéticas)
Aumento de volume gengival ou em outras áreas da cavidade oral	Checar hemograma para verificar quadro de leucopenia; caso a hipótese diagnóstica seja infiltrado leucêmico ou linfoma, realizar biópsia incisional
Manchas azuladas ou escurecidas	Checar hemograma para verificar quadro de leucopenia e anemia; caso a hipótese diagnóstica seja infiltrado de células leucêmicas ou de linfoma, realizar biópsia incisional

(continua)

TABELA 4 (*Continuação*) Manejo odontológico de alterações bucais presentes em pacientes portadores de neoplasias hematológicas

Alteração bucal	Manejo odontológico
Placas brancas que cedem à raspagem	Checar hemograma para verificar quadro de leucopenia; caso a hipótese diagnóstica seja candidíase oral, prescrever nistatina tópica
Lesões brancas que não cedem à raspagem	Checar hemograma para verificar quadro de leucopenia e alterações da série vermelha; pesquisar a origem (medicamentosa, traumática, infecciosa, doença do enxerto contra o hospedeiro – DECH*, leucoplasia); realizar biópsia incisional caso a hipótese seja DECH ou de leucoplasia
Lesões ulceradas isoladas ou múltiplas	Checar hemograma para verificar quadro de leucopenia e alterações da série vermelha; pesquisar a possível origem (medicamentosa, viral, traumática, infiltrado leucêmico, DECH*); instituir tratamento com antibióticos, antifúngicos ou antivirais, caso a lesão seja de natureza infecciosa, consultando o médico quanto aos medicamentos; instituir tratamento para mucosite oral, caso seja de origem medicamentosa (ver Capítulo 5); realizar biópsia incisional caso a hipótese seja infiltrado de células leucêmicas ou de linfoma, DECH, ou cuja origem não esteja evidente
Alterações dentárias	Hipomineralização, raízes curtas, malformação dentária e cáries podem ser decorrentes de tratamento quimioterápico e radioterápico, sendo mais comuns em crianças; verificar a possibilidade de realizar restaurações e reabilitações dentárias

* Em caso de pacientes que realizaram TMO alogênico.

Leucemias

As leucemias representam cerca de 2% dos casos de câncer no Brasil, sendo que em crianças constitui o tipo de neoplasia mais frequente. Em função da alta incidência, a maioria dos pacientes portadores de leucemias é pediátrica. Os pacientes com leucemias agudas podem exibir pancitopenia, ou seja, redução de eritrócitos, leucócitos maduros (leucopenia, incluindo linfocitopenia e neutropenia) e plaquetas (trombocitopenia), manifestando imunossupressão, anemia e risco de sangramento. Assim, é primordial que o cirurgião-dentista tenha em mãos um hemograma recente do paciente, para poder planejar adequadamente os cuidados bucais. Deve-se atentar também que o tratamento quimioterápico para as leucemias, principalmente em crianças, é composto de várias etapas, podendo durar anos. A primeira fase é dita de remissão ou indução, cujo objetivo é reduzir para somente 1% de células leucêmicas presentes. Em seguida, inicia-se a fase de consolidação, em que se utilizam drogas em altas doses para atingir regiões específicas que exiba células leucêmicas; nessa fase, pode também ser feita radioterapia craniofacial, para eliminar as células neoplásicas do sistema nervoso central. A última fase é a de manutenção, que pode durar até 3 anos dependendo do tipo de leucemia, em que se utilizam doses baixas de quimioterápicos, para erradicar completamente as células neoplásicas. Assim, o cirurgião-dentista deve se informar acerca do momento de tratamento no qual o paciente se encontra e do protocolo antineoplásico.

As manifestações bucais incluem palidez da mucosa oral, sangramento gengival, petéquias, equimose e hematoma, bem como ulcerações. Nesse último caso, é necessário estabelecer a origem dessas lesões, as quais podem ser principalmente derivadas de infecções oportunistas (sobretudo virais) ou ser de origem medicamentosa (tratamento quimioterápico, uso de antibióticos e anti-inflamatórios). Uma manifestação importante das leucemias é o infiltrado leucêmico, que consiste na invasão de células leucêmicas em órgãos, incluindo a cavidade oral. Nesta, é mais comum na gengiva, mas também língua e lábios podem ser acometidos (Figura 4). Manifesta-se por aumento de volume e alteração de coloração, em geral azulada ou mais escurecida. O infiltrado leucêmico pode também originar ulcerações, as quais podem ser confundidas com infecção viral. É fundamental realizar biópsia para confirmar a presença de células leucêmicas (ver Tabela 3).

Mielodisplasias

As mielodisplasias ou síndromes mielodisplásicas ocorrem principalmente em indivíduos idosos, com uma incidência anual de cerca de 50/100.000 habitantes. Em

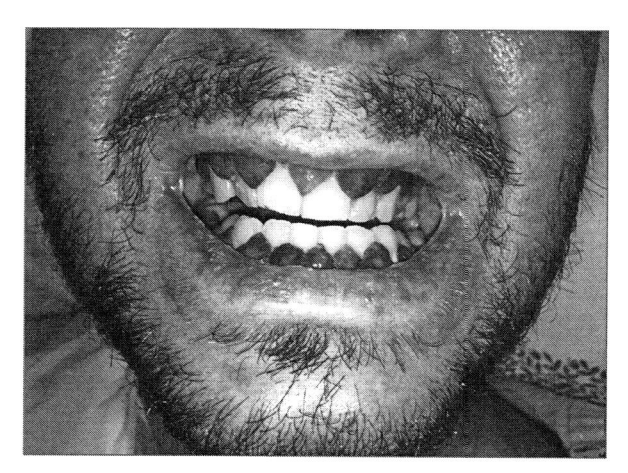

FIGURA 4   Infiltrado leucêmico em região de gengiva.

crianças, podem ser decorrentes de alterações hematológicas congênitas, como a anemia da Fanconi. Como já foi comentado, os pacientes exibem pancitopenia, sendo comuns quadros de anemia, imunodepressão e distúrbios de coagulação. O tratamento pode ser à base de quimioterapia e TMO (o manejo odontológico está descrito no Capítulo 5). As manifestações bucais presentes nesses pacientes decorrem das alterações hematológicas e incluem sangramento gengival espontâneo, petéquias, herpes labial recorrente, ulcerações (derivadas do tratamento quimioterápico ou de infecções virais), candidíase, dentre outros sinais (ver Tabela 3).

Linfomas

Estima-se que, no Brasil, existam cerca de 2.500 e 10.000 novos casos por ano de linfoma Hodgkin e não Hodgkin, respectivamente. Assim como as leucemias, os pacientes portadores de linfoma podem ter manifestações orais decorrentes do tratamento antineoplásico (o manejo odontológico foi descrito no Capítulo 5) ou então exibirem manifestações que indicam a presença da doença na cavidade oral (ver Tabela 4). Os linfomas na cavidade oral (ditos extranodais por estarem fora do sistema linfoide) são, em sua maioria, do tipo não Hodgkin e estão frequentemente localizados próximos ao anel linfático de Waldeyer, composto pelas tonsilas palatinas, tonsilas nasofaríngeas (adenoides) e tonsilas linguais (localizadas próximas à hipofaringe); contudo, qualquer sítio anatômico na cavidade oral pode exibir linfomas (Figura 5). Aumento de volume, com ulceração ou não, parestesia e reabsorção óssea, com destruição da lâmina dura, são os sinais e sintomas mais frequentes. Na suspeita de ser esse tipo de lesão, biópsia incisional é mandatória.

DISTÚRBIOS DE COAGULAÇÃO

Os distúrbios de coagulação decorrentes de alterações hematológicas compreendem as situações de hipo ou hipercoagulabilidade. A coagulação depende das plaquetas (produzidas pela medula hematopoiética) e dos fatores de coagulação (a maioria produzida pelo fígado). Inicialmente, ocorre a adesão das plaquetas no sítio de injúria da parede vascular, formando-se o trombo plaquetário primário. Em seguida, por intermédio da cascata da coagulação, na qual atuam os fatores de coagulação, forma-se fibrina no local, mantendo estável o tampão plaquetário. Com isso, a hemorragia é interrompida, e a parede vascular pode se regenerar.

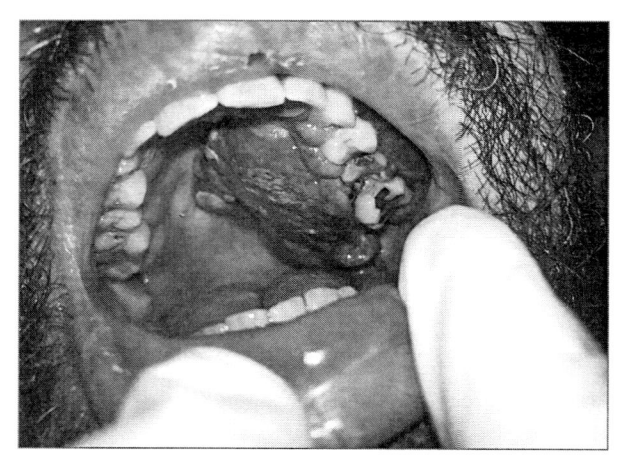

FIGURA 5 Linfoma não Hodgkin na cavidade oral.

Após a formação do coágulo, proteínas anticoagulantes atuam intensivamente, para dissolver o coágulo e frear a cascata da coagulação, evitando-se a formação excessiva do trombo. Nas situações de hipocoagulabilidade, a deficiência de plaquetas e de fatores de coagulação são os principais motivos da ausência de formação do coágulo. Já a hipercoagulabilidade é decorrente de excesso de plaquetas (trombocitose), excesso de eritrócitos (eritrocitose), ausência de mecanismos de anticoagulação, alterações no fluxo sanguíneo e alterações na parede vascular, que provocam a formação exagerada de trombos plaquetários.

É importante mencionar que hipo e hipercoagulabilidade podem ser secundárias a outras condições sistêmicas, como insuficiências cardíacas, hepáticas, renais, gestação e outras. Nesses casos, esses temas foram abordados em seus respectivos capítulos, com a devida contextualização para suas causas e o manejo odontológico.

Hipocoagulabilidade

A hipocoagulabilidade pode ser decorrente da diminuição da quantidade de plaquetas (trombocitopenia, definida como quantidade de plaquetas < 150.000 células/mm^3) ou de sua função (trombocitopatia), bem como de erros genéticos que levam à ausência de determinados fatores de coagulação (hemofilias e doença de von Willebrand) (Figura 1).

A Figura 6 mostra as causas das trombocitopenias, as quais podem ser hereditárias e adquiridas. As trombocitopenias adquiridas são decorrentes de tratamentos antineoplásicos, secundárias a certos medicamentos (p. ex., heparina), podem estar presentes durante a gestação e também podem ser de causa autoimune.

As hemofilias constituem distúrbios genéticos que promovem deficiências quantitativas e qualitativas dos fatores VIII (hemofilia A) e IX (hemofilia B). Acometem quase que exclusivamente indivíduos do sexo masculino e são classificadas clinicamente em graves, moderadas e leves, segundo a quantidade de fatores de coagulação presentes no sangue. A Tabela 5 descreve essa classificação e a frequência das manifestações hemorrágicas.

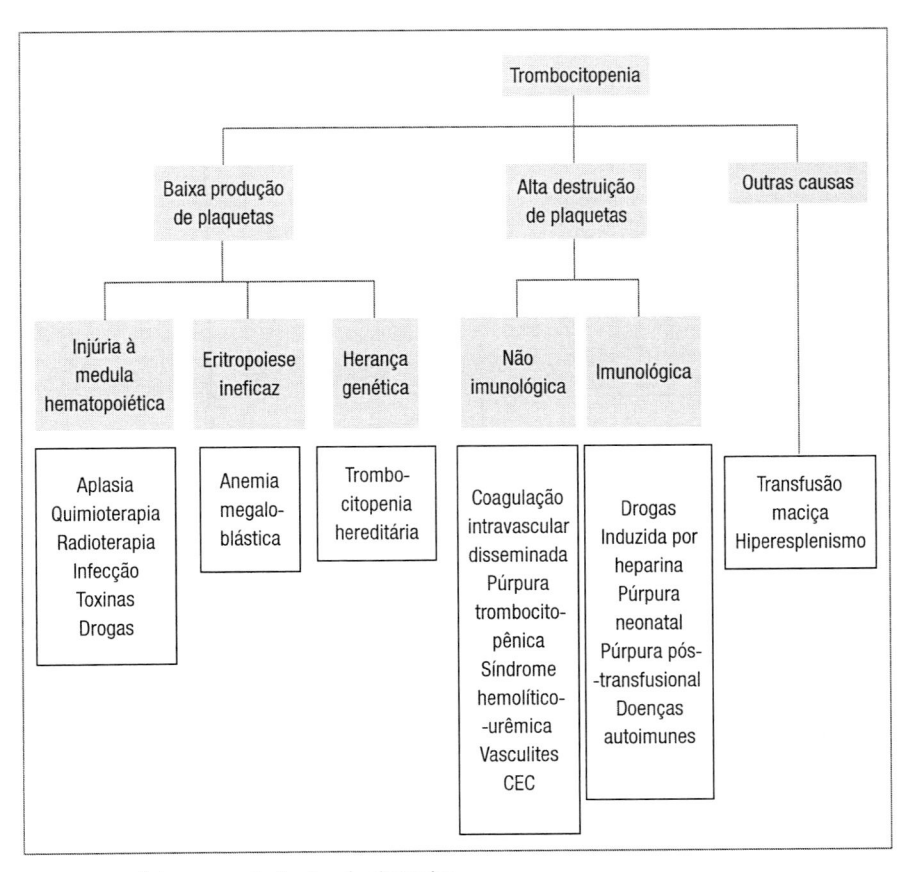

FIGURA 6 Fatores causais das trombocitopenias.

TABELA 5   Tipos de hemofilia, classificação clínica e frequência de manifestações hemorrágicas

Nível de fator VIII ou IX	Classificação	Características clínicas	Frequência de hemorragias	
			Hemofilia A	Hemofilia B
< 1% (< 0,01 U/mL)	Grave	Sangramentos espontâneos em músculo, articulações e outros tecidos	70%	50%
1 a 5% (0,01 a 0,05 U/mL)	Moderada	Hemorragia secundária a traumas pequenos	15%	30%
> 5 a 40% (0,05 a 0,40 U/mL)	Leve	Hemorragia secundária a traumas grandes	15%	20%

A hipocoagulabilidade pode também ser decorrente da doença de von Willebrand, também herdada geneticamente. Envolve alterações do fator de von Willebrand, proteína essencial para que ocorra a adesão plaquetária no local da injúria vascular, durante a formação do coágulo. São distúrbios menos graves que as hemofilias, com episódios hemorrágicos de controle mais fácil. Podem ser do tipo 1 (leve), 2 (moderada) ou 3 (grave), segundo a quantidade e o caráter funcional do fator de von Willebrand disponível. A doença de von Willebrand pode acarretar redução do fator VIII, sendo importante o cirurgião-dentista perguntar ao paciente e ao médico sobre os níveis desse fator.

Manejo odontológico

Para as trombocitopenias, é fundamental que o cirurgião-dentista tenha conhecimento acerca da quantidade de plaquetas em ocasião próxima à intervenção odontológica, uma vez que há oscilação grande do número de plaquetas durante a semana. No coagulograma, nem sempre o tempo de protrombina e o tempo de tromboplastina parcial ativada estão alterados diante da diminuição de plaquetas, sendo somente a redução do número dessas células o fator determinante para sangramentos excessivos. Em algumas situações, o paciente não sabe que está plaquetopênico, sendo os sangramentos bucais os primeiros sinais dessa disfunção. É fundamental a comunicação com o médico logo que esse distúrbio seja detectado.

A necessidade da intervenção odontológica deve ser ponderada diante de situação de trombocitopenia, já que, além do risco de sangramento, o paciente terá dificuldades para reparar o local. O reparo tecidual depende dos fatores de crescimento presentes no coágulo, os quais são liberados pelas plaquetas após sua adesão. Diante de plaquetas em número reduzido, a quantidade de fatores de crescimento fica limitada.

Em geral, quando as plaquetas estiverem abaixo de 50.000 células/mm³, recomendam-se somente intervenções odontológicas de urgência; nesse caso, se o procedimento odontológico for invasivo (extrações dentárias, cirurgias periodontais etc.), é recomendável que seja feita transfusão de plaquetas antes do procedimento. A Tabela 6 mostra uma classificação das trombocitopenias segundo a quantidade disponível de plaquetas e as manifestações bucais decorrentes desse quadro hematológico. Atentar para o fato de que, dependendo das causas subjacentes às alterações hematológicas, as trombocitopenias podem vir acompanhadas de anemias e leucopenias; a análise minuciosa do hemograma é fundamental. Além disso, a contagem de plaquetas pode não estar diretamente associada às manifestações bucais, já que as demais alterações hematológicas, em conjunto com as condições sistêmicas, podem interferir no quadro clínico da cavidade oral.

TABELA 6   Manifestações bucais segundo o grau de trombocitopenia

Contagem de plaquetas (× 10³/mm³)	Grau da trombocitopenia	Manifestações bucais
100 a 150	Leve	Mucosa normal; às vezes, sangramento discretamente aumentado durante e após cirurgias
50 a 100	Moderada	Sangramento excessivo durante e após cirurgias; possíveis petéquias e equimoses
30 a 50	Grave	Possível sangramento espontâneo; múltiplas petéquias e bolhas hemorrágicas, equimoses frequentes
< 30	Risco à vida	Sangramento espontâneo grave; múltiplas petéquias e bolhas hemorrágicas, equimoses e hematomas frequentes

Fonte: adaptada de Khammissa et al., 2018[1].

Nos casos de trombocitopenia moderada ou grave, além da transfusão de plaquetas, que pode ser solicitada pelo cirurgião-dentista, são necessárias medidas para minimizar sangramentos excessivos, optando-se por anestesias infiltrativas em região posterior inferior, em detrimento de anestesias de bloqueio do nervo alveolar inferior, bem como manobras hemostáticas mais intensas. A Tabela 7 descreve essas medidas.

TABELA 7   Medidas para minimizar o sangramento excessivo durante e após procedimentos cruentos odontológicos em pacientes com hipocoagulação

Minimizar o trauma cirúrgico
Se for possível, planejar as intervenções para o início da semana e do dia, pois isso permite o acompanhamento cuidadoso do paciente no pós-cirúrgico
Realizar sutura oclusiva, visando a estabilizar ao máximo o coágulo
Durante o procedimento, realizar compressão prolongada e constante utilizando gaze (o tempo de compressão necessário para se obter um coágulo estável pode se estender por até 30 min)
Utilizar agentes hemostáticos, como:
▪ Esponja de celulose oxigenada (p. ex., Surgicel®); é uma malha estéril à base de polímero de glicose, preparado pela oxidação controlada de celulose. Sua ação hemostática local depende da ligação da hemoglobina à oxicelulose, permitindo que o curativo se expanda em uma massa gelatinosa que, por sua vez, atua como arcabouço para a formação e a estabilização do coágulo
▪ Ácido tranexâmico em solução aquosa 5%, 4 vezes/dia, por 2 dias. É um agente antifibrinolítico com o potencial de reduzir sangramento quando aplicado topicamente, com mínima absorção sistêmica e efeitos secundários, podendo ser utilizado com segurança
▪ Selante de fibrina à base de fibrinogênio humano e trombina bovina, utilizado como cola ou esponja no interior do alvéolo dentário, para formação de um coágulo de fibrina

Para os casos de hemofilia A e de doença de von Willebrand, o manejo odontológico depende do prévio diagnóstico da gravidade da hemofilia. Deve-se entrar em contato com o médico do paciente para comunicar os tratamentos odontológicos necessários; o médico irá avaliar se os mesmos podem ser executados e sob quais condições. O cirurgião-dentista deve ter em mãos hemograma completo e coagulograma, incluindo o tempo de sangramento. Após anestesia local, um hematoma pode se formar na região; atentar para o risco de esse hematoma se localizar próximo às vias aéreas, dificultando a respiração. Pode-se optar por anestesias infiltrativas em região posterior inferior, em detrimento de anestesias de bloqueio do nervo alveolar inferior, para evitar a formação de hematomas. A necessidade da anestesia e o local onde ela será executada devem ser comunicados ao médico. No pós-operatório, deve-se evitar a prescrição de analgésicos e anti-inflamatórios que interferem muito na coagulação, como ácido acetilsalicílico, ibuprofeno e naproxeno sódico. Paracetamol pode ser uma recomendação.

Nos casos de hemofilia A leve e doença de von Willebrand, a prescrição prévia de acetato de desmopressina (a administração é endovenosa, subcutânea ou intranasal, e deve ser feita por indicação médica) estimula a liberação de fator de von Willebrand e de fator VIII. Essa prescrição deve anteceder principalmente exodontias e cirurgias periodontais, mas não é indicada para pacientes cardiopatas e crianças, uma vez que esse medicamento acarreta elevação do débito cardíaco, hipotensão e cefaleia.

Nos casos de hemofilia A e B moderadas ou graves, é necessária a administração dos fatores de coagulação deficitários, a qual deve ser feita 30 ou 60 min antes do tratamento odontológico. No caso da hemofilia A, o fator VIII deve ser mensurado antes do procedimento: é recomendável que esteja entre 50 e 75% para cirurgias orais menores e cirurgia periodontal, e entre 75 e 100% para cirurgias bucomaxilofaciais. Para ambos os tipos de hemofilia grave, a raspagem e o alisamento radicular devem ser feitos de forma eletiva, reduzindo-se os quadrantes, bem como aplicando-se ácido tranexâmico localmente. Tanto para o tratamento periodontal quanto para as exodontias, pode ser recomendado bochecho com ácido tranexâmico a 5% previamente ao procedimento e depois dele por até 7 dias. Os tratamentos endodônticos e ortodônticos podem ser realizados, desde que o trauma na região da mucosa oral seja minimizado ao máximo. No caso do tratamento endodôntico, o sangramento intrapulpar pode ser controlado com injeção intrapulpar de anestésico contendo vasoconstritor, irrigação com hipoclorito de sódio e pasta de hidróxido de cálcio. Atentar para o apoio do sugador no fundo de sulco e assoalho bucal, pois ele pode traumatizar o local e gerar um hematoma. É fundamental que o paciente hemofílico seja educado desde cedo a manter sua higiene oral adequada, realizando-se escovação e uso de fio dental de maneira correta, para evitar o trauma local.

Hipercoagulabilidade

A hipercoagulabilidade pode ser derivada do excesso de plaquetas (trombocitoses). Define-se trombocitose quando as plaquetas estão acima de 450.000 células/mm^3, porém deve-se ter certeza de que esse aumento é realmente patológico, já que é bastante comum o aumento sazonal e fisiológico de plaquetas. Quando a trombocitose é patológica, pode ser de natureza clonal ou reativa. As de natureza clonal são observadas nas situações de leucemia, mielodisplasia e anemia; as reativas são decorrentes de infecção, inflamação, deficiência de ferro, secundária a medicamentos ou então após procedimentos cirúrgicos extensos.

O aumento exagerado de plaquetas pode predispor à formação de trombose, processo caracterizado pela formação de trombos plaquetários excessivos, que podem obstruir a luz de vasos e causar isquemia. O risco de complicações trombóticas nas trombocitoses reativas é relativamente reduzido e, quando ocorre, é mais frequente na microcirculação venosa. Já nas trombocitoses clonais, as tromboses são as principais causas de morbidade e mortalidade. Isso ocorre com maior frequência na policitemia vera (alteração neoplásica em que boa parte dos elementos celulares sanguíneos está aumentada) e na trombocitemia essencial (aumento principalmente das células da linhagem megacarioblástica). Os pacientes portadores dessas alterações podem estar sob terapia com antiagregantes plaquetários (principalmente ácido acetilsalicílico), sendo importante o conhecimento da posologia e do tipo de medicamento que está sendo utilizado. Surpreendentemente, o aumento exagerado de plaquetas (acima de 1 milhão) pode também predispor a risco de sangramento, uma vez que boa parte das plaquetas circulantes está agregada em trombos diminutos na circulação, havendo uma fração livre muito reduzida de plaquetas. Nesse caso, o sangramento excessivo é detectado durante procedimentos cirúrgicos, ou então pode ser espontâneo, ocorrendo na mucosa oral, principalmente nas gengivas.

A hipercoagulabilidade também pode estar associada à redução de fatores de anticoagulação. No processo de coagulação normal, após a formação do trombo plaquetário, aumentam as concentrações de proteínas anticoagulantes (plasmina, proteína C, proteína S, antitrombina III, heparina), que promovem a dissolução do trombo plaquetário e também freiam a cascata da coagulação. Alguns indivíduos podem ser portadores de alterações genéticas que levam à ausência ou à redução de produção das proteínas C, S e antitrombina; há ainda o fator V de Leiden, nome dado à mutação genética no fator V, que impede a ação anticoagulante da proteína C. Nos casos de distúrbios nas proteínas de anticoagulação, é muito alto o risco de trombose venosa profunda e tromboembolismo, sendo necessária a terapia com anticoagulantes por período prolongado ou pela vida toda.

Manejo odontológico

O manejo odontológico do paciente com estados de hipercoagulabilidade inclui uma boa anamnese, para se verificar o tipo de doença presente e os medicamentos em uso, principalmente o tipo de anticoagulantes. É fundamental avaliar junto ao médico o risco de trombose e tromboembolismo, bem como expor o plano de tratamento odontológico, para verificar a oportunidade deste. Deve-se considerar, nesse caso, o risco de sangramento a que o paciente pode estar exposto, tanto pelo uso de anticoagulantes quanto pelo desequilíbrio do processo de hemostasia como um todo, em que sangramentos inusitados podem ocorrer, principalmente quando se tratar de trombocitoses. Pode ainda haver risco de alterações no processo de reparo, principalmente em situações em que as plaquetas estão com a função inibida ou comprometida.

Os tipos de medicamentos que diminuem o potencial de coagulação estão descritos na Tabela 8. Os antiagregantes plaquetários inibem proteínas essenciais para a adesão das plaquetas no local da lesão endotelial. Essas proteínas podem ser tromboxano A2, ADP e glicoproteínas IIb/IIIa. Existem também medicamentos que inibem, de maneira direta ou indireta, os fatores de coagulação específicos ou então inibem a vitamina K, com consequente diminuição da síntese dos fatores que dependem dessa vitamina (fatores II, VII, IX, X). As drogas com inibição direta dos fatores de coagulação podem ser as que inibem a trombina ou o fator Xa. As de inibição indireta incluem aquelas que atuam sobre a antitrombina, favorecendo a inibição da trombina. Por fim, existem os medicamentos fibrinolíticos, que estimulam a conversão do plasminogênio em plasmina, com posterior dissolução da fibrina e a lise do coágulo. Esses medicamentos são utilizados somente em âmbito hospitalar e em situações de urgência, dado o risco de tromboembolia.

Além de conhecer os tipos de medicamentos e sua forma de ação, o cirurgião-dentista deve se inteirar do hemograma, já que o estado de hipercoagulabilidade pode ser advindo de problemas hematológicos intrínsecos (observar principalmente o eritrograma e a contagem de plaquetas). Além disso, se o paciente está sob terapia com cumarínicos, é fundamental o cirurgião-dentista ter em mãos os valores de tempo de protrombina e RNI (Razão Normalizada Internacional), já que esses índices sinalizam de forma específica os níveis de anticoagulação do paciente. Para os demais medicamentos (antiagregantes plaquetários e inibidores diretos e indiretos de trombina), o tempo de protrombina e o RNI não são úteis para indicar o grau de anticoagulação. Nesses casos, somente o médico está apto a conhecer o grau de anticoagulação no qual se encontra o paciente e o risco de sangramento a que está exposto. No caso de uso de cumarínicos, recomenda-se que o exame de protrombina seja solicitado o mais próximo possível do procedimento odontológico, já que são comuns variações diárias desses índices.

TABELA 8   Tipos, mecanismos gerais de ação, princípio ativo e nomes comerciais de medicamentos que inibem a coagulação

Tipo	Mecanismo	Princípio ativo	Atuação	Nomes comerciais
Antiagregantes plaquetários	Inibição de proteínas necessárias à agregação das plaquetas na parede vascular lesionada	Ácido acetilsalicílico	Inibição de tromboxano A2, necessário para agregação plaquetária	Aspirina®, AAS®
		Clopidogrel	Inibição de ADP das plaquetas	Plavix®
		Plasugrel	Inibição de ADP das plaquetas	Effient®
		Ticagrelor	Inibição de ADP das plaquetas	Brilinta®
		Abcimabe	Inibição de glicoproteína IIb/IIIa	ReoPro®
		Epitifabide	Inibição de glicoproteína IIb/IIIa	Integrilin®
		Tirofiban	Inibição de glicoproteína IIb/IIIa	Aggrastat®
Cumarínicos	Inibição da vitamina K	Warfarina	Inibição indireta da síntese dos fatores de coagulação II, VII, IX, X	Marevan®, Coumadin®, Varfine®
Inibidores de fatores de coagulação e estimuladores de fatores de anticoagulação	Inibidores diretos da trombina	Rivaroxabana	Inibição do fator Xa e da trombina	Xarelto®
		Dabigatrana	Inibição direta da trombina	Pradaxa®
	Inibidores indiretos da trombina	Heparina não fracionada	Estímulo da antitrombina	Actparin®, Disotron®, Heparin®, Heptar®, Liquemine®
		Heparina de baixo peso molecular	Estímulo da antitrombina	Clexane®, Versa®
		Fondaparinux	Liga-se à antitrombina, inibindo a trombina	Arixtra®
Drogas fibrinolíticas		Ativador de plaminogênio tecidual	Converte o plasminogênio em plasmina, lisando a fibrina	Acytlise®
		Estreptoquinase	Converte o plasminogênio em plasmina, lisando a fibrina	Streptase®

Atualmente, já é consenso que, em boa parte das situações em que o paciente está anticoagulado, os procedimentos odontológicos podem ser realizados com segurança, desde que os princípios de um bom planejamento inicial, uma técnica cirúrgica acurada e atraumática e manobras hemostáticas locais (ver Tabela 7) sejam realizadas. Para os usuários de cumarínicos, valores de RNI iguais ou abaixo de 3,5 são seguros para a maioria dos procedimentos odontológicos: extração de até 3 elementos dentários, cirurgia para colocação de implantes, incisão de abscessos, raspagem e cirurgia periodontal etc. Valores de RNI acima de 3,6 podem gerar sangramentos abundantes, sendo prudente executar os procedimentos em ambiente hospitalar, caso eles sejam inadiáveis.

Não é recomendável que o cirurgião-dentista interrompa as medicações anticoagulantes ou substitua por outras sem o devido consentimento médico. O risco de trombose se sobrepõe ao de intensa hemorragia, sendo o primeiro de maior risco à vida. Caso o médico interrompa as medicações, é importante lembrar dos tempos necessários para que o sistema de coagulação normalize. No caso de antiagregantes plaquetários, em geral as plaquetas necessitam de 7 a 10 dias para voltar ao funcionamento normal. Para os usuários de warfarina, são necessários de 3 a 5 dias para que os fatores de coagulação assumam níveis normais. No caso de uso de rivaroxabana e dabigatrana, o fator Xa e a trombina normalizam no intervalo de 1 a 2 dias. Já para os usuários de heparina, a coagulação volta ao normal em 4 a 6 horas (heparina não fracionada) ou em 12 a 24 horas (heparina de baixo peso molecular). Assim, é recomendável que os procedimentos odontológicos sejam agendados respeitando-se esses prazos.

CONSIDERAÇÕES FINAIS

As doenças hematológicas constituem um amplo espectro de situações, com alto impacto na cavidade oral. O conhecimento geral desses distúrbios, principalmente de seus efeitos quanto à imunossupressão e aos distúrbios de coagulação é fundamental. O cirurgião-dentista deve se inteirar do hemograma, do coagulograma, do estado geral do paciente e das terapias instituídas para poder detectar a oportunidade correta de indicação e execução dos procedimentos odontológicos.

REFERÊNCIA BIBLIOGRÁFICA

1. Khammissa RAG, Fourie J, Masilana A, Lawrence S, Lemmer J, Feller L. Oral manifestations of thrombocytopaenia. Saudi Dent J. 2018;30(1):19-25.

BIBLIOGRAFIA

1. Abed H, Ainousa A. Dental management of patients with inherited bleeding disorders: a multidisciplinary approach. Gen Dent. 2017;65(6):56-60.
2. Adeyemo TA, Adeyemo WL, Adediran A, Akinbami AJ, Akanmu AS. Orofacial manifestations of hematological disorders: anemia and hemostatic disorders. Indian J Dent Res. 2011;22(3):454-61.

3. Bleeker JS, Hogan WJ. Thrombocytosis: diagnostic evaluation, thrombotic risk stratification, and risk-based management strategies. Thrombosis. 2011;2011:536062.

4. Burke VP, Startzell JM. The leukemias. Oral Maxillofac Surg Clin North Am. 2008;20(4):597-608.

5. Clemm R, Neukam FW, Rusche B, Bauersachs A, Musazada S, Schmitt CM. Management of anticoagulated patients in implant therapy: a clinical comparative study. Clin Oral Implants Res. 2016;27(10):1274-82.

6. Dézsi CA, Dézsi BB, Dézsi AD. Management of dental patients receiving antiplatelet therapy or chronic oral anticoagulation: a review of the latest evidence. Eur J Gen Pract. 2017;23(1):196-201.

7. Flint SR, Sugerman P, Scully C, Smith JG, Smith MA. The myelodysplastic syndromes. Case report and review. Oral Surg Oral Med Oral Pathol. 1990;70(5):579-83.

8. Hassona Y, Malamos D, Shaqman M, Baqain Z, Scully C. Management of dental patients taking direct oral anticoagulants: Dabigatran. Oral Dis. 2018;24(1-2):228-32.

9. Lowal KA, Alaizari NA, Tarakji B, Petro W, Hussain KA, Altamimi MA. Dental considerations for leukemic pediatric patients: an updated review for general dental practitioner. Mater Sociomed. 2015;27(5):359-62.

10. Mawardi H, Cutler C, Treister N. Medical management update: non-Hodgkin lymphoma. Oral Surg Oral Med Oral Pathol Oral Radiol Endod. 2009;107(1):e19-33.

11. Morimoto Y, Niwa H, Imai Y, Kirita T. Dental management prior to hematopoietic stem cell transplantation. Spec Care Dentist. 2004;24(6):287-92.

12. Nickles K, Wohlfeil M, Alesci S, Miesbach W, Eickholz P. Comprehensive treatment of periodontitis in patients with von Willebrand disease. J Periodontol. 2010;81(10):1432-40.

13. Weltman NJ, Al-Attar Y, Cheung J, Duncan DP, Katchky A, Azarpazhooh A, et al. Management of dental extractions in patients taking warfarin as anticoagulant treatment: a systematic review. J Can Dent Assoc. 2015;81:f20.

14. Wu YC, Wang YP, Chang JY, Cheng SJ, Chen HM, Sun A. Oral manifestations and blood profile in patients with iron deficiency anemia. J Formos Med Assoc. 2014;113(2):83-7.

7

TRATAMENTO ODONTOLÓGICO DOS PACIENTES COM DOENÇAS CARDIOVASCULARES

Marcela Alves dos Santos Paul

INTRODUÇÃO

Para o atendimento do paciente portador de doenças cardiovasculares, é indispensável que o cirurgião-dentista identifique e conheça as principais cardiopatias, pois cada grupo de doenças tem suas peculiaridades. Além disso, deve-se saber quando e como prevenir a endocardite infecciosa (EI), que é uma doença rara, mas com um alto índice de morbidade e mortalidade. É responsabilidade do cirurgião-dentista também conhecer os medicamentos de uso contínuo de seus pacientes, principalmente os que interferem na coagulação, como os antiagregantes plaquetários e os anticoagulantes.

CARDIOPATIAS CONGÊNITAS

As doenças cardíacas são divididas em dois grandes grupos: congênitas e adquiridas ao longo da vida. As cardiopatias congênitas são anomalias resultantes de defeitos anatômicos do coração ou dos grandes vasos associados, com comprometimento da estrutura ou da função. Trata-se de condições com grande variedade na apresentação ou no espectro clínico, existindo defeitos que evoluem de forma assintomática e outros com comprometimento hemodinâmico grave, insuficiência respiratória e alta taxa de mortalidade.

A incidência mundial das cardiopatias congênitas varia entre 0,8% e 1,2%, de acordo com a Organização Mundial da Saúde (OMS), sendo que no Brasil a taxa é de 1%, que corresponde a 10 crianças cardiopatas para cada 1.000 nascidos vivos.

As doenças congênitas são divididas em dois grupos, em relação à presença ou não de cianose: acianóticas ou cianóticas. No grupo de doenças acianóticas, incluem-se comunicações interatriais (CIA), comunicações interventriculares (CIV), persistência do canal arterial (PCA), estenose aórtica, estenose pulmonar e coarctação da aorta.

As doenças cianóticas são mais graves e menos frequentes. Podem ser resultado da associação de dois defeitos acianóticos, ou doenças raras como tetralogia de Fallot, transposição de grandes vasos, ventrículo único, entre outros.

O atendimento odontológico a esses pacientes requer alguns cuidados:

1. Os pacientes com cardiopatia congênita cianótica são considerados de risco de desenvolver EI e, por essa razão, devem receber profilaxia antibiótica prévia a tratamento odontológico cruento. A dose indicada é única de 50 mg/kg de amoxicilina por via oral, ou 2 g de amoxicilina no paciente acima de 30 kg.[1,2]

2. Os pacientes com CIA *ostium secundum* ou os pacientes operados de CIA, CIV e PCA sem defeito residual após 6 meses da correção são considerados pacientes de baixo risco de desenvolver EI e, por essa razão, não há necessidade de profilaxia antibiótica.

3. Outro cuidado fundamental é com a redução de estresse, já que geralmente os portadores das doenças cianóticas são crianças. Quando a criança apresenta inúmeros focos de infecção odontológica, o ideal é realizar o tratamento sob anestesia geral. A sedação nesses pacientes é, na maioria das vezes, contraindicada, porém pode ser uma alternativa naqueles pacientes internados e com necessidade de poucas intervenções; essa é uma decisão que deve ser tomada em conjunto com a equipe médica, avaliando-se o risco/benefício de qualquer intervenção.

4. Quanto à anestesia local, são poucos os estudos na literatura que discutem seu uso em pacientes graves. É recomendável uso de lidocaína sem adrenalina.[3]

DOENÇAS VALVARES

As doenças valvares podem ser de etiologia congênita, apresentando-se como estenose, insuficiência ou dupla lesão valvar. Também pode ser de etiologia adquirida, a qual, no nosso País, inclui frequentemente a febre reumática, esta já erradicada nos países desenvolvidos.

A febre reumática ocorre por faringite ou tonsilite de repetição cujo agente etiológico foi o *Streptococcus* beta-hemolítico do grupo A de Lancefield em indivíduos suscetíveis ou que não foi tratada de forma ideal. O paciente pode ter o quadro de febre reumática e ficar sem lesão no coração ou pode evoluir para cardite reumática com lesões em valvas que corresponde a cerca de 40% das cirurgias cardíacas no Instituto do Coração do Hospital das Clínicas da Faculdade de Medicina da Universidade de São Paulo (InCor-HCFMUSP).

Quando existe um comprometimento importante da valva, a correção cirúrgica muitas vezes é o tratamento viável, podendo acarretar a substituição da valva doente por uma prótese. Existem dois tipos de próteses, a biológica ou a metálica. A prótese biológica tem durabilidade menor, enquanto a prótese metálica tem durabilidade maior, mas o paciente tem um risco elevado de evento tromboembólico, necessitando do uso contínuo de anticoagulantes. A decisão pelo tipo de prótese indicada é da responsabilidade do médico, em conjunto com o paciente e sua família.

O atendimento odontológico a esses pacientes requer alguns cuidados:

1. Os pacientes com prótese valvar são considerados de risco de desenvolver EI e, por essa razão, devem receber profilaxia antibiótica prévia a tratamento odontológico invasivo. A dose é de 2 g de amoxicilina, 1 hora antes do procedimento.[1,2]

2. De acordo com as diretrizes da American Heart Association (AHA) de 2007[2], os pacientes com doenças em valva nativa são considerados de baixo risco de desenvolver EI, não sendo indicada mais a profilaxia antibiótica. Essa recomendação difere daquela descrita em diretriz anterior da AHA (de 1997[1]), quando então era indicada a profilaxia para esses pacientes considerados de risco moderado para desenvolver a EI.

Diante da modificação das recomendações da AHA, foi realizado um estudo retrospectivo na Unidade de Odontologia do InCor-HCFMUSP, em conjunto com Unidade Clínica de Valvopatia, para traçar o perfil dos pacientes desses institutos e definir a mudança ou não de conduta. Nesse estudo, foi realizado um levantamento do ano de 2006, relacionando a doença de base com o desenvolvimento da EI. Foi observado que 42% das EI ocorreram em pacientes com doenças em valvas nativas; por essa razão, a conduta da equipe da Unidade de Odontologia do InCor-HCFMUSP é prevenir EI, tanto nos pacientes com valvopatias quanto nos portadores de próteses valvares, prescrevendo a profilaxia antibiótica prévia a procedimentos cruentos (Figura 1). Assim, essa conduta corrobora com as diretrizes da AHA de 1997.

1. Outro cuidado fundamental é com o uso de anticoagulantes nos pacientes portadores de doenças valvares. O cirurgião-dentista deve ter conhecimento sobre esses medicamentos e sobre como deve atuar com segurança frente a procedimentos invasivos na manutenção de todos os medicamentos prescritos pelo médico do paciente.

2. Quanto à anestesia local, um estudo teve como objetivo investigar alterações hemodinâmicas durante tratamento restaurador ou exodontia em valvopatas; 59 pacientes portadores de doença valvar foram divididos em 2 grupos. Um grupo com 28 pacientes recebeu de 1 a 3 tubetes de lidocaína com adrenalina, enquanto 31 pacientes receberam de 1 a 3 tubetes do mesmo anestésico sem o vasoconstritor. Foram avaliados pressão arterial (PA), frequência cardíaca (FC), saturação periférica de oxigênio e presença de arritmias por meio da eletrocardiografia, antes, durante e após o procedimento. Não houve diferença entre os dois grupos em relação às variáveis estudadas.[4] Outro estudo publicado no mesmo ano foi realizado para avaliar os parâmetros da cardiotocografia, de pressão arterial e eletrocardiográficos de gestantes portadoras de doença valvar reumática, quando submetidas à anestesia local com 1,8 mL de lidocaína com e sem vasoconstritor durante procedimento odontológico restaurador. Os métodos utilizados foram monitoração ambulatorial da pressão arterial (MAPA), Holter para avaliação de frequência cardíaca ou ocor-

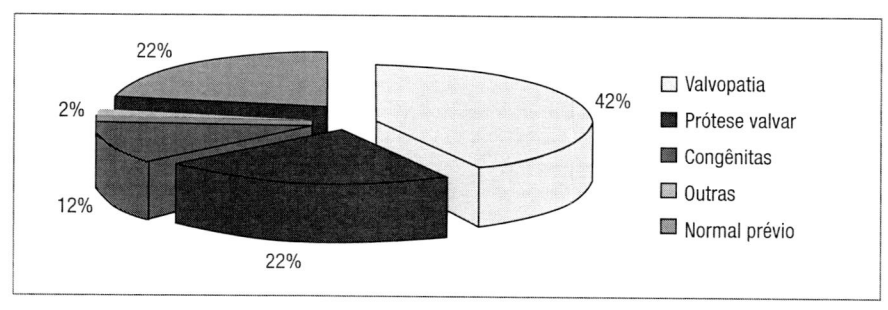

FIGURA 1   Distribuição dos casos de endocardite infecciosa de acordo com a doença cardíaca de base em 2006 no InCor-HCFMUSP.

rência de qualquer arritmia e cardiotocógrafo que registrou frequência fetal, contrações uterinas maternas e movimentação uterina do feto. Os resultados mostraram que a lidocaína em associação com a adrenalina 1:100.000 foi segura nessa população.[5] Assim, apesar de haver poucos estudos sobre o tema, parece não haver restrição do uso de lidocaína com adrenalina nos pacientes portadores de doenças valvares.

DOENÇA ARTERIAL CORONARIANA

A doença arterial coronariana (DAC) é a cardiopatia mais prevalente, acarretando altos índices de morbidade e mortalidade, nas diversas formas de apresentação clínica, desde angina até o infarto agudo do miocárdio (IAM), que é a necrose do músculo cardíaco.

O tratamento da DAC pode ser medicamentoso, geralmente com o uso de antiagregantes plaquetários, sendo o mais comum o ácido acetilsalicílico (AAS).

Um dos tratamentos que está sendo bastante utilizado é a angioplastia com colocação do *stent*. Dependendo do tipo de *stent* (farmacológico ou não), o paciente deve usar uma associação de medicamentos antiagregantes plaquetários por determinado período para evitar a reestenose da artéria.

O tratamento cirúrgico ainda é bem indicado em determinados casos, como a revascularização miocárdica, conhecida como ponte de safena.

O atendimento odontológico a esses pacientes requer alguns cuidados:

1. Os pacientes com DAC, com *stent* ou ponte de safena, são considerados de baixo risco de desenvolver EI; por essa razão, não necessitam de profilaxia antibiótica. Contudo, é importante ressaltar a importância da saúde bucal dos pacientes, já que parece existir associação entre DAC e doença periodontal.

2. Esses pacientes geralmente utilizam antiagregantes plaquetários, como AAS, ticlopidina, clopidogrel, prasugrel ou ticagrelor, em monoterapia ou associação de dois desses medicamentos. Já existe literatura suficiente sobre a segurança em realizar procedimentos cirúrgicos odontológicos com segurança sem suspensão desses medicamentos e usando manobras hemostáticas locais.

3. Quanto à anestesia local são poucos os estudos na literatura com pacientes graves. O objetivo do estudo de Neves et al.[6] foi avaliar os parâmetros eletrocardiográficos e de PA em 62 portadores de DAC, com 70% de obstrução em pelo me-

nos uma artéria coronária; 30 pacientes receberam 1 a 2 tubetes de lidocaína 2% com adrenalina 1:100.000, e 32 receberam 1 a 2 tubetes de lidocaína 2%. Os resultados revelaram que não houve diferença entre os grupos no comportamento de PA, FC, evidência de isquemia e presença de arritmias. Portanto, o uso de até 2 tubetes de lidocaína com vasoconstritor é seguro se aplicados com a técnica adequada. Outro estudo conduzido por Santos-Paul et al.[7], em 2015, avaliou os níveis glicêmicos, PA, FC e níveis de ansiedade de pacientes com DAC grave com pelo menos uma artéria com obstrução de, no mínimo 70%, e portadores de diabetes melito tipo 2 quando submetidos a exodontia sob anestesia local com e sem vasoconstritor. Para isso, os pacientes foram alocados em 2 grupos, um com 35 pacientes que receberam 5,4 mL de lidocaína 2% com adrenalina 1:100.000, e o grupo controle, que recebeu o mesmo volume e lidocaína 2%. A glicemia foi monitorada de forma contínua. Não houve diferença entre os grupos no comportamento de glicemia, PA, FC e ansiedade, demonstrando que esse volume de anestésico é seguro, desde que a técnica anestésica seja correta e mantendo todas as medicações de uso contínuo do paciente.

ARRITMIAS

As arritmias são doenças nas quais há alterações no ritmo normal do coração. Didaticamente, as taquiarritmias são aquelas acima de 100 batimentos por minuto (bpm) e as bradiarritmias são aquelas abaixo de 50 bpm. A fibrilação atrial (FA) é a taquiarritmia mais comum e, nessa doença, o impulso elétrico não é gerado pelo nó sinoatrial, e sim por pontos ectópicos causando um ritmo caótico nos átrios. Portanto, esses pacientes têm um alto risco de eventos tromboembólicos, necessitando de anticoagulantes. Nos casos de bradiarritmias graves, pode ser necessário o uso de dispositivos como marca-passo ou cardiodesfibrilador implantável (CDI).

O atendimento odontológico a esses pacientes requer alguns cuidados:

1. Os pacientes com arritmia têm baixo risco de EI, não sendo necessária a profilaxia antibiótica. No entanto, no InCor-HCFMUSP, preconiza-se o uso da profilaxia para pacientes com marca-passo e CDI em razão do alto índice de EI em cabo de marca-passo na nossa população.

2. Os pacientes com FA usam anticoagulantes; o cirurgião-dentista deve saber proceder em cirurgias odontológicas na vigência desses medicamentos, to-

mando os cuidados necessários (serão discutidos posteriormente) e lançando mão de manobras hemostáticas locais.

3. Nos portadores de marca-passo e CDI, não se pode usar bisturi elétrico ou localizador apical, pois interfere nesses dispositivos. Contudo, se for indispensável, o cirurgião-dentista deve entrar em contato com o cardiologista responsável para reprogramar o dispositivo e dar as orientações necessárias.

4. Quanto ao anestésico ideal, o objetivo do estudo de Cáceres et al.[8] foi avaliar PA, FC e número de extrassístoles ventriculares em 65 portadores de arritmias ventriculares complexas, que foram divididos em 4 grupos: metade dos portadores de doença de Chagas receberam lidocaína 2% e os restantes receberam prilocaína 3% com felipressina. Da mesma forma, os portadores de DAC com IAM receberam os dois tipos de anestésicos. Não houve diferença entre os grupos. Os resultados demonstraram que a prilocaína 3% com felipressina é segura, mas não superior a lidocaína 2% em pacientes chagásicos e coronarianos com arritmias ventriculares complexas.

MIOCARDIOPATIAS

A miocardiopatia é uma doença primária do músculo cardíaco. As cardiomiopatias dividem-se em três tipos principais com base nas características patológicas: hipertróficas, dilatadas e restritivas. As manifestações de cardiomiopatias são, em geral, as mesmas da insuficiência cardíaca e variam de acordo com a disfunção sistólica, diastólica ou ambas. O tratamento dessa doença é amplo, dependendo do comprometimento cardíaco. Pode ser um tratamento medicamentoso, associado à instalação de marca-passo e CDI, ou até necessitando de um transplante cardíaco, quando outras terapias falham.

O atendimento odontológico a esses pacientes requer alguns cuidados:

1. Não há necessidade de profilaxia antibiótica para EI nas miocardiopatias, somente se o paciente for portador de dispositivos intracardíacos, como citado anteriormente.

2. É necessário orientar o paciente na manutenção da saúde bucal.

3. Para anestesias locais, a orientação é o uso do anestésico lidocaína 2% sem vasoconstritor, por falta de estudos randomizados que comprovem a segurança de outros agentes anestésicos.

ENDOCARDITE INFECCIOSA

A EI é uma doença grave, considerada rara, que incide em 80% dos cardiopatas. A principal porta de entrada para a EI (cerca de 40%) é a cavidade oral, e o microrganismo responsável por esses índices é o *Streptococcus* do grupo *viridans*, embora já se conheçam outros agentes etiológicos. A EI é de difícil diagnóstico e tratamento complexo, com internações cujo tempo varia de 45 a 60 dias, muitas vezes necessitando de cirurgia cardíaca, sendo, portanto, de alto custo. Atinge todas as idades e tem alta taxa de morbidade e mortalidade, podendo recidivar. Entre os anos de 2008 e 2009, foi realizado um levantamento no InCor-HCFMUSP, que revelou uma frequência de 294 internações por EI; a Unidade de Odontologia do InCor-HCFMUSP atende em torno de 5 pacientes por mês acometidos por essa enfermidade. O cirurgião-dentista tem importância fundamental tanto na prevenção como no tratamento dessa doença.

Já foi citado em cada tópico quais as condições cardíacas que necessitam de profilaxia antibiótica prévia a procedimentos odontológicos invasivos (que tenham sangramento); o regime padrão-ouro é 2 g de amoxicilina 1 hora antes do procedimento em adultos e 50 mg/kg em pacientes de até 30 kg. Outras opções de profilaxia, de acordo com as diretrizes da AHA[1,2], estão na Tabela 1.

TABELA 1   Regimes de antibióticos profiláticos para prevenção de EI

Antibiótico	Dose adulto	Dose pediátrica	Horário	Via
Cefalexina	2 g	50 mg/kg	60 min antes	VO
Azitromicina	500 mg	15 mg/kg	60 min antes	VO
Cefazolina	1 g	50 mg/kg	30 min antes	IM ou EV

Na vigência da doença, a atuação da equipe multidisciplinar é fundamental. A odontologia fica responsável pelo diagnóstico e pela eliminação de focos infecciosos. Para isso, é necessário realizar exame físico minucioso e avaliação radiográfica. O planejamento das sessões sempre é discutido com o médico do paciente, levando em conta o estado geral do paciente, o qual muitas vezes altera a conduta odontológica.

TRANSPLANTE CARDÍACO

Os transplantes cardíacos são procedimentos que têm crescido substancialmente. Em 2017, foram realizados 380 transplantes cardíacos no Brasil, sendo a maioria no estado de São Paulo (130 casos).[9]

O acompanhamento pelo cirurgião-dentista do paciente candidato a transplante e após a recepção do órgão é indispensável, pois qualquer doença bucal pode contraindicar a cirurgia no primeiro momento ou interferir na terapia posteriormente.

Na fase pré-transplante, a função do cirurgião-dentista é a eliminação de qualquer foco de infecção e motivação do paciente a manter a saúde bucal e retornar em consultas periódicas para acompanhamento.

Na fase pós-transplante, o cirurgião-dentista deve conhecer os efeitos colaterais dos medicamentos imunossupressores, como hipertrofia gengival (Figura 2), lesões aftosas em situação de imunossupressão (Figuras 3 e 4), entre outras. Na necessidade de intervenção, a profilaxia antibiótica deve ser prescrita, em virtude da imunossupressão do paciente.

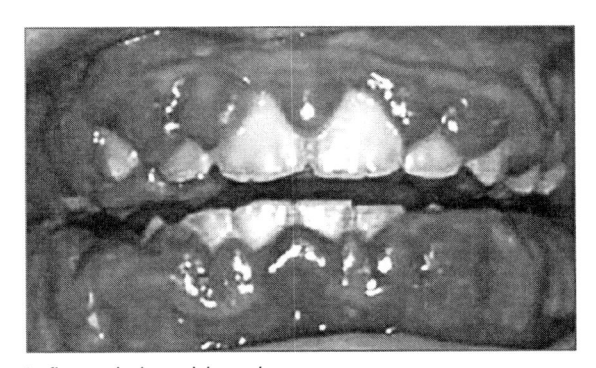

FIGURA 2   Hipertrofia gengival por ciclosporina.

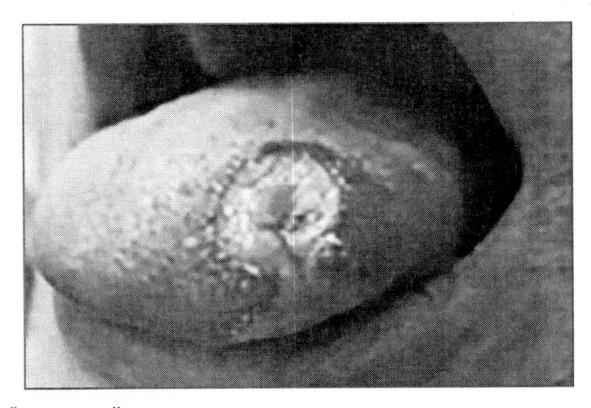

FIGURA 3   Lesão por everolimo.

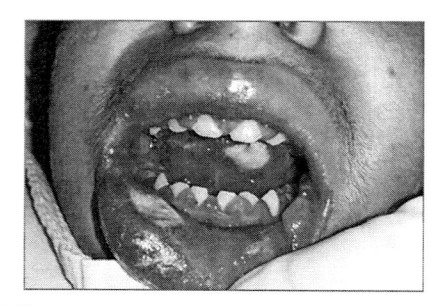

FIGURA 4   Lesão por sirolimo.

PACIENTES EM USO DE MEDICAMENTOS ANTICOAGULANTES ORAIS

Os anticoagulantes são utilizados para prevenir a formação de trombos, tanto venosos como arteriais, em pacientes de alto risco. Os antagonistas da vitamina K (AVK) foram, durante cerca de 5 décadas, os únicos anticoagulantes orais disponíveis e são ainda os mais utilizados. São medicamentos que necessitam de um controle laboratorial rigoroso por meio do TP/INR (tempo de trombina/relação de normalização internacional), pois há interações medicamentosas e alimentares que interferem no efeito do medicamento.

Para proceder nesses pacientes, é seguro manter os níveis necessários de anticoagulação, para evitar eventos cardiovasculares devastadores, mesmo durante a realização de procedimentos odontológicos invasivos. O exame de TP/INR deve ser solicitado o mais próximo do procedimento a ser realizado. Quando não for possível, por exemplo, em uma situação de urgência, podem-se seguir as recomendações descritas na Tabela 2, indicadas para os pacientes que controlam bem sua anticoagulação, mantendo o INR estável.

TABELA 2   Prazo do INR de acordo com o procedimento odontológico para pacientes que mantêm níveis estáveis de anticoagulação

Procedimento	Prazo	INR
Dentística		Não há necessidade de avaliar INR
Necropulpectomia		Não há necessidade de avaliar INR
Biopulpectomia	30 dias	Até 3,5
Raspagem subgengival	30 dias	Até 3,5
Cirurgia periodontal	15 dias	Até 3,5
Cirurgia oral	15 dias	Até 3,5

Nos casos de pacientes que não são bem controlados, ou o resultado do exame é INR > 3,5, ou quando há mudança de dose do anticoagulante após o último exame, deve-se solicitar novo exame para os procedimentos com risco de sangramento.

Hoje os anticoagulantes de ação direta foram introduzidos na prática clínica e têm como uma das vantagens não necessitar de controle periódico. Nesses casos, como esses medicamentos não têm antagonistas, é sempre indicado conversar com o cardiologista antes de qualquer intervenção.

MANOBRAS HEMOSTÁTICAS LOCAIS

Para um profissional capacitado, é possível realizar qualquer procedimento odontológico na vigência de medicamentos antiagregantes plaquetários e anticoagulantes orais. As manobras hemostáticas locais são indispensáveis nesses casos. A principal delas é muitas vezes negligenciada pelo cirurgião-dentista, que é a sutura bem realizada, com pontos simples, sempre visando um reparo tecidual por primeira intenção. Outras medidas hemostáticas são: antifibrinolíticos (ácido tranexâmico) (Figura 5), cola biológica (Figura 6), esponjas reabsorvíveis, celulose oxidada absorvível ou gel hemostático.

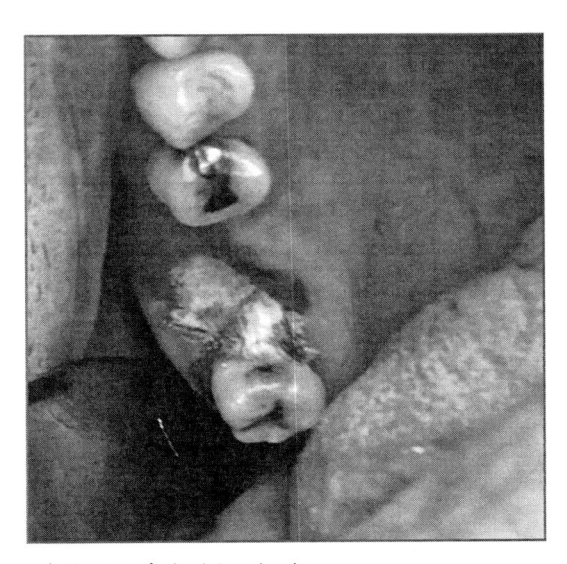

FIGURA 5   Pasta de ácido tranexâmico intra-alveolar.

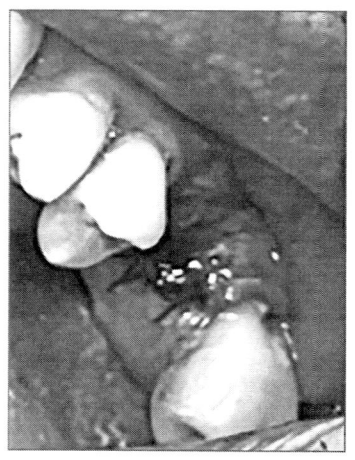

FIGURA 6   Cola biológica sobre a sutura.

CONSIDERAÇÕES FINAIS

Para o atendimento odontológico do paciente portador de doenças cardiovasculares, são necessárias capacitação e experiência do cirurgião-dentista. Conhecer as cardiopatias e os medicamentos que o paciente usa, prevenir a EI, indicar o anestésico local correto e conhecer toda a técnica cirúrgica frente aos pacientes que utilizam drogas que alteram a coagulação são obrigações do cirurgião-dentista habilitado para atender essa população. Esse profissional deve saber resolver qualquer intercorrência resultante da intervenção.

REFERÊNCIAS BIBLIOGRÁFICAS

1. Dajani AS, Taubert KA, Wilson W, Bolger AF, Bayer A, Ferrieri P, et al. Prevention of bacterial endocarditis. Recommendations by the American Heart Association. Circulation. 1997;96(1):358-66.
2. Wilson W, Taubert KA, Gewitz M, Lockhart PB, Baddour LM, Levison M, et al. Prevention of infective endocarditis: guidelines from the American Heart Association: a guideline from the American Heart Association Rheumatic Fever, Endocarditis, and Kawasaki Disease Committee, Council on Cardiovascular Disease in the Young, and the Council on Clinical Cardiology, Council on Cardiovascular Surgery and Anesthesia, and the Quality of Care and Outcomes Research Interdisciplinary Working Group. Circulation. 2007;116(15):1736-54.
3. Dutra RM, Neves IL, Neves RS, Atik E, Santos Ude P. Peripheral oxygen saturation, heart rate, and blood pressure during dental treatment of children with cyanotic congenital heart disease. Clinics. 2014;69(5):314-8.

4. Laragnoit AB, Neves RS, Neves IL, Vieira JE. Locoregional anesthesia for dental treatment in cardiac patients: a comparative study of 2% plain lidocaine and 2% lidocaine with epinephrine (1:100,000). Clinics. 2009;64(3):177-82.

5. Neves IL, Avila WS, Neves RS, Giorgi DM, Santos JF, Oliveira Filho RM, et al. Maternal-fetal monitoring during dental procedure in patients with heart valve disease. Arquivos Brasileiros de Cardiologia. 2009;93(5):463-742.

6. Neves RS, Neves IL, Giorgi DM, Grupi CJ, Cesar LA, Hueb W, et al. Effects of epinephrine in local dental anesthesia in patients with coronary artery disease. Arquivos Brasileiros de Cardiologia. 2007;88(5):545-51.

7. Santos-Paul MA, Neves IL, Neves RS, Ramires JA. Local anesthesia with epinephrine is safe and effective for oral surgery in patients with type 2 diabetes mellitus and coronary disease: a prospective randomized study. Clinics. 2015;70(3):185-9.

8. Caceres MT, Ludovice AC, Brito FS, Darrieux FC, Neves RS, Scanavacca MI, et al. Effect of local anesthetics with and without vasoconstrictor agent in patients with ventricular arrhythmias. Arquivos brasileiros de cardiologia. 2008;91(3):128-33, 42-7.

9. Registro Brasileiro de Transplante. Dimensionamento dos transplantes no Brasil e em cada estado (2010-2017). Associação Brasileira de Transplantes e Órgãos. 2017. p.1-104.

8

PACIENTES COM DISFUNÇÕES RENAIS

Karem López Ortega

INTRODUÇÃO E EPIDEMIOLOGIA

Os rins são órgãos que apresentam papéis importantes em diversas funções fisiológicas do organismo:

- excreção de produtos do metabolismo, como ureia, creatinina, ácido úrico, produtos do metabolismo da hemoglobina, metabólitos hormonais e substâncias estranhas, como drogas, pesticidas e conservantes alimentares;
- regulação do equilíbrio ácido-básico (pH);
- equilíbrio hidreletrolítico, isso é, de água, sódio, potássio, cloro, bicarbonato, hidrogênio, fósforo, cálcio e magnésio;
- produção e secreção de hormônios, enzimas e substâncias vasoativas:
  - produção de renina que ativa o sistema renina-angiotensina-aldosterona (SRA), regulando a pressão arterial e o equilíbrio de sódio e potássio;
  - prostaglandinas/cininas, que modulam o fluxo sanguíneo renal e as interações com SRA);
  - formação de 1,25-di-hidróxi-vitamina D3, que participa na homeostase do cálcio e do fósforo;
  - produção de eritropoietina, que estimula a formação de eritrócitos pela medula óssea);
- controle da pressão arterial e do volume sanguíneo, que estão relacionados ao equilíbrio hidreletrolítico e à produção de hormônios, enzimas e substâncias vasoativas).[1]

É importante lembrar que a alteração das funções renais pode levar o paciente a apresentar comprometimentos cardiovascular, hematológico, muscular, neurológico, esquelético e aumento da pressão arterial sistêmica e acidose metabólica, entre outros.[1]

O comprometimento da função renal quase sempre aparece como consequência de uma doença sistêmica crônica (p. ex., hipertensão arterial sistêmica, diabetes e doenças autoimunes, como lúpus eritematoso sistêmico), de terapias medicamentosas instituídas para controlar uma condição ou doença sistêmica (medicações de uso contínuo) ou em decorrência de infecções (p. ex., pielonefrites) e distúrbios de malformação do próprio órgão (doenças congênitas e síndromes genéticas).[1]

Talvez em decorrência da diversidade de possíveis etiologias, a doença renal encontra-se entre as principais causas de óbito e de incapacidade no mundo. Estima-se que a prevalência da doença renal crônica esteja em torno de 13% da população mundial e que a doença renal aguda contabilize cerca de 21% das internações hospitalares.[2,3]

DEFINIÇÕES E CLASSIFICAÇÕES

As doenças renais podem ser classificadas em agudas e crônicas.

Doença renal aguda

A doença renal aguda (DRA) ou insuficiência renal aguda (IRA) acomete 13,3 milhões de pessoas ao ano (85% em países em desenvolvimento) e é um dos grandes fatores contribuidores para que pacientes apresentem desfechos insatisfatórios, contribuindo para 1,7 milhão de mortes ao ano.[3]

A etiologia da IRA varia, sendo mais prevalente em pacientes hospitalizados nos países de alta renda; em países de baixa e média renda, responsabilizam-se sobretudo as doenças agudas, geralmente em associação com quadros de diarreia e desidratação, infecções (como malária e dengue) e toxinas (como venenos de cobras e medicações).[3]

A IRA é definida como a redução rápida da função renal, com diminuição do ritmo de filtração glomerular e/ou do volume urinário. Laboratorialmente, a IRA é definida quando se evidencia aumento da creatinina sérica ≥ 0,3 mg/dL em 48 horas; ou aumento da creatinina sérica ≥ a 1,5 vez o valor basal que se presume ou se sabe ter ocorrido dentro dos 7 dias anteriores; ou volume de urina, em 6 horas, < 0,5 mL/kg/h.[4] O estadiamento do grau de IRA é feito de acordo com os níveis de creatinina sérica e diurese (Tabela 1).

TABELA 1 Estadiamento da IRA

Estágio	Creatinina sérica	Diurese
1	Aumento de 1,5 a 1,9 vez o valor basal ou aumento ≥ 0,3 mg/dL	< 0,5 mL/kg/h por 6 horas
2	Aumento de 2 a 2,9 vezes o valor basal	< 0,5 mL/kg/h por ≥ 12 horas
3	Aumento de 3 vezes o valor basal ou ≥ 4 mg/dL ou início de TRS ou em pacientes com menos de 18 anos, declínio de TFG < 35 mL/min/1,73 m²	< 0,3 mL/kg/h por ≥ 24 horas ou anúria por 12 horas

TFG: taxa de filtração glomerular; TRS: terapia renal substitutiva.
Fonte: adaptada de Khwaja, 2012.[4]

Geralmente, em decorrência da incapacidade dos rins de executarem suas funções fisiológicas convencionais, o paciente necessita da instituição de terapias renais substitutivas (TRS, ou tratamento por diálise), até que os rins voltem a funcionar normalmente.[3,4]

O curso da IRA varia de acordo com o contexto em que ela ocorre, e sua severidade e duração estão diretamente relacionadas com a necessidade de diálise, recuperação da função renal e sobrevida do paciente.[3,4]

Doença renal crônica

A agressão crônica e de longo prazo ao rim leva à substituição do parênquima renal por fibrose que, por sua vez, é caracterizada por glomeruloesclerose, atrofia tubular e fibrose intersticial.[5]

Clinicamente, a doença renal crônica (DRC) representa uma perda progressiva e irreversível da função dos rins, e seu diagnóstico baseia-se no estabelecimento de uma redução crônica da função renal e danos renais estruturais, por um período igual ou superior a 3 meses. O melhor indicador disponível da função renal global é a taxa de filtração glomerular (TFG), que equivale à quantidade total de líquido filtrado através de todos os néfrons funcionais por unidade de tempo. Laboratorialmente, a DRC pode ser demonstrada pela TFG < 60 mL/min/1,73 m² e/ ou a presença de um ou mais marcadores de dano renal, com duração mínima de

3 meses, independentemente da causa subjacente.[5] Entende-se como marcadores do dano renal:

- albuminúria (razão entre albumina e creatinina $\geq$ 30 mg/g);
- anormalidade de sedimento urinário;
- anormalidade de eletrólitos ou outra anormalidade decorrente de distúrbio tubular;
- anormalidades na histologia;
- anormalidades estruturais detectadas por imagem;
- história de transplante de rim.[5]

A DRC pode ser classificada em diversos estágios, sendo o último deles o estágio que caracteriza a insuficiência renal crônica (IRC) e no qual há a necessidade de instituição de TRS (Tabela 2).[6]

TABELA 2 Estadiamento e prognóstico da doença renal crônica

Estágios da DRC	Interpretação clínica	Taxa de filtração glomerular (TFG)	Categoria de albuminúria		
			A1 < 30 mg/g	A2 30 a 300 mg/g	A3 > 300 mg/g
1	TFG normal ou alta	$\geq$ 90 mL/min/1,73 m²			
2	TFG levemente diminuída	60 a 89 mL/min/1,73 m²			
3A	TFG de leve a moderadamente diminuída	45 a 59 mL/min/1,73m²			
3B	TFG moderada a severamente diminuída	30 a 44 mL/min/1,73 m²			
4	TFG severamente diminuída	15 a 29 mL/min/1,73 m²			
5	Insuficiência renal	< 15 mL/min/1,73 m²			

A1: albuminúria normal ou levemente aumentada; A2: albuminúria moderadamente aumentada; A3: albuminúria severamente aumentada.
▮: baixo risco (se não houver outros marcadores de doença renal, não DRC); ▮: risco moderadamente aumentado; ▮: alto risco; ▮: risco muito alto.
Fonte: adaptada de KDIGO, 2013.[6]

Em geral, os pacientes só apresentam sinais e sintomas clínicos quando já perderam mais de 50% da função renal. A partir desse ponto, podem ser vistas as consequências clínicas da uremia e da hipofunção do órgão – anemia leve, pressão alta, edema em pálpebras e pés, mudança nos hábitos de urinar (levantar diversas vezes à noite para urinar) e do aspecto da urina (urina muito clara, sangue na urina etc.). Somente quando a perda da função atinge patamares entre 85 e 90% é que são instituídas as TRS.

PATOGENIA – COMPLICAÇÕES ASSOCIADAS À PERDA DA FUNÇÃO RENAL

As complicações do mau funcionamento renal estão diretamente vinculadas à disfunção do órgão e à consequente inabilidade deste em cumprir todas as suas funções fisiológicas.[5] À medida que a DRC progride e a função renal se torna menos eficaz, várias substâncias conhecidas como solutos de retenção urêmica acumulam-se no corpo, juntamente com as toxinas urêmicas que também exercem efeitos biológicos adversos. As toxinas urêmicas têm efeitos bioquímicos e fisiológicos complexos e incompletamente compreendidos. Acredita-se que eles contribuam para inflamação, disfunção imune, doença vascular, disfunção plaquetária e aumento do risco de sangramento, disbiose no intestino, incluindo aumento da translocação de bactérias, alteração do metabolismo de medicamentos, bem como na progressão da DRC.[5]

Os solutos retidos que se acumulam podem ser agrupados em três categorias (pela sua solubilidade, capacidade de ligação e tamanho molecular):

- pequenos compostos solúveis em água, como ureia, poliaminas, guanidinas e oxalato;
- pequenos compostos lipossolúveis ou ligados a proteínas, como homocisteína e indóis;
- compostos maiores (acima de 500 Da), as denominadas moléculas médias, que são pouco dialisadas, como microglobulina beta-2, hormônio paratireoidiano ou paratormônio (PTH) e produtos de glicosilação avançada (AGE).[5]

A uremia afeta quase todos os sistemas e órgãos do corpo, mas nem sempre esses produtos se acumulam de forma previsível e suas concentrações podem não se correlacionar com as medidas da função renal.

A Tabela 3 ilustra possíveis sinais e sintomas da doença renal.[5,6]

TABELA 3 Sinais e sintomas da doença renal e órgãos e sistemas comprometidos

Órgão ou sistema afetado	Manifestações clínicas	Causas prováveis
Sistema digestivo	Inapetência, náusea, vômitos, odor urêmico na boca, disbiose e aumento de translocação bacteriana	Toxicidade direta da ureia no sistema gastrintestinal
Sistema cardiovascular	Doença cardiovascular, doença arterial periférica, aterosclerose progressiva	Alterações do metabolismo de cálcio e fósforo (depósito de fosfato de cálcio em tecidos), alterações de magnésio, acúmulo de AGE
	Arritmia cardíaca	Hipercalcemia
	Hipertensão arterial sistêmica	Desequilíbrio hidreletrolítico e alteração do sistema renina-angiotensina-aldosterona, alteração do equilíbrio de sódio e potássio
Sistema respiratório	Dificuldade de respiração	Aumento da quantidade de fluidos retidos, cardiomiopatia, anemia, doença cardíaca isquêmica
Sistema neurológico	Encefalopatia renal	Acúmulo de compostos nitrogenados em SNC dificultando a transmissão de informações entre os neurônios
Sistema hematológico	Anemia	Diminuição da quantidade de hemoglobina por diminuição da produção de eritropoietina
	Disfunção plaquetária	Toxicidade direta da ureia na adesão e na agregação plaquetária
Sistema esquelético	Doença óssea metabólica (osteodistrofia renal)	Alterações de cálcio, fosfato, fosfatase alcalina, PTH, vitamina D
Sistema imunológico	Alterações no mecanismo de defesa primária; alteração na função de células brancas do sangue, polimorfonucleares, linfócitos, monócitos	Toxicidade direta da ureia
Sistema nutricional	Desnutrição	Hipoalbuminemia, proteinúria, catabolismo aumentado, perda de massa muscular
Sistema ácido-base	Acidose metabólica	Bicarbonato sérico alterado
Sistema muscular	Cãibra	Anormalidades bioquímicas
Pele	Prurido	Toxicidade direta da ureia

AGE: produtos de glicosilação avançada; PTH: hormônio paratireoidiano ou paratormônio; SNC: sistema nervoso central.

TRATAMENTO DA DOENÇA RENAL

O tratamento da doença renal pode inicialmente ser feito apenas com medicamentos e dieta, mas quando a ineficiência do órgão começa a comprometer outros órgãos e sistemas, é necessário lançar mão de um sistema de filtragem que substitua a ação do rim. Esses sistemas são conhecidos como TRS. Existem basicamente 4 tipos de TRS: diálise peritoneal, hemodiálise, hemofiltração e transplante renal (Tabela 4).[7,8]

TABELA 4 Tipos de terapias renais substitutivas (TRS)[7,8]

Nomenclatura	Descrição
Hemodiálise intermitente – 4 a 6 horas	
	Técnica na qual o sangue é removido do corpo por meio de um acesso venoso (fístula arteriovenosa, enxerto arteriovenoso ou cateteres) e filtrado em uma máquina (dialisador). Nessa máquina, o sangue é exposto à solução de diálise (dialisato) por meio de uma membrana de baixa permeabilidade à base de celulose, que permite as trocas entre os dois líquidos (sangue e dialisato). Após as trocas, o sangue retorna ao acesso vascular. Este tratamento geralmente é realizado durante 4 a 6 horas, 3 vezes/semana, e costuma requerer o emprego de estratégias de anticoagulação
Terapia de substituição renal contínua – 24 horas	
	Qualquer circuito extracorpóreo para substituir a função renal durante um período em torno de 24 h
Hemodiálise veno-venosa contínua	Técnica em que o sangue é conduzido através de um dialisador de baixa permeabilidade por um circuito extracorporal em modo venovenoso, e um fluxo de contracorrente de dialisato é entregue no compartimento do dialisato. O ultrafiltrado produzido durante o trânsito da membrana corresponde à perda de peso do paciente
Ultrafiltração lenta contínua	Técnica em que o sangue é conduzido através de um filtro altamente permeável por um circuito extracorporal em modo venovenoso. O ultrafiltrado produzido durante o trânsito de membrana não é substituído e corresponde à perda de peso. É utilizado apenas para o controle de fluidos em pacientes com sobrecarga (ou seja, insuficiência cardíaca congestiva resistente à terapia diurética)
Hemofiltração venovenosa contínua	Técnica em que o sangue é conduzido através de um filtro altamente permeável por um circuito extracorporal em modo venovenoso. O ultrafiltrado produzido durante o trânsito de membrana é substituído em parte ou completamente para alcançar purificação do sangue e controle de volume. Se o fluido de reposição for entregue após o filtro, a técnica é definida como hemofiltração pós-diluição. Se for entregue antes do filtro, a técnica é definida como hemofiltração pré-diluição. O fluido de substituição também pode ser entregue antes e depois do filtro

(continua)

TABELA 4 (*Continuação*) Tipos de terapias renais substitutivas (TRS)[7,8]

Nomenclatura	Descrição
Hemodiafiltração venovenosa contínua	Técnica em que o sangue é dirigido através de um dialisador altamente permeável por um circuito extracorporal em modo venovenoso, e um fluxo contracorrente de dialisato é entregue no compartimento do dialisato. O ultrafiltrado produzido durante o trânsito de membrana excede a perda de peso desejada pelo paciente. Uma solução de reposição é necessária para manter o equilíbrio de fluidos
Diálise peritoneal	
	Tratamento predominantemente difusivo em que o sangue, circulando ao longo dos capilares da membrana peritoneal, é exposto ao dialisato. O acesso é obtido pela inserção de um cateter peritoneal, que permite a instilação abdominal de dialisato. O movimento do soluto e da água é conseguido por meio de gradientes variáveis de concentração e tonicidade gerados pelo dialisato. Este tratamento pode ser realizado de forma contínua ou intermitente
Diálise peritoneal automatizada	Com 3 a 6 ciclos noturnos de enchimento e drenagem de diálise e uma pequena permanência residual durante o dia
Diálise peritoneal ambulatória contínua	Com trocas frequentes durante as horas de vigília e um longo tempo de permanência durante a noite
Técnicas híbridas – 6 a 12 horas	
	Diálise sustentada diurna prolongada de baixa eficiência (SLEDD), terapia renal substitutiva prolongada diária intermitente (PDIRRT), diálise diária prolongada (EDD), diálise diária prolongada com filtração (EDDf), hemodiálise intermitente prolongada (IHD)

Acessos venosos

Os pacientes que serão submetidos à hemodiálise necessitam que um acesso vascular seja confeccionado. Os acessos vasculares podem ser temporários ou permanentes.[9]

Em geral, os acessos temporários são confeccionados quando há a necessidade de instituir a hemodiálise imediatamente e não se pode esperar pela confecção de um acesso permanente ou quando há a necessidade de hemodiálise temporária (em pacientes que fazem diálise peritoneal, em receptores de transplante ou pacientes com IRA). Nesses casos, geralmente é utilizado o cateter venoso percutâneo. Ainda que existam cateteres venosos de luz única, os mais comuns são os de duplo lúmen.[9]

Os acessos permanentes podem ser de três tipos: a fístula arteriovenosa (FAV), o enxerto arteriovenoso de (GoreTex) e os cateteres permanentes. O mais comum é a FAV, que é confeccionada pela união cirúrgica entre uma veia e uma artéria periféricas de pequeno calibre, com o objetivo de levar à arterialização da veia.

Como a veia será o ponto de ligação do paciente à máquina e esse acesso será utilizado 3 vezes/semana, é necessário que esse vaso apresente resistência às múltiplas punções que sofrerá ao longo dos anos. As FAV são geralmente confeccionadas nas porções distais dos membros superiores, de preferência no antebraço não dominante (Figura 1). É importante lembrar que a FAV necessita de 30 a 90 dias para maturação e somente após esse período pode ser utilizada na hemodiálise.[9]

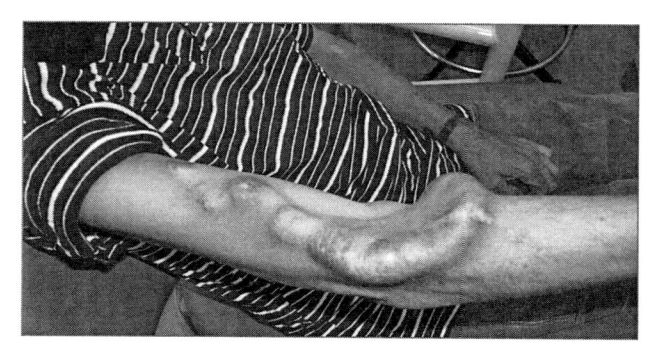

FIGURA 1   Fístula arteriovenosa.

Anticoagulação

Quando o sangue passa pela FAV em direção ao dialisador, na maioria das vezes, é necessário que sejam administradas medicações que impeçam a coagulação do sangue na via extracorpórea (Tabela 5). Na maioria das vezes, é utilizada a heparina, que pode ser não fracionada ou de baixo peso molecular.[8]

É importante lembrar que as heparinas não fracionadas (HNF) têm uma meia-vida de eliminação de 4 horas, enquanto as heparinas de baixo peso molecular (HBPM) mantêm cerca de 50% de sua ação antifator Xa por 10 a 12 horas.[10]

TRATAMENTO ODONTOLÓGICO

O tratamento odontológico do paciente com doença renal deve levar em consideração o tipo de doença renal (aguda ou crônica), as complicações inerentes a cada tipo de doença, os efeitos adversos do tratamento médico instituído e o cuidado com a administração de fármacos.

TABELA 5 Métodos de anticoagulação

Medicação	Indicação	Prós	Contras
Nenhuma anticoagulação	Pacientes com perfil de alto risco para sangramento	Menor risco de sangramento TRS pode ser executada com segurança sem anticoagulantes	Monitoração visual
HNF	Rotina	Baixo custo Meia-vida curta Reversão com protamina	Os níveis séricos de antitrombina devem ser otimizados Anticoagulação deve ser monitorada com TTPa Trombocitopenia induzida (30%)
HBPM	Rotina como alternativa à HNF	Melhor biodisponibilidade que HNF Não é necessário monitorar (estabilidade maior que HNF) Meia-vida mais longa Trombocitopenia 10 vezes menor que HNF	Custo maior Monitoração só pode ser feita com antifator Xa
Prostaciclina	Tempo de vida do circuito muito curto		Potente inibidor da agregação plaquetária com meia-vida curta. Monitoração só pode ser feita com tromboelastograma ou testes de agregação plaquetária Hipotensão pode ocorrer Seu alto custo e efeitos colaterais prejudiciais podem limitar o uso
Citrato	Rotina/tempo de vida do circuito muito curto	Anticoagulação regional. O cálcio é quelado no filtro e, em seguida, o cloreto de cálcio é infundido de volta ao paciente para manter a normocalcemia Excelente patência do filtro	Risco de hipocalcemia, alcalose/acidose metabólica Preparação complicada de fluido de reposição/dialisato pesado
Danaparoide	Trombocitopenia induzida por heparina	Dados disponíveis insuficientes	Dados disponíveis insuficientes
Argatroban	Trombocitopenia induzida por heparina	Dados disponíveis insuficientes	Dados disponíveis insuficientes
Hirudina	Trombocitopenia induzida por heparina	Dados disponíveis insuficientes	Dados disponíveis insuficientes
Nafamostato	Trombocitopenia induzida por heparina	Dados disponíveis insuficientescientes	Dados disponíveis insuficientes
Heparina regional	Rotina	Dados disponíveis insuficientes	Dados disponíveis insuficientes

HBPM: heparina de baixo peso molecular; HNF: heparina não fracionada; TTPa: tempo de tromboplastina parcial ativada.
Fonte: adaptada de Ricci, Romagnoli e Ronco, 2016;[8] Brandenburger et al., 2017.[10]

Complicações associadas à perda da função renal

As complicações que acometem a boca de pacientes com doença renal têm estreita ligação com as disfunções fisiológicas do órgão e as terapias utilizadas para conter essas disfunções (Tabela 6).

Administração de fármacos

Além da identificação de alterações bucodentais e do manejo tanto de alterações sistêmicas inerentes a falha fisiológica dos rins como de efeitos adversos de medicações utilizadas para controlar a doença, o cirurgião-dentista também deve estar atento à prescrição de medicações.

A posologia das medicações deve ser alterada de acordo com a TFG. Geralmente, apenas pacientes que apresentem TFG < 50 necessitam de ajuste na dose. A Tabela 7 mostra algumas medicações utilizadas em odontologia e os ajustes de dose necessários de acordo com a TFG.

É importante lembrar que algumas drogas são dialisáveis e, portanto, devem ser suplementadas após a diálise. Um bom exemplo é a amoxicilina, que, em pacientes com TFG menor que 10, deve ser administrada na dose de 500 mg a cada 24 horas. Nesses pacientes, após a diálise, deve ser administrada nova dose de 500 mg, já que praticamente toda a medicação foi removida da corrente circulatória. As orientações sobre ajuste de dose de medicação para pacientes com DRC e para pacientes em hemodiálise geralmente encontram-se nas bulas das medicações.

CONSIDERAÇÕES FINAIS

Os cirurgiões-dentistas que se dispõem a tratar de um paciente com uma doença sistêmica crônica devem lembrar quais são as funções básicas do órgão afetado para prever quais complicações o paciente pode apresentar. No caso da doença renal, o profissional pode se deparar com comprometimentos cardiovasculares, imunológicos, hematológicos, neuromusculares e esqueléticos, além de ter que lidar com os efeitos da uremia nos diversos órgãos e sistemas e com alterações bucodentais particulares. Paralelamente, também podem ter que enfrentar os efeitos adversos do tratamento médico instituído para aquela condição e o desafio de modificar a posologia convencional de drogas de acordo com o grau de disfunção apresentada.

TABELA 6 Alterações bucodentais em pacientes com doença renal[11-14]

Alterações bucodentais	Causas prováveis	Características clínicas	Diagnóstico	Manejo
Xerostomia e/ou hipossalivação	Alterações hidreletrolíticas; uremia; efeitos adversos de medicações; restrição na ingestão de fluidos	Mucosas ressecadas, dificuldade para deglutir, saliva espessa (formando fios)	Clínico ou testes de fluxo salivar	Saliva artificial, gomas de mascar sem açúcar
Sangramento	Trombocitopenia causada pela heparina Efeito anticoagulante prolongado da heparina Alterações de adesão/agregação plaquetária causadas pela uremia	Sangramento gengival espontâneo não usual ou sangramento gengival não usual ao escovar os dentes. Sangramento durante procedimentos cirúrgicos que requer a utilização de manobras hemostáticas locais	Hemograma (plaquetas); coagulograma (TP, TTPa, TS); agregação plaquetária. Consultar os níveis de ureia pré e pós-diálise pode ser uma ferramenta útil	Utilização de hemostáticos locais durante procedimentos cirúrgicos (transamim, ácido épsilon aminocaproico, selantes de fibrina etc.)
Periodontite	Alterações de densidade mineral óssea; xerostomia; alterações de imunidade celular; uremia	Doença periodontal de difícil controle	Clínico	Raspagem e polimento coronário-radicular, associado a antibióticos (se necessário) e saliva artificial; bochechos com clorexidina; antibioticoterapia (se necessário); aPDT (terapia fotodinâmica)
Cálculo dental	Alterações do equilíbrio eletrolítico (cálcio, fosfato etc.)	Aumento da quantidade e da periodicidade na formação de cálculo dental	Clínico	Raspagem e polimento coronário-radicular
Petéquias e equimoses	Alterações de coagulação provocadas pela heparina e/ou pela uremia	Manchas roxas ou avermelhadas pelo corpo	Clínico	Não é necessário

(continua)

TABELA 6 (*Continuação*) Alterações bucodentais em pacientes com doença renal[11-14]

Alterações bucodentais	Causas prováveis	Características clínicas	Diagnóstico	Manejo
Infecções orais (candidíase, infecções de sítios cirúrgicos)	Alterações de imunidade circulante e xerostomia	Diversas	Clínico Citologia esfoliativa Biópsia Antibiograma	Antifúngicos e antibacterianos locais ou sistêmicos Bochechos com clorexidina
Gosto metálico	Xerostomia e uremia	-	Clínico Níveis de ureia pré e pós-diálise	Saliva artificial Tratamento médico (em caso de uremia – hemodiálise)
Odor urêmico	Uremia	Hálito com odor semelhante ao da urina	Clínico Verificar níveis de ureia pré e pós-diálise	Tratamento médico (hemodiálise)
Estomatite urêmica	Uremia	Placas brancas ou regiões ulceroerosivas	Clínico Ureia sérica por volta de 300 mg/dL Biópsia	Tratamento médico (hemodiálise)
Osteodistrofia renal (Figuras 2 e 3)	Alterações do equilíbrio de cálcio, fosfato, vitamina D e PTH	Alterações morfológicas em diversos ossos	Clínico Biópsia	-
Tumor marrom do hiperparatireoidismo (lesão central de células gigantes – LCCG)	Hiperparatireodismo secundário	Lesões osteolíticas, clinicamente representadas por aumentos de volume localizados	Biópsia	Tratamento médico (do hiperparatireoidismo secundário) LCCG - corticosteroide intralesional, bisfosfonatos

(*continua*)

TABELA 6 (*Continuação*) Alterações bucodentais em pacientes com doença renal[11-14]

Alterações bucodentais	Causas prováveis	Características clínicas	Diagnóstico	Manejo
Amiloidose	Deposição de beta-2 microglobulina nos tecidos moles ao utilizar filtros de baixo fluxo na hemodiálise por longo período (mais de 10 anos)	Nódulos e/ou pápulas amareladas, particularmente na língua (borda lateral)	Biópsia	Tratamento médico (troca dos filtros da hemodiálise)
Hipoplasia de esmalte	Alterações do equilíbrio de cálcio, fosfato, vitamina D e PTH, durante a formação dental	Alterações de formação de esmalte dentário	Clínico	Restaurações diretas ou indiretas
Erosão/abrasão	Alterações do equilíbrio ácido/base; náusea/regurgitação	Erosões de esmalte dentário	Clínico	Restaurações diretas ou indiretas
Atraso na erupção de dentes permanentes	?	-	Clínico	-
Calcificações ou atresia da câmara pulpar	Alterações do equilíbrio de cálcio, fosfato, vitamina D e PTH	Estreitamento de câmaras pulpares ou presença de nódulos e calcificações intrapulpares	Clínico	-
Cáries	Xerostomia e alterações do equilíbrio ácido-base	-	Clínico	Restaurações diretas ou indiretas

TABELA 7 Ajuste de dose de medicações em pacientes com doença renal crônica

Medicação	Dose usual	Ajuste de dose (porcentagem da dose usual) baseado em TFG (em mL/min/1,73 m²)		
		> 50	De 10 a 50	< 10
Antifúngicos				
Fluconazol	200 a 400 mg a cada 24 horas	100%	50%	50%
Itraconazol	100 a 200 mg a cada 12 horas	100%	100%	50% (IV é contraindicado)
Cetoconazol	Não é necessário ajuste			
Miconazol	Não é necessário ajuste			
Antivirais				
Aciclovir (VO)	200 a 800 mg a cada 4 a 12 horas	100%	100%	200 mg a cada 12 horas
Valaciclovir	500 mg a cada 12 horas a 1.000 mg a cada 8 horas, dependendo da indicação	100%	100% a cada 12 ou 24 horas	500 mg a cada 24 horas
Antibióticos				
Cefalexina	250 a 500 mg a cada 6 ou 8 horas	A cada 8 horas	A cada 8 ou 12 horas	A cada 12 ou 24 horas
Azitromicina	Não é necessário ajuste			
Amoxicilina	250 a 500 mg a cada 8 horas	A cada 8 horas	A cada 8 ou 12 horas	A cada 24 horas
Ciprofloxacino	400 mg IV ou de 500 a 750 mg VO a cada 12 horas	100%	50 a 75%	50%
Clindamicina	Não é necessário ajuste			

Analgésicos: opioides (meperidina, propoxifeno, morfina, tramadol, codeína) não são recomendados em pacientes com doença em estágio 4 ou 5. Recomenda-se redução de 50 a 75% da dose de morfina e codeína em pacientes com *clearance* de creatinina < 50 mL/min (0,83 mL/s). O intervalo de dosagem de tramadol (liberação regular) pode precisar ser aumentado a cada 12 horas em pacientes com depuração de creatinina < 30 mL/min (0,5 mL/s). O paracetamol e a dipirona podem ser usados com segurança em pacientes com insuficiência renal.
Anti-inflamatórios: os anti-inflamatórios não esteroidais (AINE) devem ser administrados com cautela a pacientes com DRC e que não fazem hemodiálise, particularmente aos de alto risco de progressão da lesão renal. AINE não devem ser administrados para a supressão ou manejo da dor. Geralmente, a administração por períodos curtos é segura.
Fonte: adaptada de Munar e Singh, 2007.[15]

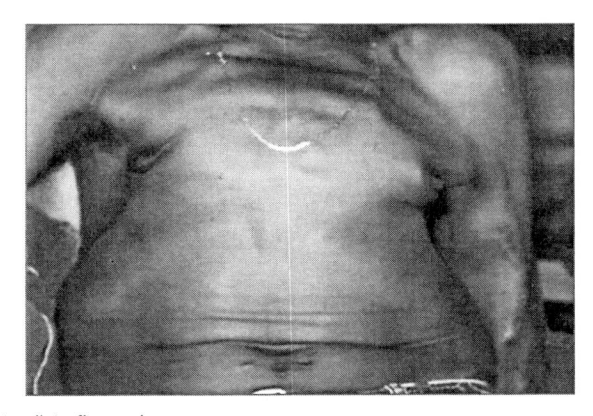

FIGURA 2   Osteodistrofia renal.

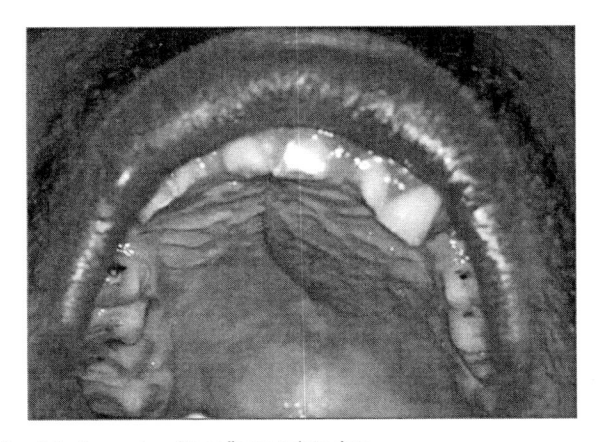

FIGURA 3   Osteodistrofia renal – alteração no palato duro.

REFERÊNCIAS BIBLIOGRÁFICAS

1. Hall J. Os líquidos corporais e os rins. In: Hall J. Tratado de fisiologia médica. Tradução da 12ª edição. Rio de Janeiro: Elsevier; 2011. p.301-418.
2. Hill NR, Fatoba ST, Oke JL, Hirst JA, O'Callaghan CA, Lasserson DS, et al. Global prevalence of chronic kidney disease – A systematic review and meta-analysis. PLoS One. 2016;11(7):e0158765.
3. Mehta RL, Cerdá J, Burdmann EA, Tonelli M, García-García G, Jha V, et al. International Society of Nephrology's 0by25 initiative for acute kidney injury (zero preventable deaths by

2025): a human rights case for nephrology. Lancet. 2015;385(9987):2616-43.

4. Khwaja A. KDIGO Clinical Practice Guidelines for Acute Kidney Injury. Nephron Clin Pract. 2012;120:c179-c184.

5. Webster AC, Nagler EV, Morton RL, Masson P. Chronic kidney disease. Lancet. 2017;389(10075):1238-52.

6. Kidney Disease Improving Global Outcome (KDIGO). KDIGO 2012 Clinical practice guideline for the evaluation and management of chronic kidney disease. Kidney Int Suppl. 2013;3(1):112-119. Disponível em: www.kdigo.org/clinical_practice_guidelines/pdf/CKD/KDIGO_2012_CKD_GL.pdf; acessado em: 30/6/2018.

7. Fleming GM. Renal replacement therapy review: past, present and future. Organogenesis. 2011;7(1):2-12.

8. Ricci Z, Romagnoli S, Ronco C. Renal replacement therapy. F1000Res. 2016;5(pii):-103.

9. das Neves Junior MA, Petnys A, Melo RC, Rabboni E. Acesso vascular para hemodiálise: o que há de novo? J Vasc Bras. 2013;12(3):221-5.

10. Brandenburger T, Dimski T, Slowinski T, Kindgen-Milles D. Renal replacement therapy and anticoagulation. Best Pract Res Clin Anaesthesiol. 2017;31(3):387-401.

11. Proctor R, Kumar N, Stein A, Moles D, Porter S. Oral and dental aspects of chronic renal failure. J Dent Res. 2005;84(3):199-208.

12. Yuan Q, Xiong QC, Gupta M, López-Pintor RM, Chen XL, Seriwatanachai D, et al. Dental implant treatment for renal failure patients on dialysis: a clinical guideline. Int J Oral Sci. 2017;9(3):125-32.

13. Summers SA, Tilakaratne WM, Fortune F, Ashman N. Renal disease and the mouth. Am J Med. 2007;120(7):568-73.

14. Antoniades DZ, Markopoulos AK, Andreadis D, Balaskas I, Patrikalou E, Grekas D. Ulcerative uremic stomatitis associated with untreated chronic renal failure: report of a case and review of the literature. Oral Surg Oral Med Oral Pathol Oral Radiol Endod. 2006;101(5):608-13.

15. Munar MY, Singh H. Drug dosing adjustments in patients with chronic kidney disease. Am Fam Physician. 2007;75(10):1487-96.

9

PACIENTES COM DISTÚRBIOS HEPÁTICOS

Luciana Corrêa

Fernanda de Paula Eduardo

INTRODUÇÃO

O fígado é o órgão de maior volume do corpo humano, com funções que impactam diretamente no metabolismo como um todo. A Figura 1 ilustra algumas dessas funções. O fígado interfere diretamente no metabolismo de proteínas, promovendo a quebra desses elementos e a disponibilização de aminoácidos para o organismo. Como produto dessa quebra, há produção de amônia e ureia, as quais são eliminadas pelo rim. O fígado também sintetiza inúmeras proteínas, principalmente fatores de coagulação e anticoagulação, albumina (principal responsável pela pressão coloido-osmótica do sangue), globulinas e proteínas ligadas ao metabolismo do ferro (transferrina, ferritina). É especializado no metabolismo lipídico, promovendo a síntese de triglicerídios e sua quebra, com posterior formação de corpos cetônicos. O fígado também capta a glicose e constitui uma grande reserva de glicogênio a partir da conversão do lactato, garantindo o aporte energético derivado de carboidratos. Também controla parcialmente os níveis de colesterol no sangue, captando colesterol e sintetizando essas moléculas. Além disso, o fígado promove a emulsificação de gorduras neutras no intestino, por intermédio da síntese e liberação de bile e ácidos biliares para esse órgão. A função hepática também inclui a neutralização de produtos tóxicos, derivados dos alimentos, de bactérias ou de produtos exógenos, como medicamentos. Por fim, o fígado é um grande armazenador de ferro, zinco, cobre e vitaminas (A, D, K), essenciais para o metabolismo.

Diante dessas múltiplas funções, a monitoração hepática requer inúmeros testes séricos, muitas vezes de interpretação bastante complexa, já que boa parte dessas funções está atrelada a outros órgãos, como rins, pâncreas e trato digestivo. Também as doenças hepáticas são de difícil diagnóstico, uma vez que o fígado tem alto potencial regenerativo e grande capacidade de adaptação a situações de anormalidade metabólica. Por vezes, é difícil interpretar se o desequilíbrio detectado clinicamente trata-se de um processo adaptativo ou patológico propriamente dito, sendo fundamental larga experiência clínica para interpretação dos exames laboratoriais.

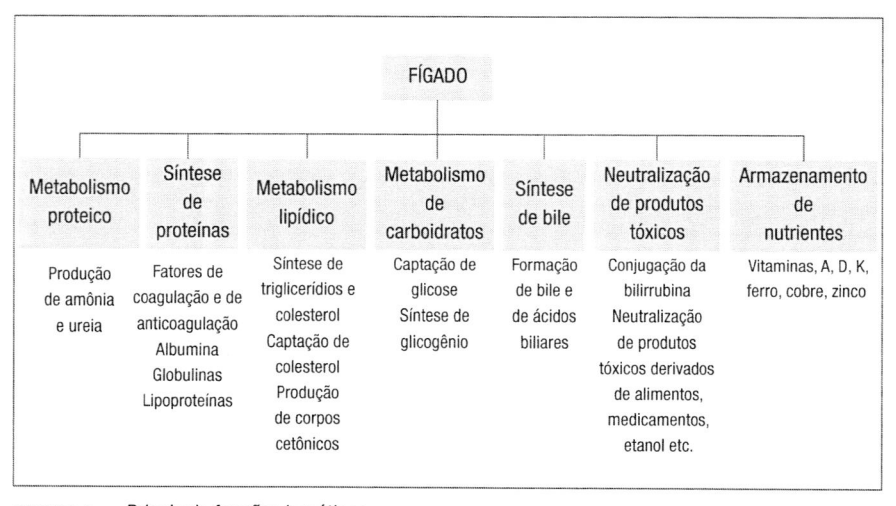

FIGURA 1   Principais funções hepáticas.

DOENÇAS HEPÁTICAS

As doenças hepáticas no Brasil ocupam o 8º lugar de causas de mortalidade. A Figura 2 mostra os principais grupos de doenças hepáticas. Em geral, as hepatites (inflamação do fígado) podem evoluir para um estado de degeneração denominado esteatose. A esteatose consiste em acúmulo de gordura neutra (triglicerídios) no interior do hepatócito. Como essa célula é especializada na síntese de gorduras, desequilíbrios metabólicos induzidos por vários agentes podem intensificar essa função hepática; assim, pode haver aumento da síntese de triglicerídios no interior do hepatócito e/ou ausência de seu mascaramento; nesse último caso, o triglicerídio não recebe elementos que o tornam solúvel no citoplasma, e o hepatócito exibe então glóbulos de gordura em seu interior.

DOENÇAS HEPÁTICAS

Virais	Alcoólica	Induzida por drogas	Metabólica
Hepatite aguda	Esteatose alcoólica	AINH	Doença de Wilson
Hepatite crônica	Esteato-hepatite	Anestésicos	Hemocromatose
Cirrose viral	(aguda e crônica)	Antibióticos	hereditária
	Cirrose alcoólica	Antifúngicos	Deficiência de alfa-1
		Antivirais	antitripsina
		Hipoglicemiantes	Autoimune
		Ervas medicinais	

Autoimune	Colestática	Neoplásica	Outras causas
Hepatite autoimune	Cirrose biliar	Benignas	Defeitos congênitos
Cirrose derivada de	primária	Malignas	Alterações vasculares
hepatite autoimune	Hepatite colestática	Metastáticas	
	primária		
	Hepatite colestática		
	secundária		

FIGURA 2   Principais grupos de doenças hepáticas.

A esteatose pode ser induzida por agentes virais (principalmente na hepatite C), por intoxicação por medicamentos, etanol e outras drogas, e também por ingestão excessiva de gordura, situação observada na obesidade. A esteatose é de natureza reversível, ou seja, retirado o agente agressor e na ausência de ruptura celular, o processo regride e a célula volta ao normal. Contudo, se houver ruptura celular, a esteatose evolui para cirrose, quando então o parênquima hepático é substituído por tecido conjuntivo denso. Além das hepatites infecciosas e derivadas de intoxicações, a cirrose está presente em doenças hepáticas metabólicas, doenças autoimunes e colestáticas (na colestase, o fígado fica repleto de bile, exibindo deficiências nas vias biliares, responsáveis pelo transporte de bile até a vesícula biliar e o intestino). Dependendo do estágio da cirrose e do grau de comprometimento hepático, a indicação de tratamento pode ser o transplante de fígado.

No ambiente hospitalar, particularmente a esteatose induzida por drogas é de grande preocupação, já que em várias circunstâncias o paciente está recebendo vários medicamentos hepatotóxicos, sendo essencial a monitoração da função hepática. A Tabela 1 lista os medicamentos com comprovado potencial tóxico ao fígado. Em boa parte dos casos, as lesões são reversíveis quando interrompida a medicação. O cirurgião-dentista deve inteirar-se desses medicamentos, pois muitos deles constituem prescrições rotineiras do tratamento odontológico, os quais devem ser evitados nas situações de insuficiência hepática.

TABELA 1   Medicamentos com potencial tóxico para o fígado

Classe de medicamentos	Exemplos
AINH	Paracetamol, diclofenaco, nimesulida, ibuprofeno
Anestésicos	Halotano
Antibióticos	Isoniazida, rifampicina, ácido clavulânico penicilina, eritromicina, sulfonamida
Antifúngicos	Cetoconazol, fluconazol
Antirretrovirais	Nevirapina, ritonavir
Hipoglicemiantes orais	Glimepirida
Hipolipemiantes	Ezetimibe combinada ou não com sinvastatina
Ervas medicinais*	Ervas medicinais utilizadas para emagrecimento e com efeito anti-inflamatório, laxativo, analgésico e sedativo

* Os compostos muitas vezes não são identificados, sendo difícil a associação de hepatotoxicidade com um tipo específico de erva.
AINH: anti-inflamatórios não hormonais.

MANIFESTAÇÕES CLÍNICAS GERAIS DOS DISTÚRBIOS HEPÁTICOS DE INTERESSE PARA O MANEJO ODONTOLÓGICO

O paciente com distúrbios hepáticos pode manifestar inúmeras condições clínicas. As de interesse direto para o cirurgião-dentista são descritas a seguir, já que podem sinalizar condições sistêmicas que impactam na cavidade oral.

Icterícia

Coloração amarelada em pele, esclera e mucosas, provocada pelo aumento de bilirrubina circulante no sangue (hiperbilirrubinemia). No contexto das doenças hepáticas, sugere potencial reduzido do fígado em tornar solúvel a bilirrubina ou em direcioná-la para a bile. Nos exames, pode haver aumento da bilirrubina direta, indireta e total (a total é a soma da bilirrubina direta com a indireta).

Edema em membros inferiores

Pode ser decorrente da redução da pressão coloido-osmótica do sangue, pela redução da produção de albumina pelo fígado, havendo redução da albumina sérica (hipoalbuminemia). Em exame laboratorial, pode-se detectar redução dos teores dessa proteína. O edema pode também indicar alterações circulatórias em membros inferiores, decorrentes de tendência à formação de trombose, em virtude da redução da produção de proteínas de anticoagulação (proteína C, proteína S e antitrombina) pelo fígado. O tempo de protrombina, nesse caso, pode estar inalterado ou diminuído.

Ascite

É o edema presente na cavidade abdominal. Pode ser decorrente de hipoalbuminemia, retenção de sódio ou hipertensão na veia porta, a qual drena o sangue que está no baço e nas veias mesentéricas (intestinais) em direção ao fígado. A hipertensão portal pode ser causada por várias condições, dentre elas cirrose hepática e a trombose no sistema venoso.

Varizes esofágicas, gástricas e hemorroidas

Decorrente da hipertensão portal, em função da congestão do sistema venoso. Essas varizes têm alto risco de sangramentos abundantes.

Fadiga, perda de peso significativo/caquexia

Decorrente dos distúrbios nutricionais que se instalam no paciente com insuficiência hepática, já que boa parte do metabolismo dos alimentos depende do fígado. A própria natureza da doença hepática pode acarretar em um estado de inflamação sistêmica, que contribui para a perda de peso.

Petéquias, equimose, hematoma

Constituem processos hemorrágicos cujo extravasamento sanguíneo localiza-se no interstício dos tecidos. Indicam diminuição do potencial de coagulação, resultante da redução na produção dos fatores de coagulação, ou então de trombocitopenia, a qual é observada principalmente na doença hepática alcoólica com hipertensão portal.

A origem da redução de plaquetas ainda não é totalmente conhecida na doença hepática, mas acredita-se que seja derivada do maior sequestro de plaquetas feito pelo baço em decorrência da falência hepática, ou pela produção inapropria-da de plaquetas na medula hematopoiética causada pela redução de trombopoie-tina (hormônio estimulante da formação de plaquetas).

Angioma de "aranha"

Ponto de eritema formado por um vaso dilatado, rodeado por pequenos capilares congestos, finos e compridos, originando um aspecto semelhante às patas de ara-nha. Localiza-se na pele.

Xerose e prurido

Sintoma de secura na pele, acompanhado ou não de coceira.

Encefalopatia hepática

Nos estágios iniciais, manifesta-se pela presença de lentidão e redução da atenção; depois, pode evoluir para agitação, agressividade, mudanças repentinas de humor, alteração do sono, sonolência e, por fim, coma.

As causas da encefalopatia ainda não estão determinadas, mas altos níveis de amônia no sangue (hiperamonemia) costumam ser associados a essas manifesta-ções. Outros fatores predisponentes são infecções (urinárias, peritoneais), medi-camentos (narcóticos, sedativos), desidratação e hipoglicemia, que costumam acompanhar os quadros de insuficiência hepática.

Alterações da função renal

O paciente com cirrose hepática pode exibir também complicações renais, deriva-das das alterações circulatórias decorrentes da insuficiência hepática (hipovolemia e hipertensão portal), as quais refletem na função renal. Lesão renal pode estar presente também como resultado de infecções e sepse, bem como da administra-ção de agentes medicamentosos nefrotóxicos, excesso de diuréticos e paracentese (punção de líquido abdominal por intermédio de uma agulha) nos casos de ascite, sem a correta reposição de albumina.

Insuficiência hepática

Trata-se de uma síndrome clínica composta por icterícia, coagulopatia (risco de san-gramento ou de trombose), ascite e encefalopatia. Tradicionalmente, é dividida em aguda (derivada da morte abrupta e maciça de hepatócitos) e crônica (manifestação de uma perda gradual, progressiva e lenta da viabilidade das células hepáticas).

A insuficiência hepática aguda pode ser fulminante, enquanto a crônica inclui situações de cirrose que exibem descompensação clínica, cujo desfecho pode levar à necessidade de transplante hepático. Esses pacientes podem exibir insuficiência renal, distúrbios metabólicos, infecciosos, nutricionais, hemorrágicos, cardiovasculares e respiratórios, encefalopatia, além de graves disfunções de outros órgãos e sistemas.

PRINCIPAIS PROVAS LABORATORIAIS DA FUNÇÃO HEPÁTICA

As provas laboratoriais da função hepática incluem exames séricos que visam a detectar alterações em dois compartimentos básicos do fígado: hepatócito (célula principal do parênquima hepático) e vias biliares (responsáveis pela condução da bile). Outras provas sinalizam a função de ambos os compartimentos. A Tabela 2 ilustra esses exames e seus significados.

TABELA 2 Principais provas séricas da função hepática, seus significados e as situações mais comuns de alterações

Provas séricas	Significado
Injúria ao hepatócito	
ALT (ou TGP)	Alanina aminotransferase ou transaminase glutâmico-pirúvica: enzima localizada em grande quantidade no interior do hepatócito, é liberada para o sangue quando há injúria ou ruptura dessa célula. Seu aumento no sangue indica lesão no hepatócito
AST (ou TGO)	Aspartato aminotransferase ou transaminase glutâmico-oxalacética: enzima localizada no interior do hepatócito e também em células musculares cardíacas e esqueléticas, renais, pancreáticas, pulmonares, além de leucócitos e eritrócitos; menos específica que a ALT para o fígado. É liberada para o sangue quando há injúria ou ruptura dos hepatócitos
LH	Lactato desidrogenase: presente em várias células do organismo, incluindo fígado, músculos esquelético e cardíaco, rins, cérebro e pâncreas; marcador pouco específico para o fígado. Essa enzima é liberada para o sangue quando há injúria ou ruptura dos hepatócitos
Dano nas vias biliares e do fluxo biliar	
FA	Fosfatase alcalina: encontrada em fígado, tecido ósseo, rins e leucócitos; não é um marcador sensível para o fígado; encontrada mais nas células dos ductos biliares. Pode indicar injúria das vias biliares, principalmente em situações de obstrução e neoplasias
Gama-GT	Gama-glutamiltransferase: encontrada no interior dos hepatócitos e das células das vias biliares. Marcador sensível para situações de dano hepático derivado da ingestão de etanol

(continua)

TABELA 2 (*Continuação*) Principais provas séricas da função hepática, seus significados e as situações mais comuns de alterações

Provas séricas	Significado
Alterações gerais de ambos os compartimentos	
Bilirrubina	Produzida durante a quebra de eritrócitos no baço (hemocaterese), quando há exposição da hemoglobina. Logo que é formada, a bilirrubina é insolúvel e tóxica (bilirrubina indireta), sendo convertida em solúvel (bilirrubina direta) pelo fígado. Após essa conversão, é incorporada à bile ou eliminada pelas fezes. O aumento sérico da bilirrubina indireta pode sinalizar prejuízo na conversão hepática; o aumento da bilirrubina direta pode sugerir prejuízo na incorporação dessa bilirrubina à bile
Albumina	Produzida pelo hepatócito, sua diminuição no sangue indica progressão de doença hepática, com perda importante da função de síntese do fígado
Tempo de protrombina	Indica a conversão da protrombina em trombina, a qual é dependente de fatores de coagulação (II, V, VII e X), os quais, por sua vez, dependem de vitamina K. Seu aumento, no contexto de disfunção hepática, pode indicar perda funcional importante da função hepática quanto à síntese de fatores de coagulação

O cirurgião-dentista não está apto a interpretar as provas de função hepática, já que essa interpretação depende de profunda experiência na área, nem a solicitar esses exames. Contudo, a leitura de exames já solicitados pelo médico, bem como o conhecimento de sua nomenclatura e do seu significado, são importantes para a boa imersão na equipe multiprofissional responsável pelo paciente com disfunção hepática. Além disso, é fundamental que a leitura desses exames faça parte da rotina de atendimento odontológico, para confirmação de algumas manifestações clínicas que podem estar presentes no paciente no momento do atendimento.

CLASSIFICAÇÕES DA GRAVIDADE DA DOENÇA HEPÁTICA

A doença hepática pode ser avaliada pela classificação de Child-Pugh ou do estadiamento pelo MELD (do inglês, *Model for End-Stage Liver Disease*). A classificação de Child-Pugh (Tabela 3) tem sido utilizada para avaliar a severidade da doença hepática nos pacientes com cirrose e hipertensão portal. Por essa classificação, cirrose descompensada é indicada a partir do escore 7; nesse caso, o transplante hepático está indicado.

Para a inclusão e a classificação na lista de transplante, atualmente, a maioria dos países, incluindo o Brasil, tem adotado o índice MELD. O cálculo é feito a partir do índice sérico de creatinina e de bilirrubina, juntamente com o RNI (Razão Normalizada Internacional do tempo de protrombina). A seguinte equação é utilizada para calcular o escore MELD:

TABELA 3   Critérios para classificação de Child-Pugh

Fator	1 ponto	2 pontos	3 pontos
Encefalopatia	Não	Graus 1 e 2 (ou induzida precipitadamente)	Graus 3 e 4 (ou severa)
Ascite	Não	Leve a moderada (responde a diuréticos)	Severa (não responde a diuréticos)
Bilirrubina (mgl/dL)	< 2	2 a 3	> 3
Albumina (g/dL)	> 3,5	2,8 a 3,5	< 2,8
RNI	< 1,7	1,7 a 2,3	> 2,3

RNI: razão normalizada internacional. Feito a partir do tempo de protrombina.
O cálculo do escore de Child-Pugh é feito a partir da soma dos pontos dos 5 fatores, sendo classificado em: A = 5 a 6; B = 7 a 9; C = ≥ 10.

$$MELD = 9,57 \times \log_e \text{creatinina sérica (mg/dL)} + 3,78 \times \log_e \text{bilirrubina total sérica (mg/dL)} + 11,20 \times \log_e RNI + 6,42$$

O valor obtido deve ser arredondado para o próximo número inteiro.

Quanto maior o MELD, menor a sobrevida do paciente, o que o coloca à frente na fila do transplante hepático. O cirurgião-dentista deve inteirar-se dos valores do MELD e da origem da cirrose hepática, para realizar seu planejamento em conformidade com a situação sistêmica do paciente.

MANEJO ODONTOLÓGICO

A cavidade bucal pode apresentar diversas alterações presentes em um quadro de insuficiência hepática. A Tabela 4 descreve essas manifestações clínicas.

TABELA 4   Manifestações bucais presentes nos quadros de insuficiência hepática

Tipo de alteração	Manifestações clínicas bucais
Distúrbios de coagulação	Hemorragia gengival, petéquias, hematomas
Hemocromatose (excesso de ferro nos tecidos)	Hiperpigmentação
Hiperbilirrubinemia	Mucosa oral ictérica
Reação imunomediada	Líquen plano, síndrome de Sjögren
Deficiências nutricionais	Glossite, atrofia de papilas linguais, língua fissurada
Toxicidade medicamentosa	Hipossalivação, xerostomia, hiperplasia gengival
Distúrbios na inervação autonômica	Sialoadenose
Imunodepressão, imunossupressão	Infecções oportunistas (queilite angular, candidíase)

Os sinais e os sintomas na cavidade bucal em um paciente com distúrbios hepáticos são decorrentes principalmente da falha do mecanismo de coagulação, favorecendo sangramentos e a formação de petéquias e hematomas (Figura 3). A disfunção no metabolismo do ferro pode levar à hiperpigmentação da mucosa oral, que fica com coloração mais enegrecida. A ausência da conjugação da bilirrubina, por sua vez, pode predispor ao depósito dessa bilirrubina na mucosa oral, originando um aspecto de mucosa ictérica. Medicamentos utilizados pelos pacientes podem predispor a hipossalivação e xerostomia, aumentando o risco de cárie (Figura 4) e de infecções oportunistas (Figura 5). Os imunossupressores utilizados após o transplante hepático podem levar a hiperplasia gengival medicamentosa. O vírus da hepatite C e hepatites de natureza autoimune podem estar associados ao aparecimento de lesões similares a líquen plano (Figura 6), por um mecanismo ainda desconhecido. Uma hipótese é o que o próprio vírus atue nas células epiteliais da mucosa oral, induzindo uma resposta imunomediada, que resulta na formação da lesão. Deficiências nutricionais levam a uma mucosa atrófica, com despapilação no dorso na língua e língua fissurada. Sialoadenose (hipertrofia das glândulas parótidas) pode estar presente em pacientes com cirrose e tem sido associada a alterações na inervação autonômica das glândulas e à desnutrição. Apesar do aumento de volume das glândulas, não há alteração do fluxo salivar.

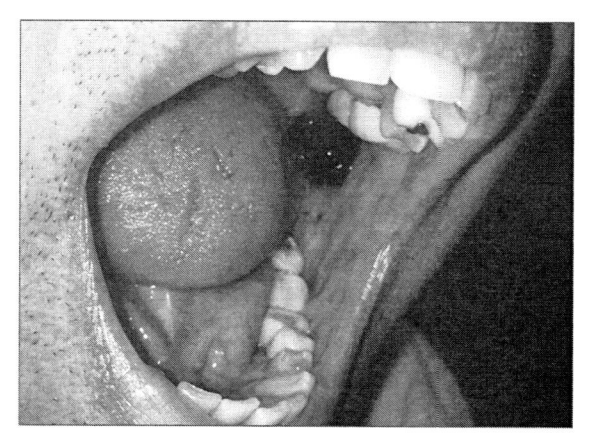

FIGURA 3   Paciente portador de insuficiência hepática exibindo coágulo em região posterior decorrente de trauma por mordedura.

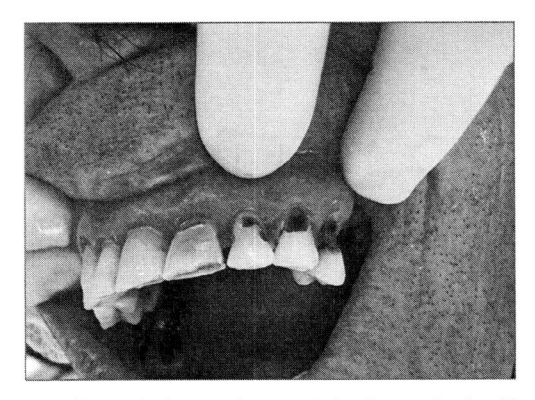

FIGURA 4 Presença de cárie cervical em paciente portador de xerostomia e hipossalivação.

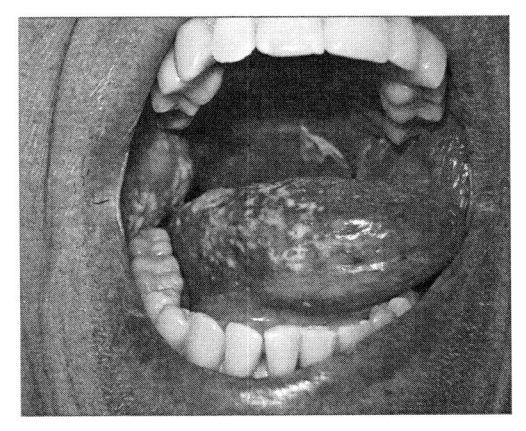

FIGURA 5 Candidíase pseudomembranosa em paciente candidato a transplante de fígado. Essa infecção oportunista deve ser prontamente tratada com nistatina tópica e fluconazol sistêmico, para evitar o risco de candidemia.

Essas alterações são mais comuns nas insuficiências hepáticas crônicas, uma vez que a lentidão do processo favorece o aparecimento delas. Além disso, comorbidades, principalmente diabetes, podem predispor a outros quadros na cavidade oral ou ao agravamento destes. É importante lembrar que o paciente com cirrose alcoólica também tem risco de câncer na cavidade bucal, uma vez que o álcool, em conjunto com o fumo, são os principais fatores de risco para essas neoplasias.

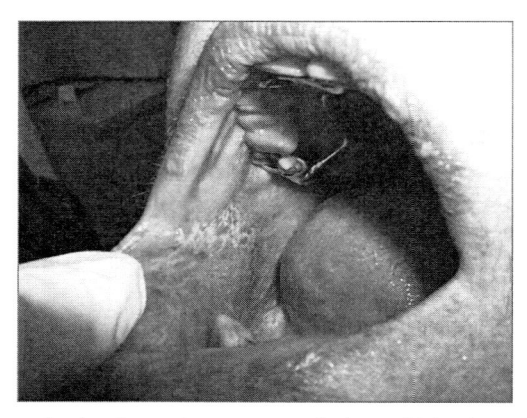

FIGURA 6 Lesão semelhante a líquen plano em um paciente candidato a transplante hepático, portador de hepatite C. O tratamento nesses casos é sintomático, com bochechos de corticosteroides se houver sintomatologia local.

Para o planejamento do tratamento odontológico, o cirurgião-dentista deve se informar quanto à natureza da doença hepática, do seu estágio, bem como dos exames laboratoriais recentes e das características da mucosa oral. A Tabela 5 resume algumas dessas informações.

A partir das informações da Tabela 5, o cirurgião-dentista deve ter pleno conhecimento do potencial de coagulação do paciente, ou seja, se há plaquetopenia ou não, e se o tempo de sangramento e de protrombina estão compatíveis com os procedimentos odontológicos, os quais devem visar ao menor trauma possível e a manobras hemostáticas locais (ver Capítulo 6 – Pacientes com distúrbios hematológicos). Deve-se lembrar que o paciente com distúrbios hepáticos pode exibir tanto risco de hemorragias (no caso da falta de fatores de coagulação) quanto risco de tromboses (no caso da falta de fatores de anticoagulação). No primeiro caso, os pacientes podem receber vitamina K para corrigir seu déficit nutricional. No segundo caso, poderão estar em terapia com anticoagulantes. Para procedimentos cirúrgicos em pacientes cirróticos com contagem de plaquetas > 16.000 células/ mm^3 e RNI < 3, não há necessidade de transfusão prévia de plaquetas; as medidas locais são suficientes para controlar os eventos hemorrágicos. Transfusões de hemoderivados podem ser recomendadas dependendo da extensão do procedimento cirúrgico e do resultado do coagulograma. O sangramento na cavidade bucal durante o procedimento cirúrgico pode levar o paciente ao coma hepático; por isso, devem-se melhorar as técnicas de aspiração, diminuindo a deglutição do sangue. Em alguns casos, transfusões intraoperatórias podem ser realizadas, pois aumentam a eficácia da hemostasia. Vale lembrar que, nos pacientes anêmicos e com hiperuremia, ou seja, que exibem alterações renais, o risco de sangramento pode ser maior.

Além da coagulação, o profissional também deve planejar o tratamento avaliando a necessidade de antibioticoterapia profilática, em caso de risco para sepse. Nesse caso, a consulta ao médico é fundamental, para verificar quais antibióticos podem ser prescritos. O risco de sepse é alto nas situações de cirrose, em virtude da imunodepressão que pode estar presente, aliada ao fato de que ocorre disbiose intestinal, com translocação de bactérias intestinais para outros locais, incluindo a cavidade oral. Deve-se atentar também para a prescrição de anti-inflamatórios, a qual não deve se prolongar por mais de 15 dias. No caso de paracetamol, os níveis aceitáveis são de até 3 g/dia.

TABELA 5 Informações clínicas sobre a doença hepática e a cavidade oral, necessárias para o planejamento do tratamento odontológico

- Anamnese detalhada quanto à história médica atual: de qual tipo de doença hepática o paciente é portador? Há quanto tempo foi diagnosticada? Está em cirrose? Qual o estágio da doença (classificação de Child-Pugh ou MELD, se for pertinente)?

- Quais medicamentos estão em uso? Há uso de hipoglicemiantes, anti-hipertensivos, diuréticos, imunossupressores, anticoagulantes e coagulantes?

- Solicitação e interpretação dos resultados dos exames laboratoriais: hemograma completo, incluindo eritrograma com hematócrito e análise completa de hemoglobina, e contagem de plaquetas; coagulograma (tempo de protrombina, RNI, tempo de tromboplastina parcial ativada, tempo de sangramento); provas de função hepática

- O paciente exibe sinais de desnutrição? Está ictérico? Exibe edema ou ascite? Tem encefalopatia? Existem outros sinais na pele e em outros órgãos?

- É possível indicar medicamentos, se for necessário? Atentar para os medicamentos hepatotóxicos ou que alteram a hemostasia, como paracetamol e outros AINH, opioides, anestésicos tópicos (p. ex., amidas) e gerais (p. ex., halotano), antibióticos (ampicilina, tetraciclina), antiagregantes plaquetários (p. ex., aspirina) e sedativos (p. ex., barbitúricos e benzodiazepínicos)

- A mucosa oral está atrófica e/ou despapilada? Há sinais de xerostomia? Há sinais de infecção oportunista?

- Será necessária internação para os procedimentos odontológicos?

- Contato com o médico do paciente.

AINH: anti-inflamatórios não hormonais.

Paciente candidato a transplante hepático

Inúmeros centros transplantadores têm como norma a realização de tratamento odontológico prévio ao transplante hepático, para reduzir o potencial de morbidade/mortalidade causada por infecções dentárias. A avaliação odontológica, portanto, faz parte da triagem no período pré-transplante, coletando-se todas as informações descritas na Tabela 5.

No período pré-transplante, devem ser feitas orientações de cuidados bucais, profilaxia dental, tratamento de cáries ativas, remoção de focos de infecção e, quando necessário, ajustes de próteses. No Brasil, em função do perfil de paciente com disfunções hepáticas (sexo masculino, nível socioeconômico baixo, dependência de etanol etc.), frequentemente é necessária a adequação do meio bucal, em função de más condições de higiene dentária, doença periodontal e presença de infecções oportunistas, principalmente candidíase em situações de estomatite protética. É recomendável a extração de dentes condenados por cárie e doença periodontal, bem como a extração de terceiros molares parcialmente erupcionados, para evitar o risco de infecção nesses dentes após o transplante. Técnica correta de escovação e bochechos diários com antimicrobianos devem ser prescritos.

No caso de paciente em lista de espera, durante a anamnese, é necessário registrar o MELD para avaliar a urgência do tratamento odontológico. Importante checar as medicações em uso, principalmente anticoagulantes e antibióticos. Também é fundamental conhecer quanto à doença pregressa, pois, dessa forma, é possível depreender se há dependência de álcool, existência ou não de recorrência tumoral (no caso de neoplasias hepáticas) e reinfecção viral (no caso de hepatites virais). Com base nessas informações, pode-se avaliar se o paciente necessitou de quimioterapia prévia (quando for situação de hepatocarcinoma), adotar medidas de biossegurança nos casos de hepatite C (infecção viral) e considerar a alteração no reparo tecidual se o paciente tiver hepatite alcoólica. Vale lembrar que os pacientes no período pré-transplante podem exibir variações consideráveis na contagem de plaquetas e no valor do RNI, por isso, é importante solicitar periodicamente exames de hemograma completo e coagulograma.

Paciente após transplante hepático

Depois do transplante, a monitoração da cavidade oral deve ser constante, uma vez que as alterações sistêmicas oriundas do processo de estabilização do enxerto e do início de seu funcionamento são inúmeras, principalmente em âmbito metabólico e nutricional. A condição bucal do paciente pode interferir de forma significativa no prognóstico do transplante, uma vez que infecções bucais podem evoluir para infecções sistêmicas e estas, por sua vez, podem levar à perda do enxerto e até mesmo ao óbito.

Um dos eventos de maior impacto na cavidade oral é o uso de medicamentos imunossupressores logo após o transplante. Em geral, esses medicamentos podem provocar alterações salivares e da mucosa oral. A ciclosporina, por exemplo, pode provocar hiperplasia gengival, a qual deve ser controlada somente com higienização local, uma vez que gengivoplastia e a interrupção da medicação estão contraindicadas. Outros imunossupressores, como azatioprina e micofenolato mofetil, podem provocar, além da hiperplasia gengival, danos renais, hipertensão e hiperlipidemia, situações que podem gerar alterações nos constituintes salivares, reduzindo o potencial de hidratação e de defesa da saliva.

Outro fato importante é o alto risco de infecções oportunistas em função da imunossupressão induzida por esses medicamentos, as quais devem ser prontamente tratadas assim que detectadas na cavidade oral. Para a avaliação odontológica após o transplante, devem-se solicitar exames atualizados de coagulação, função hepática (principalmente de bilirrubina, em razão de complicações biliares no período pós-transplante) e função renal (considerando as drogas imunossupressoras e sua ação tóxica sobre os rins).

Os pacientes submetidos ao transplante de fígado podem ser divididos segundo a fase em que se encontram após o transplante. A Tabela 6 exemplifica essas fases.

Um ponto importante nesses períodos, sobretudo logo após o transplante, é o fato de o paciente estar em terapia com ciclosporina. Nesses casos, além das recomendações descritas na Tabela 6, é importante lembrar que alguns medicamentos inibem a ciclosporina, como sulfametoxazona, carbamazepina e fenitoína; outras potencializam o efeito desse imunossupressor, como eritromicina, cetoconazol, anfotericina e norfloxacina; outras drogas ainda aumentam seu efeito tóxico sobre os rins, como trimetoprim-sulfametoxazol, anfotericina B, indometacina, diclofenaco e vancomicina. Assim, cuidados com a prescrição de medicamentos são fundamentais nessa fase.

Na fase em que o paciente está estável, os exames de função hepática tendem a mostrar valores dentro da normalidade, apesar de ainda ser possível algum grau

TABELA 6 Cuidados odontológicos segundo as fases do período pós-transplante

Tempo	Manejo odontológico
Imediatamente após (até 3 meses depois do transplante)	Realizar o tratamento odontológico somente em caso de urgência
	Realizar procedimento odontológico em âmbito hospitalar
	O médico deve estar sempre ciente da intervenção
	Prescrever profilaxia antibiótica para prevenir endocardite infecciosa, pois o paciente está em uso de imunossupressor e a anastomose do enxerto não está totalmente reparada, o que o torna suscetível a infecções bacterianas
	Avaliar presença de xerostomia e hipossalivação decorrente do uso de imunossupressores
	Reforçar os cuidados bucais
Paciente estável (mais de 3 meses depois do transplante)	Realizar todos os tratamentos odontológicos, já que as funções hepáticas estão próximas da normalidade; contudo, o melhor momento para procedimentos mais amplos e invasivos seria 6 meses após o transplante
	Evitar AINH
	Realizar profilaxia antibiótica em caso de tratamentos invasivos
	Solicitar hemograma completo e coagulograma antes das intervenções odontológicas
Rejeição aguda (1º mês após o transplante)	Ocorre geralmente entre 5 e 15 dias após o transplante
	Adiar os procedimentos odontológicos
	Realizar procedimento odontológico apenas em casos de extrema urgência (p. ex., focos de infecções agudos)
	Utilizar profilaxia antibiótica para evitar sepse
	Atentar para risco de hemorragia

Fonte: baseada Little e Rhodus, 1992.

de plaquetopenia. Os níveis de imunossupressão também são menores, porém ainda há risco de infecção na cavidade oral, principalmente de infecções fúngicas. Infecções virais também podem ocorrer, derivadas da família Herpesvírus (herpes simples, herpes zóster, citomegalovírus e Epstein-vírus). Se for necessário o uso de corticosteroides tópicos na cavidade oral, não há contraindicação de seu uso nesse momento.

Todos os pacientes transplantados de fígado exibem algum grau de rejeição, a qual pode ser aguda ou crônica. Nesses momentos, é totalmente contraindicado o tratamento odontológico; quando este for inadiável, deve ser feito mediante orientações da equipe médica. A retomada aos cuidados bucais profissionais pode ser feita assim que houver estabilização do paciente.

CONSIDERAÇÕES FINAIS

O paciente portador de doenças hepáticas exibe alterações metabólicas, nutricionais, sanguíneas e imunológicas que devem ser de conhecimento do cirurgião--dentista. A leitura de exames de hemograma, coagulograma e provas séricas da função hepática é essencial para o planejamento do tratamento odontológico, o qual deve considerar, prioritariamente, os riscos de sangramento durante o procedimento e de sepse. O cirurgião-dentista também deve inteirar-se dos medicamentos prescritos ao paciente, para evitar interações medicamentosas indesejáveis, bem como evitar prescrever drogas hepatotóxicas. Os cuidados bucais são ações essenciais a esses pacientes, principalmente naqueles com transplante de fígado, e devem ser executados de forma oportuna.

BIBLIOGRAFIA

1. Amarapurkar DN. Prescribing medications in patients with decompensated liver cirrhosis. Int J Hepatol. 2011;2011:519526.
2. Douglas LR, Douglass JB, Sieck JO, Smith PJ. Oral management of patients with end-stage liver disease and the liver transplant patient. Oal Surg Oral Med Oral Pathol Oral Radiol Endod. 1998;86:55-64.
3. Dreezen S. Oral candidiasis. Am J Med. 1984;77:28-33.
4. Firriolo FJ. Dental management of patients with end-stage liver disease. Dent Clin North Am. 2006;50(4):563-90.
5. Golla K, Epstein JB, Cabay RJ. Liver disease: current perspectives on medical and dental management. Oral Surg Oral Med Oral Pathol Oral Radiol Endod. 2004;98:516-21.
6. Guggenheimer J, Close JM, Eghtesad B, Shay C. Characteristics of oral abnormalities in liver transplant candidates. Int J Organ Transplant Med. 2010;1(3):107-13.
7. Guggenheimer J, Close JM, Eghtesad B. Sialadenosis in patients with advanced liver disease. Head Neck Pathol. 2009;3(2):100-5.
8. Guggenheimer J, Eghtesad B, Close JM, Shay C, Fung JJ. Dental health status of liver transplant candidates. Liver Transplantation. 2007;13:280-6.
9. Guggenheimer J, Mayer D, Eghtesad B. A survey of dental care protocols among US organ transplant centers. Clin Transplant. 2005;19:15-8.
10. Helenius-Hietala J, Ruokonen H, Grönroos L, Rissanen H, Suominen L, Isoniemi H, et al. Self-reported oral symptoms and signs in liver transplant recipients and a control population. Liver Transpl. 2013;19(2):155-63.
11. Hong YM, Yoon KT, Heo J, Woo HY, Lim W, An DS, et al. The prescription pattern of acetaminophen and non-steroidal anti-inflammatory drugs in patients with liver cirrhosis. J Korean Med Sci. 2016;31(10):1604-10.
12. Kamath PS, Kim WR. The model for end-stage liver disease (MELD). Advanced Liver Disease Study Group. Hepatology. 2007;45(3):797-805.
13. Medina JB, Andrade NS, de Paula Eduardo F, Bezinelli L, Franco JB, Gallottini M, et al. Bleeding during and after dental extractions in patients with liver cirrhosis Int J Oral Maxillofac Surg. 2018. pii:S0901-5027(18)30137-1.

14. Ortiz MLD, Llorens JMM, Albiol JG, Comellas CB, Aytes LB, Escoda CG. Estúdio del estado bucodental del paciente transplantado hepático. Med Oral Patol Oral Cir Bucal. 2005;10;66-76.

15. Parisi E, Glick M. Immune suppression and considerations for dental care. Dent Clin North Am. 2003;47(4):709-31.

16. Radman R, Schilsky M, Jakab S, Khalaf M, Falace DA. Pre-liver transplant protocols in dentistry. Medical Management and Pharmacology Update. 2013;115:426-30.

17. Ward BB, Weideman EM. Long-term postoperative bleeding after dentoalveolar surgery in the pretransplant liver failure patient. J Oral Maxillofac Surg. 2006;64(10):1469-74.

10

PACIENTES PORTADORES DE DIABETES

Karem López Ortega

INTRODUÇÃO E EPIDEMIOLOGIA

O diabetes é uma doença crônica progressiva que há anos se apresenta como um grande problema de saúde pública.

Em 2014, estimava-se que 422 milhões de adultos viviam com diabetes, em comparação com 108 milhões em 1980. A prevalência global do diabetes quase dobrou desde 1980, passando de 4,7% para 8,5% na população adulta. Na última década, sua prevalência aumentou mais rapidamente em países de baixa e média renda do que em países de alta renda.[1,2]

O aumento da prevalência de diabetes tipo 2 está associado a níveis mais altos de urbanização, envelhecimento das populações e estilos de vida mais sedentários, incluindo obesidade, atividade física insuficiente e maior ingestão de alimentos não saudáveis. As causas do aumento da incidência de diabetes tipo 1 não são claras.[3]

Segundo a International Diabetes Federation, em 2013, o Brasil ocupou a 4ª posição entre os países com maior número de pessoas diabéticas no mundo. Nesse mesmo ano, foi instituída, no Brasil, a Pesquisa Nacional de Saúde (PNS), uma pesquisa de base domiciliar, de âmbito nacional, realizada em parceria com o Instituto Brasileiro de Geografia e Estatística (IBGE). A PNS de 2013 constatou que o diabetes atinge 9 milhões de brasileiros (6,2% da população adulta). As mulheres (7%) apresentaram maior proporção da doença do que os homens (5,4%), e a maioria das pessoas tem mais de 60 anos de idade (54%). A PNS fará parte do Sistema Integrado de Pesquisas Domiciliares (SIPD) do IBGE e deverá ter uma periodicidade de 5 anos.[2]

O diabetes causou 4,9 milhões de mortes no mundo em 2014. No Brasil, foi responsável por 5,3% dos óbitos em 2011, complicações agudas da doença responderam por 2,45 óbitos por 100 mil habitantes em 2010, sendo de 0,29 por 100 mil habitantes entre os menores de 40 anos de idade.[2] A Tabela 1 apresenta os dados de 2018 da International Diabetes Federation.

TABELA 1 Informações sobre diabetes da International Diabetes Federation, 2018[3]

- 1 a cada 11 adultos tem diabetes
- 1 a cada 2 adultos não foi diagnosticado
- 12% da despesa mundial em saúde são gastos em diabetes
- 1 a cada 6 crianças nascidas é afetada pela hiperglicemia na gestação
- 3/4 das pessoas com diabetes no mundo estão em países de média e baixa renda
- Mais de 1 milhão de crianças e adolescentes têm diabetes tipo 1
- 2/3 das pessoas com diabetes vivem em áreas urbanas
- 2/3 das pessoas com diabetes estão em idade de trabalhar

DEFINIÇÃO E CLASSIFICAÇÃO

O diabetes é um grupo de doenças metabólicas (anormalidades no metabolismo de carboidratos, gorduras e proteínas) caracterizadas por hiperglicemia, que é resultante de defeitos na secreção de insulina, da ação da insulina ou de ambos.[4]

O diabetes pode ser classificado nas seguintes categorias gerais:[5]

1. Diabetes melito (DM) tipo 1: decorre da destruição autoimune de células beta do pâncreas, geralmente levando à deficiência absoluta de insulina.

2. Diabetes melito tipo 2: decorre de uma perda progressiva de secreção de insulina pelas células beta do pâncreas, frequentemente no contexto de resistência à insulina.

3. Diabetes melito gestacional (DMG): diabetes diagnosticada no 2º ou 3º trimestre de gestação em pessoas que não apresentavam diabetes claramente evidente antes da gestação.

4. Outros: tipos específicos de diabetes decorrentes de outras causas, p. ex., síndromes monogênicas do diabetes (como diabetes neonatal e diabetes de início da maturidade dos jovens [MODY]), doenças do pâncreas exócrino (como fibrose cística) e diabetes induzido por drogas ou substâncias químicas (como uso de glicocorticoides, no tratamento de HIV/Aids ou após transplante de órgãos).

Segundo a American Diabetes Association (ADA), o diabetes tipo 1 é responsável por cerca de 5 a 10% dos casos de diabetes no mundo, e o tipo 2, por cerca de 90 a 95%. Como essas duas formas são as mais prevalentes, este capítulo discorrerá sobre elas.[4]

PATOGENIA

No diabetes, a base das anormalidades no metabolismo de carboidratos, gorduras e proteínas é a ação deficiente da insulina nos tecidos-alvo. Os processos patogênicos envolvidos no desenvolvimento da doença variam desde a destruição autoimune das células beta do pâncreas, com consequente deficiência da quantidade de insulina, até anormalidades que resultam em resistência à ação da insulina, em decorrência de sua secreção inadequada e/ou respostas teciduais diminuídas. O comprometimento da secreção de insulina e os defeitos na ação da insulina frequentemente coexistem no mesmo paciente e, muitas vezes, não está claro qual anormalidade, se sozinha, é a principal causa da hiperglicemia.[4]

Em 2015, diversas associações se reuniram e os especialistas concordaram que, tanto no diabetes tipo 1 quanto no tipo 2, vários fatores genéticos e ambientais podem resultar na perda progressiva de massa e/ou função de células beta. Uma vez que a hiperglicemia ocorre, os pacientes com todas as formas de diabetes estão em risco de desenvolver as mesmas complicações, embora as taxas de progressão possam diferir.[5]

A fisiopatogenia é mais conhecida no diabetes tipo 1 do que no diabetes tipo 2.

DIABETES TIPO 1

Esta forma de diabetes resulta de uma destruição autoimune das células beta do pâncreas e, no passado, foi conhecida pelos termos diabetes insulino-dependente ou diabetes juvenil. Esses termos deixaram de ser empregados há muito tempo, já que a insulina pode servir ao tratamento de qualquer tipo de diabetes e pelo fato da diabetes tipo 1, apesar de ocorrer comumente na infância e na adolescência, também poder ocorrer em qualquer idade, mesmo na 8ª e 9ª décadas de vida.

Os marcadores da destruição imune das células beta incluem autoanticorpos citoplasmáticos anti-ilhotas (ICA), autoanticorpos anti-insulina (IAA), autoanticorpos antidescarboxilase do ácido glutâmico (anti-GAD) e autoanticorpos antitirosina-fosfatase IA-2 e IA-2-beta. Geralmente, mais do que um desses autoanticorpos estão presentes em 85 a 90% dos indivíduos. Além disso, a doença tem fortes associações com o antígeno leucocitário humano (*human leukocyte antigen* – HLA), com ligação aos genes *DQA* e *DQB*, e é influenciada pelos genes *DRB*. Estes alelos HLA-DR/DQ podem ser predisponentes ou protetores.[4,5]

A destruição autoimune de células beta tem múltiplas predisposições genéticas e também está relacionada a fatores ambientais que ainda são mal definidos. Embora os pacientes raramente sejam obesos quando apresentam esse tipo de diabetes, a presença de obesidade não é incompatível com o diagnóstico. Esses pacientes também são propensos a outros distúrbios autoimunes, como doença de Graves, tireoidite de Hashimoto, doença de Addison, vitiligo, doença celíaca, hepatite autoimune, miastenia grave e anemia perniciosa.[4]

Nesta forma de diabetes, a taxa de destruição das células beta é bastante variável, sendo rápida em alguns indivíduos (principalmente bebês e crianças) e lenta em outros (principalmente adultos). Alguns pacientes, particularmente crianças e adolescentes, podem apresentar cetoacidose como primeira manifestação da doença. Outros têm modesta hiperglicemia de jejum que pode mudar rapidamente para hiperglicemia e/ou cetoacidose grave na presença de infecção ou estresse. Por outro lado, alguns adultos podem reter função residual de células beta suficiente para prevenir a cetoacidose por muitos anos; esses indivíduos eventualmente tornam-se dependentes de insulina para sobreviver e correm risco de cetoacidose. Neste último estágio da doença, há pouca ou nenhuma secreção de insulina, manifestada por níveis baixos ou indetectáveis de peptídeo C plasmático.[5]

A taxa de progressão da doença depende da idade na primeira detecção do anticorpo, do número de anticorpos, da especificidade do anticorpo e do título de anticorpos.[4]

Diabetes idiopático

Algumas formas de diabetes tipo 1 não têm etiologias conhecidas. Alguns desses pacientes têm insulinopenia permanente e são propensos à cetoacidose, mas não apresentam evidência de autoimunidade. Embora apenas uma minoria de pacientes com diabetes tipo 1 se enquadre nessa categoria, a maioria deles é de ascendência africana ou asiática. Indivíduos com esta forma de diabetes sofrem de cetoacidose episódica e exibem graus variados de deficiência de insulina entre os episódios. Esta forma de diabetes é fortemente herdada, carece de evidência imunológica para autoimunidade de células beta e não é associada a HLA.[4]

DIABETES TIPO 2

No diabetes tipo 2, os caminhos para a destruição e a disfunção das células beta são menos conhecidos. O diabetes tipo 2 está associado principalmente a defeitos de secreção de insulina relacionados à inflamação e ao estresse metabólico, entre outros fatores, incluindo fatores genéticos.[5]

Esta forma de diabetes foi denominada no passado de diabetes não insulino--dependente ou diabetes do adulto, abrange indivíduos que têm resistência à insulina e geralmente apresenta deficiência de insulina relativa (em vez de absoluta). Pelo menos inicialmente, e muitas vezes ao longo sua vida, esses indivíduos não precisam de tratamento com insulina para sobreviver. Existem provavelmente muitas causas diferentes desta forma de diabetes. Embora as etiologias específicas não sejam conhecidas, a destruição autoimune de células beta não ocorre, e os pacientes não apresentam nenhuma outra causa conhecida de diabetes.

A maioria dos pacientes com esta forma de diabetes é obesa ou tem sobrepeso, e o excesso de peso causa algum grau de resistência à insulina. Alguns pacientes podem não se enquadrar nos critérios tradicionais de obesidade (por peso), mas podem ter um percentual maior de gordura corporal distribuído predominantemente na região abdominal. A cetoacidose raramente ocorre de maneira espontânea neste tipo de diabetes e, quando vista, geralmente surge em associação com o estresse fisiológico provocado por outra doença, como a infecção.

O diagnóstico desta forma de diabetes geralmente é feito muitos anos após a instalação da doença; isto ocorre porque a hiperglicemia se desenvolve gradualmente e, em estágios iniciais, muitas vezes não é grave o suficiente para o paciente notar qualquer um dos sintomas clássicos do diabetes. No entanto, esses pacientes apresentam maior risco de desenvolver complicações crônicas da doença. Considerando que esses pacientes podem ter níveis de insulina normais ou elevados, espera-se que quanto maior for o nível de glicose plasmática, maior será o nível de insulina enquanto a função das células beta for normal. Assim, a secreção de insulina é defeituosa nesses pacientes e insuficiente para compensar a resistência à insulina.

A resistência à insulina pode melhorar com a redução de peso e/ou o tratamento farmacológico da hiperglicemia, mas raramente é restaurada ao normal. O risco de desenvolver esta forma de diabetes aumenta com a idade, a obesidade e a falta de atividade física. Ocorre mais frequentemente em mulheres com diabetes gestacional prévio e em indivíduos com hipertensão ou dislipidemia, e sua frequência varia em diferentes subgrupos raciais/étnicos. O diabetes tipo 2 é frequentemente associado a uma forte predisposição genética, mais do que a forma autoimune do diabetes tipo 1. No entanto, a genética desta forma de diabetes é complexa e não está totalmente definida.

DIAGNÓSTICO

O diagnóstico do diabetes é feito de acordo com alguns critérios clínicos (Tabela 2).

TABELA 2 Critérios para o diagnóstico do diabetes

Glicemia de jejum ≥ 126 mg/dL (7 mmol/L). Jejum é definido como ausência de ingestão calórica por, pelo menos, 8 horas* OU
Durante um teste de tolerância à glicose, glicemia ≥ 200 mg/dL (11,1 mmol/L), 2 horas após 75 g de glicose dissolvida em água* OU
Hemoglobina glicada ≥ 6,5% (48 mmol/mol). O teste deve ser feito em laboratório usando método certificado e padronizado* OU
Em paciente com sintomas clássicos de hiperglicemia ou crise hiperglicêmica, glicemia plasmática aleatória ≥ 200 mg/dL (11,1 mmol/L)

* Na ausência inequívoca de hiperglicemia, os resultados devem ser confirmados com a repetição dos testes.
Fonte: adaptada de American Diabetes Association, 2017.[5]

TRATAMENTO

Como as anormalidades metabólicas são várias, os objetivos do tratamento do DM incluem não só o manejo da glicose circulante, com a redução dos valores de hemoglobina glicada para níveis de indivíduos sem diabetes, mas o estabelecimento de níveis normais de lipídios e de pressão sanguínea e a estabilização do peso corporal em um nível o mais próximo possível do normal[6] (Tabela 3).

COMPLICAÇÕES CLÍNICAS DO DIABETES E TRATAMENTO ODONTOLÓGICO

Ao não conseguir controlar os níveis séricos de glicose, o paciente fica suscetível a episódios de hiper e hipoglicemia e, consequentemente, a instalação de complicações agudas e crônicas do diabetes. O tratamento odontológico está fortemente vinculado à presença dessas complicações.

As complicações agudas acontecem em curto prazo e podem ser desencadeadas tanto por quadros de hipoglicemia ou de hiperglicemia. Já as complicações crônicas são eventos ligados apenas a quadros de hiperglicemia de longo prazo.

TABELA 3   Objetivos do tratamento do diabetes melito: valores dos índices clínicos e laboratoriais
e a classificação do paciente de acordo com a eficiência do controle metabólico

Índices	Compensação		
	Boa	Satisfatória	Ruim
Glicemia (mg/dL)			
Jejum	80 a 110	112 a 140	> 140
Pós-prandial	100 a 140	140 a 180	> 180
Hemoglobina glicada (%)	< 6,5	6,5 a 7,5	> 7,5
Colesterol (mg/dL)			
LDL (risco moderado de DC)	< 100		
LDL (risco alto de DC)	< 70		
HDL (homem)	> 40		
HDL (mulher)	> 50		
Total	< 200	200 a 230	> 230
Triglicerídios (mg/dL)	< 150	150 a 195	> 195
Pressão arterial (mmHg)			
Sistólica	< 120	120 a 140	> 140
Diastólica	< 80	80 a 90	> 90
Índice de massa corporal (kg/m²)			
Homem	25	25 a 27	> 27
Mulher	24	24 a 25	> 25

DC: doença cardiovascular; LDL: *low-density lipoprotein* (lipoproteína de baixa densidade); HDL: *high-density lipoprotein* (lipoproteína de alta densidade).
Fonte: adaptada de Bloomgarden, 2000[6]; Bodnar et al, 2016; Sociedade Brasileira de Diabetes, 2017.[11]

Complicações agudas – hipoglicemia

Em decorrência do equilíbrio normal entre o fornecimento (p. ex., refeições) e a
remoção (p. ex., exercícios) de glicose da circulação, as concentrações de glicose
plasmática são mantidas dentro de uma faixa relativamente estreita ao longo do
dia (geralmente entre 55 e 165 mg/dL).[7]

Como o cérebro é totalmente dependente de glicose plasmática, a mais temida
consequência da hipoglicemia é o dano cerebral e a disfunção cognitiva. Com uma
glicemia plasmática < 80 mg/dL, o organismo responde diminuindo a secreção
pancreática de insulina. Com glicemia na faixa de 65 a 70 mg/dL, é desencadeada
a reação contrarreguladora com secreção de glucagon, cortisol, catecolaminas e
hormônio de crescimento humano (GH). Quando os níveis séricos de glicose atin-

gem valores < 55 mg/dL, aparecem os sintomas neuroglicopênicos e neurogênicos (resposta autonômica).[7,8]

Assim, com base nas recomendações do International Hypoglycemia Study Group, hipoglicemia grave e clinicamente significativa é definida como glicose < 54 mg/dL, enquanto o valor de alerta para a diminuição de glicose é definido como ≤ 70 mg/dL.[8]

A hipoglicemia geralmente é mais comum em pacientes com diabetes tipo 1, sendo as causas mais comuns o excesso de insulina ou antidiabéticos orais secretagogos (sulfonilureias ou glinidas) ou o atraso ou a falta de uma refeição (que provoca variação no teor de carboidratos). Também podem ser responsabilizados por quadros de hipoglicemia: náuseas, vômitos, retardo do esvaziamento gástrico, falha na resposta contrarreguladora, aumento na atividade física sem adequação da ingestão de carboidratos e/ou da dose de medicamentos e insulina, fatores que alterem a absorção de insulina (local de aplicação, homogeneização do frasco), alterações da função renal, hepática ou suprarrenal, álcool e cocaína, drogas que afetam a consciência e outras drogas (como sulfonamidas, salicilatos, betabloqueadores, pentamidina, propoxifeno, gatifloxacina etc.).[8,9]

Os sintomas clínicos da hipoglicemia podem se manifestar como:[8,9]

• sintomas neurogênicos ou autonômicos: podem ser adrenérgicos (pela liberação de adrenalina: palpitações, tremores e ansiedade) ou colinérgicos (pela liberação de acetilcolina: sudorese, parestesias e sensação de fome);[8,9]
• sintomas neuroglicopênicos: confusão mental, fraqueza, alterações do comportamento e da consciência, alterações visuais.[8,9]

Clinicamente, o conjunto de critérios que permitem estabelecer se existe realmente uma alteração hipoglicêmica é conhecido como tríade de Whipple e compreende:

• sinais e/ou sintomas consistentes com a hipoglicemia;
• baixa concentração plasmática de glicose;
• resolução dos sinais e sintomas posterior ao aumento da concentração da glicose plasmática.

A hipoglicemia também pode ser classificada como:[9]

- leve: quando há predomínio de sintomas adrenérgicos e o paciente não necessita de assistência de terceiros. A melhora acontece após 10 a 15 minutos da ingestão de 15 g de carboidrato;
- moderada: aparecem também sintomas neuroglicopênicos, como tontura econfusão. O paciente pode necessitar da assistência de terceiros para contornar a situação e é necessário repetir a dose de carboidrato;
- grave: o paciente requer que terceiros administrem carboidratos, glucagon ou outras medidas. Apresenta alterações da consciência, convulsões e coma.

O manejo do paciente com hipoglicemia baseia-se em seu estado de consciência. Para pacientes conscientes, utiliza-se a regra dos 15 minutos: administrar 15 g de carboidratos de absorção rápida (glicose ou equivalente) e realizar glicemia capilar após 15 minutos. Caso os valores glicêmicos estejam < 70 mg/dL, repetir o procedimento inicial. Com valores > 70 mg/dL, administrar suplemento de carboidrato de absorção lenta e proteína.[9] É pertinente lembrar que 15 g de carboidratos de absorção rápida representam 3 a 4 sachês de gel de glicose, 3 a 4 colheres de chá cheias de açúcar, 1/2 copo de suco de frutas ou de refrigerante normal. Geralmente, 15 g de carboidratos são suficientes para elevar a glicemia em 50 mg/dL.

Para pacientes inconscientes, administrar glucagon intramuscular (1 mg no músculo deltoide) e, depois da recuperação da consciência, refeição com carboidratos de ação rápida e lenta.[9]

Com relação ao tratamento odontológico, é contraindicado segui-lo em um paciente que apresente crise hipoglicêmica.

Complicações agudas – hiperglicemia

As complicações agudas da hiperglicemia geralmente instalam-se com níveis glicêmicos > 250 mg/dL no DM1 e > 600 mg/dL no DM2, e recebem o nome de cetoacidose diabética (CAD) e estado hiperglicêmico hiperosmolar (EHH), respectivamente. A primeira instala-se rapidamente (horas), enquanto a segunda é mais insidiosa (dias). Tanto a CAD quanto a EHH são urgências médicas e o paciente deve ser encaminhado ao hospital (Tabela 4).[10]

TABELA 4 Critérios diagnósticos para cetoacidose diabética e estado hiperglicêmico hiperosmolar e sinais e sintomas apresentados pelos pacientes

	DM1 – CAD	DM2 – EHH
Glicemia (mg/dL)	> 250	> 600
Cetonúria	(+)	(-)
Glicosúria	(+)	(+)
Gasometria	pH < 7,3 HCO_3^- < 15	pH > 7,3 HCO_3^- > 15
Osmolaridade sérica (mmol/kg)	Variável	> 320
Cetonemia ou cetonúria	Presente	Negativa ou fracamente positiva
Ânion gap	> 10 a 12	< 12
Ureia/creatinina	Aumento leve	Aumento moderado a grave
Eletrólitos	Normonatremia	Hipernatremia
	Hipopotassemia	Hipopotassemia
Sinais	Taquicardia, hipotensão (postural), desidratação, pele seca/hipotermia, respiração de Kussmaul e hálito cetônico, alteração da consciência/coma, oligúria	Desidratação grave, taquicardia, hipotensão/choque, polineuropatia aguda, convulsões, sinais de localização, alteração da consciência/coma, oligúria/anúria, mioglobinúria
Sintomas	Polidipsia, poliúria, náuseas, vômitos, letargia, anorexia, dor abdominal, dispneia, alterações visuais, sonolência/irritabilidade	Polidipsia, poliúria, letargia, torpor, inapetência, fraqueza muscular, alterações visuais, alterações do SNC

pH: potencial hidrogeniônico; HCO_3^-: bicarbonato (em mmol/L); CAD: cetoacidose diabética; EHH: estado hiperglicêmico hiperosmolar.
Fonte: adaptada de Umpierrez e Korytkowski, 2016.[10]

Para o diagnóstico clínico da CAD ou do EHH, podem ser utilizados padrões clínicos gerais que incluem glicemia capilar acima dos limites apresentados na Tabela 4 e a presença de um ou mais sinais de alarme (polidipsia, poliúria, polifagia, perda de peso, taquipneia, desconforto ou dor abdominal, náuseas, vômitos, desidratação, suspeita de processo infeccioso, alteração do nível de consciência).[11]

Cabe lembrar que, no manejo odontológico de pacientes diabéticos que estejam apresentando estados de hiper ou hipoglicemia, devem ser considerados o tipo de medicação hipoglicemiante (farmacodinâmica) que o paciente utilizou, os níveis atuais de glicemia capilar, o horário que o paciente alimentou-se e o tipo de alimentação ingerida (carboidratos de absorção rápida e lenta). Por exemplo, se um paciente apresenta glicemia capilar de 250 mg/dL e, na anamnese, relata ter utilizado insulina NPH humana 2 horas atrás, é provável que essa glicemia diminua, já que essa insulina tem o início de sua ação entre 2 e 4 horas após a sua administração. Outro exemplo é o paciente que chega ao consultório odontológico logo após o uso da mesma medicação hipoglicemiante (NPH humana, 2 horas antes), mas não se alimentou e apresenta glicemia de 80 mg/dL. É bem provável que esse paciente entre em hipoglicemia durante o atendimento odontológico.

Complicações crônicas – hiperglicêmicas

As complicações crônicas são aquelas que ocorrem em longo prazo e que estão vinculadas à hiperglicemia crônica.[4] A hiperglicemia contribui para o desenvolvimento de complicações vasculares por meio de vários mecanismos: ativação das vias de poliol e hexosamina, ativação de diacilglicerol (DAG) – proteína quinase C (PKC), aumento do estresse oxidativo, aumento da produção de produtos finais de glicação avançada (AGE), aumento da síntese de fatores de crescimento, citocinas e angiotensina II. Esses fatores podem, por sua vez, induzir uma disfunção endotelial difusa e causar o endurecimento e espessamento das paredes dos vasos sanguíneos, contribuindo para o desenvolvimento progressivo de complicações micro e macrovasculares e danos multiorgânicos.[12]

A produção de AGE, resultante da hiperglicemia, é o principal mecanismo de desenvolvimento das complicações crônicas do diabetes, afetando tanto pequenos vasos (complicações microvasculares) quanto grandes vasos (complicações macrovasculares). Os AGE são resultantes da união não enzimática e irreversível de glicanos a lipídios, proteínas ou outras moléculas orgânicas. Estas substâncias que se acumulam no plasma, paredes dos vasos sanguíneos e tecidos são os principais responsáveis por causar expansão da matriz extracelular após sua união ao colágeno, causando o endurecimento e o espessamento das paredes dos vasos sanguíneos. O espessamento das paredes dos vasos sanguíneos é o resultado da combinação, da redução da degradação dos AGE e do aumento da síntese dos componentes da matriz extracelular. A proliferação da matriz extracelular deve-se principalmente ao aumento da produção local de fatores de crescimento (TNF-alfa, IL-1).[13]

Os macrófagos apresentam receptores de alta afinidade para AGE (RAGE) e sua ligação determina o início da síntese de perfis de citocinas, sendo liberados principalmente TNF-alfa e IL-1. Essas citocinas têm a capacidade de se ligar a várias linhagens celulares que participam da remodelação tecidual em condições normais. No entanto, o acúmulo excessivo de AGE por causa da situação hipergli-cêmica desencadeia a degradação do tecido conjuntivo.[13]

As complicações macrovasculares são similares à aterosclerose, afetando as artérias em geral e levando a doenças cardiovascular, cerebrovascular e vascular periférica. As complicações microvasculares, que resultam da diminuição da per-fusão tissular e da consequente isquemia, respondem por eventos como retinopa-tia, nefropatia e neuropatia. Níveis elevados de glicemia também parecem afetar a síntese, a maturação e a homeostasia do colágeno, além de desencadearem a degradação do tecido conjuntivo e proporcionarem redução na quimiotaxia, ade-rência e fagocitose de neutrófilos, alterando a resposta do hospedeiro frente a pro-cessos infecciosos.[14]

Pesquisas prévias demonstraram que os AGE também se acumulam no tecido gengival de pacientes diabéticos, e a interação entre RAGE e AGE, presentes em células endoteliais e fagócitos mononucleares do tecido gengival, resultam na hi-perestimulação desse tecido e conduzem a uma resposta inflamatória crônica.[13]

Assim, em termos de saúde oral, um paciente diabético pode apresentar uma doença periodontal mais exacerbada e/ou de difícil controle (Figura 1), quadros de infecções oportunistas (como candidíase) (Figura 2), atraso na cicatrização de feridas cirúrgicas, xerostomia, hipossalivação (Figura 3) e abscessos. No entanto, é importante evidenciar que somente um paciente diabético que apresente hiper-glicemia de longo prazo, e consequentes quadros de micro e macroangiopatias, apresenta também alterações em boca compatíveis com o quadro sistêmico.

Para avaliar se o paciente pode apresentar uma maior complicação no mane-jo de alterações bucais, a ferramenta mais confiável e fidedigna é o exame clínico. Pacientes que apresentem histórico de afecções características de micro e/ou ma-croangiopatias são os que podem requerer mais atenção do cirurgião-dentista. O exame de hemoglobina glicada (A1c ou HbA1c), nesses casos, também pode ser relevante para construir o quadro clínico do paciente. A hemoglobina é uma pro-teína presente na hemácia, responsável por carrear o oxigênio. Durante sua vida útil, essa proteína acaba incorporando a glicose que existe na corrente circulató-ria; assim, como a meia-vida da hemácia é de 90 a 120 dias, quando se solicita um exame de hemoglobina glicada, identifica-se qual foi a glicemia média do paciente nos últimos 3 a 4 meses. Os níveis de glicose plasmática dos últimos 30 dias contribuem com 50% do resultado final desse exame, e os níveis de glicose

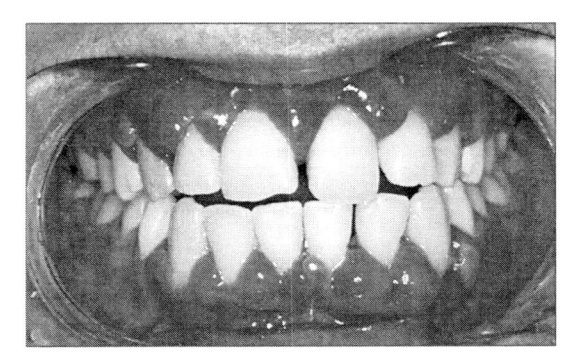

FIGURA 1   Doença periodontal em paciente diabético.

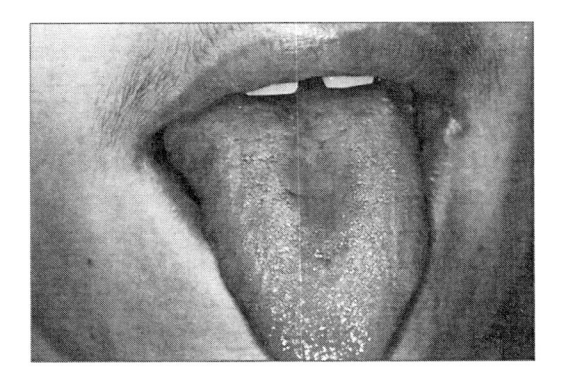

FIGURA 2   Candidíase no dorso da língua em paciente diabético.

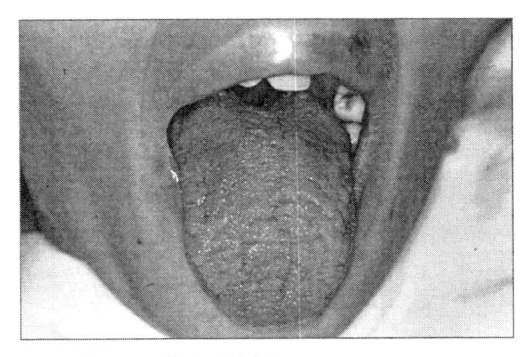

FIGURA 3   Hipossalivação em paciente diabético.

plasmática de 90 a 120 dias contribuem apenas com 10%. Por este motivo, recomenda-se uma avaliação trimestral da HbA1c.[12] Existe uma correspondência entre
os níveis encontrados de HbA1c e os níveis médios de glicemia, que pode ser vista na Tabela 5.[15]

TABELA 5   Correspondência entre os níveis de HbA1c (%) e os níveis médios de glicemia dos
últimos 2 a 4 meses (mg/dL)

Níveis de HbA1c (%)	Níveis de glicemia (mg/dL)
4	70
5	98
6	126
7	154
8	182
9	211
10	239
11	267
12	295

Fonte: adaptada de Sociedade Brasileira de Diabetes, 2018.[15]

A preocupação do cirurgião-dentista quanto ao manejo de eventuais complicações crônicas do diabetes na boca foca-se na capacidade de reparo tecidual e na
resposta do hospedeiro frente a processos infecciosos. Neste ponto, muitos podem
questionar a necessidade da prescrição de antibióticos. É importante salientar que
não existe a necessidade de prescrição de antibióticos única e exclusivamente em
decorrência da presença de DM. Na verdade, os últimos trabalhos publicados na
literatura odontológica internacional sequer encontraram relação entre o controle glicêmico do paciente e, por exemplo, a reparação alveolar pós-exodôntica, e,
portanto, não indicam o uso de profilaxia antibiótica nesses pacientes.[16-19]

Não há padrão laboratorial (HbA1c) que indique ou contraindique qualquer
procedimento odontológico quando a questão são os efeitos crônicos da hiperglicemia. Por outro lado, o cirurgião-dentista pode ter que manejar outras doenças
sistêmicas crônicas que podem instalar-se como consequência da hiperglicemia de
longo prazo, por exemplo, a hipertensão arterial sistêmica, as cardiopatias (e o uso
de anticoagulantes ou antiagregantes plaquetários) e as nefropatias (e as terapias
renais substitutivas).[12,14]

CONSIDERAÇÕES FINAIS

A hipoglicemia é contraindicação absoluta para a execução de qualquer procedimento odontológico. A hiperglicemia só é contraindicação quando existe o risco de cetoacidose diabética ou estado hiperglicêmico hiperosmolar. Os efeitos de longo prazo da hiperglicemia não são contraindicação para o atendimento odontológico. Somente o conhecimento da fisiopatogenia da doença de base pode auxiliar o cirurgião-dentista a instituir um atendimento odontológico seguro.

REFERÊNCIAS BIBLIOGRÁFICAS

1. World Health Organization (WHO). Global report on diabetes. Disponível em: http://apps. who.int/iris/bitstream/handle/10665/204871/9789241565257_eng.pdf?sequence=1; acessado em: 2/6/2018.
2. Iser BPM, Stopa SR, Chueiri PS, Szwarcwald CL, Malta DC, Monteiro HOC, et al. Prevalência de diabetes autorreferido no Brasil: resultados da Pesquisa Nacional de Saúde 2013. Epidemiol Serv Saúde [online]. 2015;24(2):305-14. Disponível em: www.scielo.br/scielo. php?script=sci_arttext&pid=S2237-96222015000200305&lng=en&nrm=iso.
3. International Diabetes Association (IDF). Diabetes atlas. 8.ed. . Disponível em: www.diabetesatlas.org/faq.html; acessado em: 28/5/2018.
4. American Diabetes Association (ADA). Diagnosis and classification of diabetes mellitus. Diabetes Care. 2013;36 (suppl. 1):S67-74.
5. American Diabetes Association (ADA). Classification and Diagnosis of diabetes. Diabetes Care. 2017;40(Suppl 1):S11-S24.
6. Bloomgarden ZT. American Diabetes Association Annual Meeting, 1999: type 2 diabetes treatment. Diabetes Care. 2000;23(3):405-11.
7. Alsahli M, Gerich JE. Hypoglycemia. Endocrinol Metab Clin North Am. 2013;42(4):657-76.
8. Standards of Medical Care in Diabetes-2017: Summary of Revisions. Diabetes Care. 2017;40(Suppl 1):S4-S5.
9. Mezquita-Raya P, Reyes-García R, Moreno-Pérez Ó, Muñoz-Torres M, Merino-Torres JF, Gorgojo-Martínez JJ, et al. Position statement: hypoglycemia management in patients with diabetes mellitus. Diabetes Mellitus Working Group of the Spanish Society of Endocrinology and Nutrition. Endocrinol Nutr. 2013;60(9):517.e1-517.e18.
10. Umpierrez G, Korytkowski M. Diabetic emergencies – ketoacidosis, hyperglycaemic hyperosmolar state and hypoglycaemia. Nat Rev Endocrinol. 2016;12(4):222-32.
11. Sociedade Brasileira de Endocrinologia e Metabologia (SBEM). Crises hiperglicêmicas agudas: diagnóstico e tratamento. Disponível em: https://diretrizes.amb.org.br/_BibliotecaAntiga/crises_hiperglicemicas_agudas_diagnostico_e_tratamento.pdf; acessado em: 28/5/2018.
12. Marcovecchio ML, Lucantoni M, Chiarelli F. Role of chronic and acute hyperglycemia in the development of diabetes complications. Diabetes Technol Ther. 2011;13(3):389-94.
13. Navarro Sanchez AB, Faria Almeida R, Bascones Martinez A. Relación entre diabetes mellitus y enfermedad periodontal. Avances en Periodoncia. 2002;14(1):9-19.
14. Squadrito G, Cucinotta D. The late complications of diabetes mellitus. Ann Ital Med Int. 1991;6(1 Pt 2):126-36.

15. Sociedade Brasileira de Diabetes (SBD). Diretrizes da Sociedade Brasileira de Diabetes 2014-2015. Disponível em: www.diabetes.org.br/publico/images/2015/area-restrita/diretrizes-sbd-2015.pdf; acessado em: 30/5/2018.

16. Aronovich S, Skope LW, Kelly JP, Kyriakides TC. The relationship of glycemic control to the outcomes of dental extractions. J Oral Maxillofac Surg. 2010;68(12):2955-61.

17. Fernandes KS, Glick M, de Souza MS, Kokron CM, Gallottini M. Association between immunologic parameters, glycemic control, and postextraction complications in patients with type 2 diabetes. J Am Dent Assoc. 2015;146(8):592-9.

18. Lodi G, Figini L, Sardella A, Carrassi A, Del Fabbro M, Furness S. Antibiotics to prevent complications following tooth extractions. Cochrane Database Syst Rev. 2012;11:CD003811.

19. Joshipura K. Glycemic control is not related to postextraction healing in patients with diabetes. J Evid Based Dent Pract. 2011;11(4):187-8.

11

PACIENTES PORTADORES DE DISTÚRBIOS NEUROLÓGICOS

Juliana Bertoldi Franco

Karem López Ortega

Janaina Braga Medina

INTRODUÇÃO

De acordo com a Organização Mundial da Saúde (OMS), em tempos de paz, pelo menos 10% das crianças de qualquer país nascem com ou adquirem impedimentos físicos, mentais ou sensoriais que interferirão no seu desenvolvimento.

São considerados pacientes com necessidades especiais aqueles que possuem deficiências (físicas, mentais, sensoriais, de desenvolvimento, comportamentais, emocionais, déficit de cognição e de movimentação) e processos patológicos sistêmicos (problemas sistêmicos de saúde que necessitem de programas ou serviços especializados no tratamento). A doença pode ser congênita ou adquirida, podendo causar limitações ou incapacidade nas atividades do dia a dia. A atenção à saúde de pacientes com necessidades especiais está além da rotina e requer conhecimentos especializados e avançados, assim como experiência para esse atendimento.

Antigamente, a assistência ao paciente especial era de responsabilidade da odontopediatria, por conta dos pacientes sindrômicos ou neurológicos que apresentavam a necessidade de condicionamento para o tratamento odontológico.

Nas últimas décadas, o mundo tem sofrido uma mudança importante no contexto em relação às características da sua população, ou seja, menos nascimentos e mais expectativa de vida, o que leva à aquisição de doenças importantes, relacionadas ao viver mais, mas também relacionadas ao diagnóstico precoce, o que gerou uma demanda específica para uma abordagem odontológica mais especializada por meio de uma abordagem especial, multiprofissional e com protocolos de atendimento específicos.

Assim, em 2001, durante a II Assembleia Nacional de Especialidades Odontológicas (ANEO), foram criadas algumas novas especialidades odontológicas, entre elas a Odontologia para Pacientes com Necessidades Especiais (OPNE).

De acordo com a orientação da Associação Internacional de Odontologia ao Paciente Portador de Necessidades Especiais (International Association of Dentistry for Disabilities and Oral Health – IADH), os pacientes especiais podem ser classificados em 10 diferentes grupos segundo os comprometimentos e/ou áreas comprometidas pela patologia[1]: desvios da inteligência; defeitos físicos; defeitos congênitos; desvios comportamentais; desvios psíquicos; deficiências sensoriais e de audiocomunicação; doenças sistêmicas crônicas; doenças endócrino-metabólicas; desvios sociais; e estados fisiológicos especiais.

O paciente com necessidades especiais (PNE) pode apresentar variados graus de dependência. A dependência é um fenômeno multifacetado com aspectos mentais, físicos, econômicos, sociais e emocionais. Esta assume diferentes funções em diferentes momentos do ciclo vital. Em alguns períodos durante o curso de vida, os comportamentos dependentes são julgados como necessários ou uma transição, por exemplo, na infância.

Na literatura científica, é descrito que indivíduos com necessidades especiais têm acesso precário ao atendimento odontológico quando comparados com a população em geral, resultando em uma saúde bucal deficiente.

No tratamento odontológico ao PNE, devem-se considerar dificuldades específicas e não específicas de acordo com a individualidade de cada paciente e com a capacidade individual de aprendizagem. As dificuldades específicas seriam: dificuldades motoras, dificuldades de comunicação, hiper ou hipomotricidade muscular, sialorreia, macroglossia, microdontia, apinhamento dental, necessidades odontológicas acumuladas, grau de limitação física, grau de risco anestésico e idade da criança. As dificuldades não específicas seriam: falta de profissionais habilitados, barreiras arquitetônicas, discriminação aos PNE, rompimento da rotina de tratamento odontológico, falta de compreensão da família em relação à importância do tratamento odontológico, situação econômica da família, superproteção ao PNE, rejeição do PNE pela família e falta de compreensão quanto à necessidade diária de higiene bucal.

Uma das razões pelas quais esses pacientes não têm suas necessidades odontológicas atendidas é a sua falta de cooperação durante o atendimento. Geralmente, os PNE são encaminhados para atendimento em hospitais ou a um especialista com um acúmulo de doenças bucais não tratadas. Outra barreira importante ao tratamento de saúde ao PNE pouco discutida é a capacidade limitada deles em expressar dor ou desconforto. O profissional da área médica e odontológica pode ter seu diagnóstico prejudicado pela falta de uma descrição clara dos sinais e sintomas pelo paciente, e por dificuldades na realização do exame clínico em virtude da sua não cooperação. Nos PNE, a doença dentária frequentemente não é detectada até que alcance um estágio irreversível ou apresente um quadro de infecção em que os sintomas são mais evidentes. A subestimação da real necessidade de tratamento odontológico a esses indivíduos pode decorrer da dificuldade de examinar pacientes não cooperativos e da falta de dados clínicos relevantes, como a descrição qualitativa da dor, a localização da causa ou a obtenção de radiografias.

DEFICIÊNCIA MENTAL E ATRASO DO DESENVOLVIMENTO NEUROPSICOMOTOR

O paciente portador de alguma doença neurológica, de alguma síndrome, com paralisia cerebral ou com doenças degenerativas pode apresentar, na grande maioria dos casos, um quadro de deficiência mental, que pode variar da forma mais leve à mais grave.

Sempre se deve investigar durante a anamnese se os fatores etiológicos da deficiência mental são pré-natais (doenças genéticas, malformações do SNC), perinatais (asfixia, trauma de parto, prematuridade) ou pós-natais (infecções no SNC, desnutrição, radiação, traumas, afogamentos, parada cardiorrespiratória).

A deficiência mental leve constitui o maior grupo de indivíduos na sociedade, com aproximadamente 85% dos casos. Deficiência mental moderada compõe 10% da população de indivíduos com deficiência mental que apresentam a possibilidade de adquirir hábitos de autonomia, podendo inclusive ter certas atitudes bem elaboradas e, quando adultos, frequentar lugares ocupacionais, mesmo que necessitem de constante supervisão. Deficiência mental profunda engloba 1 a 2% dos indivíduos com deficiência mental que apresentam incapacidade mental de autonomia, incluindo as que vivem em estado vegetativo; corresponde a um grupo quase totalmente dependente, porém, com treino apropriado, podem progredir no desenvolvimento motor, no autocuidado e na habilidade da comunicação. Por último, a deficiência mental grave constitui um índice pouco significativo do grupo de deficientes mentais, que são trabalhados constantemente para melhor autonomia dos seus hábitos, pois possuem capacidade de comunicação muito limitada, implicando diretamente no planejamento odontológico a ser realizado.

A deficiência mental é uma condição caracterizada pela presença de um nível intelectual significativamente inferior à média e que tem seu início antes dos 18 anos de idade, além de limitações em pelo menos duas das seguintes áreas: cuidados pessoais, comunicação, atividades da vida diária, habilidades sociais/interpessoais, vida comunitária, autossuficiência, habilidades acadêmicas, trabalho, lazer, saúde e segurança.

A paralisia cerebral deve-se a um mau desenvolvimento do cérebro de aspecto não progressivo ou decorre de uma lesão encefálica de natureza não progressiva, ocasionando o comprometimento de várias partes do corpo ou paralisia em um único membro. Em relação aos distúrbios motores, a paralisia cerebral pode ser classificada como espástica, discinética, atáxica e mista.

A assistência odontológica a esses pacientes requer habilidade do profissional em relação à necessidade de condicionamento e, em caso de negativa, deve-se pensar na contenção física/mecânica, na sedação medicamentosa ou na realização do tratamento odontológico sob anestesia geral.

A sedação consciente com óxido nitroso pode não ter bom resultado em razão da dificuldade do paciente em aspirar o gás pelo nariz, o que geralmente contraindica esse tipo de procedimento a esse paciente.

ALTERAÇÕES BUCAIS NOS PACIENTES NEUROLÓGICOS

Em relação às alterações bucais, observa-se alto índice de cárie, gengivite e de doença periodontal nos pacientes neurológicos. Ocorre pela falta de higienização decorrente do grau de dependência que o paciente apresenta, sendo necessária a conscientização e o treinamento dos responsáveis em relação à higiene bucal.

A incapacidade neuromuscular leva os pacientes a consumirem alimentos mais pastosos, o que proporciona o aumento do biofilme bacteriano que, associado à deficiência de higiene bucal, ocasiona o aumento expressivo de cáries e doença periodontal.

Outra característica observada é a maloclusão decorrente de distúrbios neuromusculares e alterações na respiração (respirador bucal), mastigação e deglutição.

Episódios de bruxismo podem ser observados, e o profissional deve avaliar qual a melhor conduta a ser tomada. Pode ser aplicada toxina botulínica para diminuir o tônus muscular ou podem ser confeccionadas placas de acrílico para a proteção dos dentes. Não é recomendado o seu uso em crianças na fase de crescimento (alteração do padrão de crescimento craniofacial) nem em pacientes com risco de queda e/ou convulsões.

Por apresentarem crises convulsivas, alguns pacientes podem estar em uso de anticonvulsivantes (hidantoína, fenitoína, fenobarbital, ácido valproico), o que ocasiona um quadro de hiperplasia gengival medicamentosa, a qual pode ser tratada com orientação de higiene, controle de biofilme bacteriano por meio de profilaxia profissional e realização de gengivoplastia.

Alguns autores relataram que quanto maior o grau de deficiência, mais agravante são as alterações bucais, pela dificuldade de cuidado pelos cuidadores do paciente, assim como a perda expressiva de dentes.

Muitos pacientes apresentam doenças neurológicas graves e não conseguem verbalizar que apresentam dor de dente ou algo na boca que os incomoda. Assim, deve-se atentar a sinais clínicos, como: paciente não quer se alimentar pela boca; nega alimento; inicia alimentação e logo após se nega a continuar; babação; edema na face; agitação do paciente; bater a mão no rosto ou na cabeça; apontar para a boca; mudança de comportamento; febre e prostração.

Tratamento odontológico

A realização do tratamento odontológico é um grande desafio no paciente portador de doença neurológica e depende do grau de deficiência mental ou de compreensão que o paciente apresenta.

Uma das situações mais desafiadoras no atendimento a PNE diz respeito ao manejo do comportamento durante o atendimento. O profissional deve ter sensibilidade para compreender os anseios individuais de cada paciente, bem como de sua família, para poder determinar a melhor maneira de realizar o tratamento odontológico, assim como é fundamental a comunicação entre o paciente e o profissional, com a finalidade de estabelecer uma relação de confiança entre ambos, a qual é construída por um processo dinâmico de diálogo e expressão facial. As técnicas de abordagem beneficiam muito o tratamento odontológico da pessoa com deficiência, favorecendo a comunicação, o controle da ansiedade, o medo e a dor.

Os procedimentos odontológicos a ser realizados são os mesmos realizados em pacientes hígidos, focando a prevenção de cárie e doença periodontal.

Sempre se deve optar pelo condicionamento do meio bucal, podendo utilizar materiais restauradores que liberam flúor gradualmente, exodontias, tratamento periodontal convencional ou cirúrgico (gengivoplastia), endodontia, prótese dentária, profilaxia profissional com escova de Robson e pasta profilática, e aplicação de gel fluoretado ou de verniz fluoretado.

Técnicas de condicionamento

Dada a deficiência mental, o uso do condicionamento pode ser realizado utilizando as seguintes técnicas:

1. Dizer-mostrar-fazer – consiste em mostrar os instrumentos e os equipamentos odontológicos, explicar o procedimento que será realizado e, em seguida, executá-los.
2. Distração – pode ser feita por meio de conversa, música ou histórias. Não é aconselhável utilizar essa técnica antes de procedimentos invasivos.
3. Modelação – paciente observa a realização do tratamento em um boneco/modelo e, em seguida, realizam-se os procedimentos nele próprio.
4. Reforço positivo – gratificar o paciente em momentos de comportamento desejado, motivando sua repetição.
5. Controle de voz – consiste em instruções claras e concisas, com frases curtas e diretas ditas com alteração do volume, ritmo e tom da voz.

Contenção física/mecânica

Para a assistência odontológica ao PNE que apresenta déficit mental importante, níveis reduzidos de compreensão ou movimentos involuntários, é agressivo ou que se automutila, torna-se necessário o uso de algumas técnicas de contenção. O objetivo é manter o paciente na cadeira odontológica em condições favoráveis para a execução adequada do tratamento.

A finalidade da contenção é restringir o movimento sem causar dor ou machucados, evitar quedas da cadeira em pacientes agitados ou demenciados, dar a possibilidade de atendimento a pacientes agressivos durante quadros álgicos odontológicos, pacientes violentos, pacientes psiquiátricos e, nos casos de urgência odontológica, a pacientes pediátricos e em PNE.

A contenção, seja qual for o método, tem o objetivo de proteger o paciente, pois movimentos involuntários ou agressivos durante o tratamento odontológico são fatores de risco para iatrogenias, dificultando a realização dos procedimentos. Na contenção para essa realização, o cirurgião-dentista lança mão de diferentes métodos, como a contenção pelos braços (ou abraço) do responsável ou o uso de faixas, lençóis, coletes, ataduras e instrumentos que imobilizam o paciente.

Existe uma diferença entre restrição física e restrição mecânica. A restrição física caracteriza-se pela imobilização do paciente por várias pessoas da equipe que o seguram firmemente na cadeira. A restrição mecânica caracteriza-se pelo uso de faixas de couro ou tecido que fixam o paciente a cadeira odontológica, como os estabilizadores.

Podem ser utilizados para contenção física/mecânica: embrulho com lençol de pano (charuto); lençol e faixas em napa e velcro; lençol e ataduras em crepe; o *kit* estabilizador (faz a contenção do movimento do paciente de modo mais seguro rápido); *holding therapy* (terapia do abraço); contenção pelos pais e/ou auxiliar. Para a estabilização da cabeça, devem ser utilizados apoios, travesseiro centralizador ou contenção pelos pais ou membros da equipe.

A equipe deve ser treinada para a realização da contenção, de modo a agir coordenadamente e de maneira calma e segura. O paciente contido deve ser observado continuamente pela equipe durante todo o atendimento.

É importante salientar que a contenção física não deve ser encarada como castigo, mas, sim, como uma forma de proteção, sendo que, por si só, promove alívio na agitação, provocando um relaxamento do paciente especial.

Os pais ou responsáveis legais devem estar cientes, esclarecidos e de acordo com o método a ser empregado, e deve ser usado um termo de autorização para a realização de contenção física/mecânica.

Sedação ambulatorial

Quando não é possível adotar as medidas conservadoras anteriores, deve-se pensar no uso da sedação ambulatorial com psicofármacos ou uso sedação inalatória com óxido nitroso.

Sedação é o ato de administrar medicamentos por via oral, intramuscular, nasal, endovenosa ou retal ocasionando a depressão do nível de consciência, em diferentes níveis de intensidade (sedação leve, moderada ou profunda), de acordo com a droga e a posologia administrada. Está indicada para a realização de procedimentos médicos e odontológicos.

Em odontologia, a indicação principal é para a realização da assistência odontológica em pacientes fóbicos, pacientes não cooperativos/não condicionáveis e em PNE.

O assunto sedação em odontologia é controverso. Cirurgiões-dentistas podem prescrever benzodiazepínicos, mas o seu uso deve ser realizado com bom senso, e razão dos efeitos adversos indesejados, como laringoespamo, depressão respiratória e parada cardiorrespiratória, o que eleva o risco de complicações e morte. A sedação deve ser efetiva para permitir que o profissional execute o seu planejamento, do começo ao fim, sem intercorrências.

O uso de benzodiazepínicos por via oral é a forma mais segura sedação, e devem-se utilizar posologias adequadas, para evitar dosagem tóxica e elevar o risco de intercorrências. Existem no mercado na forma de comprimido, solução oral e injetável. Pela literatura, existe posologia máxima para o uso em adultos e crianças. A posologia deve seguir as recomendações tanto da bula quanto de evidências científicas (Tabela 1). Para o midazolam oral, a dosagem máxima para crianças é de 0,5 mg/kg de peso; para os adultos, a dosagem máxima é de 15 mg, e para os idosos, de 7,5 mg. Idealmente, faz-se necessária uma avaliação médica antes da sedação, para checar possíveis riscos iminentes ao procedimento.

O profissional deve ter no consultório equipamentos para fazer a avaliação clínica do paciente ou caso ocorra qualquer intercorrência, como aparelho de aferir pressão arterial, estetoscópio, termômetro, glicosímetro, oxímetro de pulso, oxigênio, Ambu, além de medicamentos como adrenalina e anti-histamínico (Tabela 2).

TABELA 1   Tipos de benzodiazepínicos, via de administração e posologia

Benzodiazepínicos	Vias de administração	Doses		
		Criança	Adulto	Idoso
Diazepam	Oral	0,1 a 0,3 mg/kg	5 a 10 mg	5 mg
Lorazepam	Oral/IM	Não recomendado	1 a 2 mg	1 mg
Alprazolam	Oral	Não recomendado	0,5 a 0,75 mg	0,25 mg
Midazolam	Oral	0,25 a 0,5 mg/kg	7,5 a 15 mg	7,5 mg

TABELA 2 Equipamentos de emergência e urgência necessários para a realização de sedação oral e endovenosa em consultório odontológico

Oxigênio	Cilindro de oxigênio a 100%
	Máscaras e cateter nasal
Aspirador	Aspiração efetiva
Manutenção das vias aéreas	Máscaras faciais
	Máscaras laríngeas/cânulas de Guedel
	Ressuscitador/balão (Ambu)
Aparelhos/monitores	Oxímetro de pulso
	Aparelho para aferir pressão arterial
	Termômetro
	Glicosímetro
	Estetoscópio
Equipamentos para reanimação e medicamentos	Fármacos para a reanimação
	Desfibrilador

De acordo com a resolução do CFM n. 2.174/2017, a sedação profunda (administração de benzodiazepínicos por via endovenosa), só pode ser realizada por médico qualificado em ambiente com infraestrutura, transporte e hospital de referência, caso ocorra qualquer intercorrência.

Caso seja necessário, pode-se utilizar a sedação com óxido nitroso. O profissional cirurgião-dentista deve ser treinado e capacitado para realizá-la, e o paciente deve estar apto ou ter um bom entendimento para conseguir aspirar o gás nitroso por via nasal.

É importante lembrar que, mesmo o paciente sedado, ele deve ser submetido a anestesia local pelo cirurgião-dentista, pois a analgesia é importante para a manutenção da sedação do paciente.

É importante lembrar que cada paciente responde de forma diferente à sedação e, caso o resultado da sedação não seja satisfatório, a realização de anestesia geral em centro cirúrgico deve ser considerada.

Anestesia geral

Anestesia geral é um estado de depressão geral do sistema nervoso central que envolve hipnose, analgesia, supressão da atividade reflexa e relaxamento dos músculos voluntários.

Para obtenção de anestesia geral, podem-se usar substâncias que, associadas, produzam o efeito desejado por via inalatória ou por via endovenosa; em razão do quadro geral, o paciente é entubado por via oral, nasal ou por traqueostomia e, assim, ventilado artificialmente. Para a manipulação dentro da cavidade oral, prefere-se a entubação nasotraqueal com tubo aramado (Figura 1).

As drogas usadas para anestesia geral inalatória são: tiometoxiflurano, enflurano, halotano, éter dietílico, isoflurano ou óxido nitroso. Para anestesia local por via endovenosa, há: tiopental, propofol, fentanil, etiomidato ou quetamina.

As indicações para a realização de assistência odontológica sob anestesia geral são: paciente temerosos e fóbicos; pacientes hipersensibilizados a anestésicos locais e/ou vasoconstritores; restrições bucais de abertura (trismo, anquilose); pacientes pediátricos não colaborativos, de pouca idade, não condicionáveis, que não responderam bem à sedação; pacientes portadores de encefalopatias graves, deficiência mental moderada/grave, autista não passível de condicionamento ou paciente com retardo neuropsicomotor grave; pacientes sistêmicos ou pediátricos ou especiais com múltiplos focos bucais ou procedimentos odontológicos complexos.

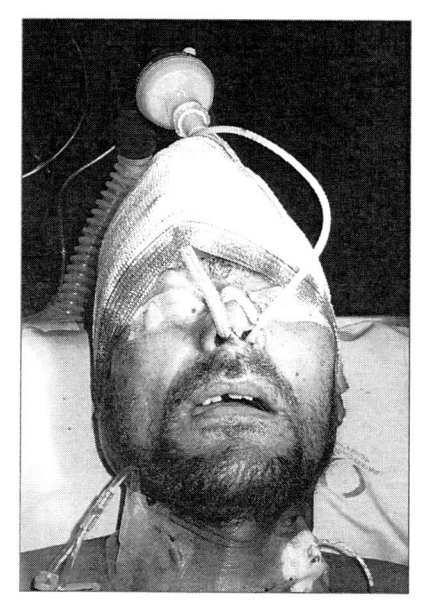

FIGURA 1   Paciente em centro cirúrgico, sob anestesia geral, com entubação nasotraqueal.

O paciente a ser submetido à anestesia geral deve ser avaliado por um anestesista, que faz a avaliação pré-anestésica e indica o risco cirúrgico do paciente por meio do escore da American Society of Anesthesiologits (ASA), além dos cuidados pertinentes ao paciente, como retaguarda de UTI. Geralmente, os exames pré-operatórios obrigatórios são: hemograma e coagulograma completo, radiografia de tórax (perfil e posteroanterior), e eletrocardiografia.

Para a realização da anestesia local, os seguintes cuidados que devem ser considerados: identificação correta do paciente, assim como checagem dos exames complementares e planejamento odontológico; montagem da mesa cirúrgica (lembrar que, nesse momento, são realizado todos os procedimentos odontológicos planejados e que sempre se deve iniciar pelos procedimentos secos (restaurações), seguindo para os procedimentos úmidos (exodontias e tratamento periodontal); antissepsia do campo operatório (intra e extrabucal); colocação de campos; montagem do *kit* odontológico e mangueira de aspiração; aspiração da boca; colocação de tampão orofaríngeo (amarrar várias gazes abertas); infiltrar anestésico local com vasoconstritor; se necessário, utilizar meios hemostáticos locais; avisar o anestesista sobre o tempo necessário para a realização dos procedimentos; aspirar a cavidade oral; remover o tampão orofaríngeo; acompanhar em sala até o paciente ser extubado e encaminhado para a recuperação pré-anestésica.

Abridores de boca

Os abridores de boca são utilizados em PNE que não conseguem manter a boca aberta, facilitando a realização do procedimento, assim como proporcionando segurança ao paciente, ao profissional e à equipe.

Podem ser de madeira, metal ou borracha. São exemplos de abridores:

- abridor de boca metálico de Molt (Figura 2);
- espátulas de madeira abaixadoras de língua sobrepostas e presas com fita crepe, podendo ser enroladas com gaze na extremidade (Figura 3);
- blocos de mordida em borracha colocados entre as arcadas;
- dedal em resina ou PVC ou boca de garrafa PET cortada.

O uso de abridor de boca deve ser cauteloso, pois pode causar laceração dos lábios e palato. A luxação de dentes e até a extração ou a fratura podem acontecer

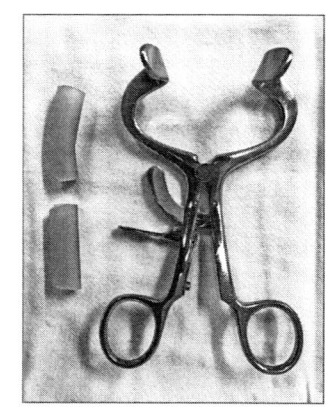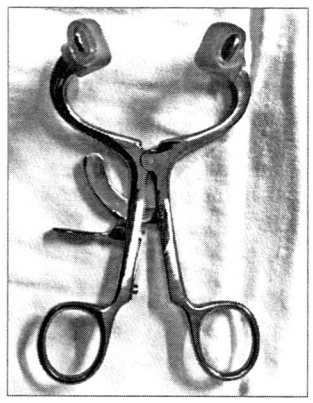

FIGURA 2   Abridor de boca de Molt (metálico + colocação de borracha na haste de colocação dos dentes).

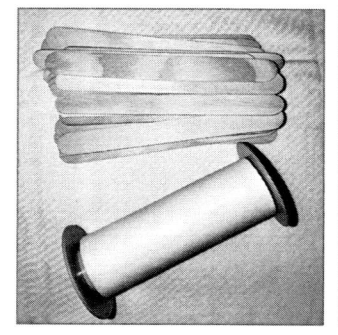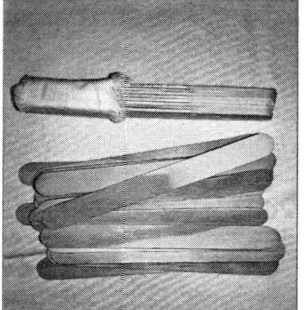

FIGURA 3   Abridor de boca feito com palito de madeira abaixador de língua, gaze e esparadrapo.

no uso com pacientes agitados e com movimentos involuntários. Devem ser colocados preferencialmente nas regiões das faces oclusais dos dentes posteriores, promovendo, assim, melhor visualização do campo operatório.

CONSIDERAÇÕES FINAIS

Pacientes portadores de doenças neurológicas devem receber atenção odontológica especializada a fim de manter a saúde bucal. Estratégias com os pais, cuidadores e/ou responsáveis legais devem ser criadas para auxiliar na higiene bucal e também na orientação da dieta (menos cariogênica).

Na maioria das vezes, para procedimentos odontológicos, deve-se tentar condicionar o paciente, mas caso isso não seja possível, pode-se utilizar sedação ambulatorial ou procedimentos realizados no centro cirúrgico, sob anestesia local.

A realização de higiene bucal e de procedimentos odontológicos permite que o paciente continue suas atividades diárias, alimentando-se pela boca, com saúde oral e geral e com qualidade de vida.

REFERÊNCIA BIBLIOGRÁFICA

1. Mugayar LRF. Pacientes portadores de necessidades especiais: manual de odontologia e saúde oral. São Paulo: Pancast; 2000. p.13-45; 165-8.

BIBLIOGRAFIA

1. American Academy of Pediatric Dentistry. Council on Clinical Affairs. Guideline on management of dental patients with special health care needs. Pediatr Dent. 2012;34(5):160-5.
2. Andrade ED. Terapêutica medicamentosa em odontologia. 3.ed. São Paulo: Artes Médicas; 2014.
3. Chávez EM, Wong LM, Subar P, Young DA, Wong A. Dental care for geriatric and special needs populations. Dent Clin North Am. 2018;62(2):245-67.
4. Chi DL. Oral health for US children with special health care needs. Pediatr Clin North Am. 2018;65(5):981-93.
5. Goren S, Baird A. Access to dental care for individuals with special needs. Ontario Dentist. 2000;15-20.
6. Hennequin M, Faulks D, Roux D. Accuracy of estimation of dental need in special care patients. Journal of Dentistry. 2000;28:131-6.
7. Lim MAWT, Borromeo GL. The use of general anesthesia to facilitate dental treatment in adult patients with special needs. J Dent Anesth Pain Med. 2017;17(2):91-103.
8. Oh TJ, Nam OH, Kim MS, Choi SC, Lee HS. Oral health of patients with special health care needs after general anesthesia: a 25-year retrospective study. Pediatr Dent. 2018;40(3):215-9.
9. Polli VA, Sordi MB, Lisboa ML, Munhoz EA, Camargo AR. Dental management of special needs patients: a literature review. Global Journal of Oral Science. 2016;2:33-45.
10. Robbins MR. Neurologic diseases in special care patients. Dent Clin N Am. 2016:707-35.
11. Rodríguez Peinado N, Mourelle Martínez MR, Diéguez Pérez M, De Nova García MJ. A study of the dental treatment needs of special patients: cerebral paralysis and Down syndrome. Eur J Paediatr Dent. 2018;19(3):233-8.
12. Romer M. Consent, restraint, and people with special needs: a review. Spec Care Dentist. 2009;29(1):58-66.
13. Santos MTBR, Haddad AS. Quem são os pacientes com necessidades especiais? In: Cardoso RJA, Machado MEL. Odontologia arte e conhecimento. São Paulo: Artes Médicas; 2003. p.263-8.

PACIENTES PORTADORES DE TRANSTORNOS PSIQUIÁTRICOS

Bruna Luiza Roim Varotto

Reynaldo Antequera

INTRODUÇÃO

Neste capítulo, serão abordados aspectos referentes à atuação do cirurgião-dentista junto aos pacientes com transtornos psiquiátricos. Mais do que apresentar condutas técnicas, o objetivo é essencialmente demonstrar que, com treinamento e estudo adequados, todos os cirurgiões-dentistas podem tratar esta população, diminuindo o estigma e trazendo acolhimento para pacientes e cuidadores.

Em primeiro lugar, o cirurgião-dentista deve atentar-se ao fato de que a maioria destes pacientes não tem déficits de desenvolvimento neuropsiquiátrico, portanto, não devem ser tratados de forma infantilizada, exceto quando comprovadamente apresentarem retardo mental grave. O que se deve considerar é o acolhimento, a tranquilização e a perspicaz observação comportamental quanto ao estado de ânimo do paciente durante o atendimento.

A seguir, serão apresentados os principais transtornos psiquiátricos e também as medicações utilizadas por esses pacientes (Tabela 1) e suas repercussões na região orofacial, além dos cuidados necessários durante o atendimento odontológico desses pacientes.[1]

Em português, as doenças psiquiátricas são descritas como transtornos. A terminologia transtorno refere-se a um comportamento diferente, desviante, que causa prejuízo nas atividades de vida diária e no convívio social.[2] Os transtornos psiquiátricos descritos neste capítulo estão de acordo com o Manual Diagnóstico e Estatístico dos Transtornos Mentais de 2013 (DSM-5).[3]

TABELA 1 Principais psicofármacos e seus efeitos na região orofacial

Classe/Indicação	Princípio ativo	Efeitos na região orofacial
Antidepressivos	Fluoxetina, escitalopram, sertralina, paroxetina, amitriptilina, nortriptilina, clomipramina, imipramina, venlafaxina, duloxetina, desvenlafaxina, mirtazapina, vortioxetina	Xerostomia Disgeusia
Ansiolíticos (benzodiazepínicos)	Diazepam, alprazolam	Aumento do fluxo salivar
Antipsicóticos	Levopromazina, clomipramina, haloperidol, clozapina, risperidona, olanzapina, quetiapina	Discinesia tardia Bruxismo secundário
Estabilizador de humor	Carbonato de lítio	Não administrar metronidazol e tetraciclina concomitantemente Lesões cervicais

A presença de pacientes com diagnóstico de transtornos mentais tem sido cada vez mais evidente, tanto na prática clínica odontológica quanto em hospitais especializados em outras áreas; neste caso, as doenças mentais aparecem como comorbidades, como nos casos de pacientes oncológicos, transplantados e cardiológicos.[4,5]

Em um estudo multicêntrico com participação de um grupo de pesquisa brasileiro, foi observado que, na Grande São Paulo, 44,8% dos entrevistados relataram ter tido transtornos mentais alguma vez na vida, 29,6% nos últimos 12 meses; o transtorno depressivo foi o mais relatado, citado por 10,4% dos entrevistados.[6] Outra estimativa recente realizada em São Paulo e no Rio de Janeiro também evidenciou uma grande prevalência de ansiedade e depressão, sendo que o sexo feminino e a exposição à violência foram fatores determinantes para o aumento do risco de desenvolver estas condições.[7]

TRANSTORNOS DE HUMOR

A depressão, descrita como o transtorno mental mais prevalente na população, é caracterizada como um transtorno de humor. Dentro desta categoria também está presente o transtorno afetivo bipolar (TAB). Tratam-se de doenças que afetam o humor dos pacientes. Para o diagnóstico do transtorno depressivo maior, o paciente deve apresentar-se com um humor depressivo e sensação de tristeza, perda do prazer em realizar atividades que antes lhe eram agradáveis, oscilação de peso e de sono, agitação ou lentificação psicomotora, sensação de falta de energia, sentimento de culpa, diminuição da concentração e pensamentos de morte. Estes sintomas não podem estar vinculados ao luto nem ao uso de substâncias psicoativas. Já o TAB ocorre quando, junto com os sintomas de depressão, o paciente também demonstra humor irritável, euforia exagerada, autoestima inflada, logorreia, fuga de ideias, perda do foco para desempenhar atividades diárias e busca por atividades prazerosas com potencial lesivo.

Estes sintomas associados à depressão e ao TAB parecem decorrer de alterações em neurotransmissores, como serotonina, dopamina e noradrenalina, em regiões cerebrais envolvidas com as emoções. Desta forma, as medicações antidepressivas buscam equilibrar a presença destes neurotransmissores, viabilizando um equilíbrio no processamento afetivo, no sono e no humor. A classe de antidepressivos mais antiga é dos inibidores da monoaminoxidase, atualmente menos utilizada que no passado, por causa das restrições alimentares e das interações medicamentosas importantes. A classe mais famosa é dos fármacos inibidores seletivos de recaptação de serotonina (ISRS). Como o nome diz, estes fármacos impedem a recaptação da serotonina de volta para o neurônio, aumentando o seu tempo de ação na fenda sináptica. Exemplos destes fármacos são fluoxetina, sertralina, paroxetina e escitalopram. Como efeitos colaterais de importância odontológica, há a hipossalivação, gerando queixas frequentes de boca seca, além do bruxismo secundário. Também são descritas na literatura alterações do metabolismo ósseo.[8]

Os antidepressivos tricíclicos são outra classe de fármacos antidepressivos e possuem este nome graças à presença de três anéis de carbono em sua fórmula química. Amitriptilina, nortriptilina, clomipramina e imipramina são os principais exemplos desta classe de medicamentos. Sua atuação no sistema nervoso central ocorre bloqueando o transporte de noradrenalina, serotonina e, em menor quantidade, dopamina. Como nos antidepressivos ISRS, este bloqueio do transporte aumenta o tempo de ação destes neurotransmissores na fenda sináptica. Como efeitos colaterais, estão citados na literatura o aumento da hipotensão ortostática. Antidepressivos duais, como venlafaxina, duloxetina e desvenlafaxina, atuam bloqueando o transporte de noradrenalina e serotonina e também podem ser indicados para pacientes com dores neuropáticas.

Existem ainda novas medicações, como os antidepressivos tetracíclicos (mirtazapina) e medicações que são simultaneamente agonistas e antagonistas da serotonina, diminuindo os efeitos colaterais, como o caso da vortioxetina. Um efeito colateral destas medicações e que afeta diretamente a hemostasia do sistema estomatognático é a xerostomia. O uso de substitutos salivares, a prevenção de cáries e o tratamento de infecções oportunistas, como candidíase e queilite angular, são importantes para manter estes pacientes com uma condição bucal saudável durante o uso da medicação. Alguns pacientes também podem relatar alterações no paladar e na percepção de sabor dos alimentos.[1] Nestes casos, devem ser orientados para não compensar a perda do paladar adicionando sal e açúcar nas preparações. O atendimento interdisciplinar com nutricionistas deve ser considerado quando há este tipo de queixa.[9]

Para o tratamento do TAB, a medicação padrão-ouro é o carbonato de lítio. Seu mecanismo de ação não está totalmente elucidado, mas parece exercer uma potencialização nos efeitos dos antidepressivos. Um cuidado muito importante no uso deste fármaco é que ele tem uma estreita janela terapêutica, estando seus usuários suscetíveis a intoxicações. Desta forma, deve-se evitar o uso concomitante de medicações que competem pela sua via de degradação, como anti-inflamatórios não esteroidais (AINE) e antibióticos como metronidazol e tetraciclinas. Existem relatos na literatura sobre possíveis efeitos odontológicos do carbonato de lítio. Estão descritas a presença de lesões cervicais e maior incidência de queda de restaurações adesivas nestes pacientes. Não se sabe se estas lesões são decorrentes de cáries ou da xerostomia causada pelas medicações, porém há evidências de que, microscopicamente, ocorram alterações nos túbulos dentinários dos pacientes em uso deste fármaco, causando uma espécie de descalcificação dentinária.[10] Apesar de mais pesquisas serem necessárias neste sentido, a importância da orientação ao paciente e o incentivo às medidas de higiene oral e prevenção de cáries são indiscutíveis.

TRANSTORNOS DE ANSIEDADE

Este grupo de transtornos tem como características comuns o fato de serem caracterizados por um sentimento de temor acompanhado por sinais somáticos de hiperatividade do sistema nervoso simpático e parassimpático. O paciente "somatiza" o seu temor, estado de hipervigilância e medo, por meio de hipersudorese, tremores, dores musculares, insônia e cansaço excessivo ao longo do dia, além de sensação de falta de ar e dores no peito.

Vários diagnósticos fazem parte deste grupo de transtornos, como:

- transtorno de ansiedade fóbica – voltada para uma situação ou objeto específico, como medo de altura, agulhas, dentista, dentre outros;
- fobia social;
- síndrome do pânico – quando o ataque de pânico ocorre de forma recorrente e inesperada, gerando preocupações no paciente acerca de estar sofrendo algum tipo de doença cardiovascular, como infarto agudo de miocárdio (IAM), por causa da taquicardia, da dificuldade para respirar e das dores no peito;
- agorafobia – ataque desencadeado em um local amplo e com muitas pessoas, o que geraria uma dificuldade de socorro e locomoção;
- transtorno de ansiedade generalizada – preocupação excessiva com expectativa apreensiva na maioria dos dias por pelo menos 6 meses, relacionado a diversos eventos ou atividades, como desempenho escolar e profissional, vida afetiva, dentre outros;
- transtorno do estresse pós-traumático (TEPT) – o paciente vivencia, em forma de *flashbacks* ou em sonhos, situações de medo e impotência vividas anteriormente;
- transtorno obsessivo compulsivo (TOC) – o paciente desenvolve obsessões, com pensamentos intrusivos que geram ansiedade, e compulsões para tentar compensar e controlar as obsessões.[9]

O tratamento destes transtornos de ansiedade é conduzido por meio de psicoterapia, para o paciente aprender formas de lidar com a ansiedade de maneira a não prejudicar suas atividades de vida diária e o convívio interpessoal. Alguns pacientes podem se beneficiar do uso de antidepressivos e ansiolíticos, principalmente nos casos sintomáticos e previamente à consulta odontológica.[9]

As medicações ansiolíticas mais utilizadas são da classe de benzodiazepínicos. Esta classe de fármacos é muito versátil e pode ser indicada em diversas situações. A ciclobenzaprina, por exemplo, é um benzodiazepínico indicado nos casos em que é desejável um relaxamento muscular importante. Alguns benzodiazepínicos são indicados para pacientes com síndromes epilépticas por suas propriedades anticonvulsivantes, como o lorazepam e diazepam. As sedações podem ser realizadas por benzodiazepínicos por suas propriedades sedativas e hipnóticas, como o midazolam. Finalmente, como drogas com propriedades ansiolíticas, há o clonazepam e o alprazolam.

As medicações benzodiazepínicas têm seu efeito graças à sua ligação no canal de cloro gabaérgico. Esta ligação leva a uma abertura do canal, causando a entrada de cloro no neurônio. Esta entrada de cloro hiperpolariza a célula, tornando mais difícil para o estímulo elétrico passar e causando um efeito inibitório, que clinicamente se reverte em sedação, ansiólise e diminuição de convulsões. É necessária cautela no uso destas medicações por causa de sua interação com barbitúricos (outra classe de fármacos anticonvulsivantes, como o fenobarbital) e com o álcool, tornando contraindicado seu uso concomitante a estes fármacos.

TRANSTORNOS PSICÓTICOS

Para o diagnóstico das doenças incluídas dentro dos transtornos psicóticos, são necessários dois sintomas principais: os delírios, caracterizados por pensamentos, ideias ou crenças distorcidas da realidade, e as alucinações, sensações envolvendo os sentidos (visão, olfato, audição, tato ou um conjunto destas) que também não condizem com a realidade. Para o diagnóstico da esquizofrenia, transtorno psicótico mais frequente, são necessários 6 meses de delírios e/ou alucinações, além de um discurso desorganizado e incoerente, comportamento também desorganizado, podendo cursar com sintomas negativos de embotamento afetivo, catatonia e avolição. Há uma incidência de cerca de 1% na população mundial e acomete igualmente homens e mulheres, manifestando-se inicialmente, na maioria dos casos, em adultos jovens. Características genéticas e um possível papel protetor do estrogênio são atualmente as linhas de pesquisa mais relacionadas a estes transtornos.[9]

A causa mais provável destes transtornos é uma falta de equilíbrio na dopamina em algumas regiões cerebrais. A dopamina é um neurotransmissor com funções estimuladoras do sistema nervoso central, e os fármacos utilizados no controle dos transtornos psicóticos são inibidores desta substância. Assim, os chamados antipsicóticos são drogas que bloqueiam os receptores dopaminérgicos, gerando um controle clínico dos sintomas psicóticos. São divididos entre antipsicóticos de 1ª geração e de 2ª geração. As drogas de 1ª geração, também chamadas de típicas, são medicações mais baratas e eficientes no controle das alucinações e delírios, por exemplo, levopromazina, clomipramina e haloperidol. Entretanto, estas medicações causam muitos efeitos colaterais que mimetizam os sintomas de pacientes com mal de Parkinson, causando rigidez muscular, tremores, distonia tardia e bruxismo secundário. Isto ocorre porque o Parkinson é uma doença também mediada pela dopamina. Outros efeitos colaterais são a hipersalivação e hipotensão postural. Já os fármacos de 2ª geração, além de causarem menos efeitos colaterais, são indicados para pacientes refratários ao tratamento com as drogas de 1ª geração e com sintomas negativos mais evidentes. Exemplos dos antipsicóticos de 2ª geração são clozapina, risperidona, olanzapina e quetiapina.[9]

O haloperidol, antipsicótico de 1ª geração, é a medicação de escolha quando há uma emergência psiquiátrica. Trata-se de uma situação de natureza psiquiátrica em que o paciente é tomado pelas sensações de alucinações e delírios causando um risco de morte ou injúria grave para o paciente ou outros, necessitando de uma intervenção terapêutica imediata. Nestes casos, é necessária uma contenção química do paciente, em que a medicação antipsicótica exerce uma função sedativa para a estabilização do quadro e conclusão do atendimento. Esta medicação é a primeira opção, pois causa baixo comprometimento da funções cardíacas e respiratórias.

TRANSTORNOS ALIMENTARES

Dentre os transtornos alimentares, a anorexia nervosa (AN) e a bulimia são consideradas clássicas, por terem critérios diagnósticos bem definidos e maior prevalência, sendo a primeira variando entre 0,5 e 1% e a segunda, de 1 a 3% na população mundial, acometendo preferencialmente mulheres adolescentes e adultas jovens.

Para a anorexia nervosa (AN), os critérios diagnósticos são perda de peso e recusa em manter o peso numa faixa considerada saudável. O índice de massa corpórea (IMC), padrão utilizado para verificar o peso em relação à altura (peso em quilos dividido pela altura em centímetros ao quadrado) é considerado saudável entre 18 e 24. Pacientes com AN encontram-se com o IMC < 17,5. Também compartilham de medo mórbido de engordar, distorção da imagem corporal ou sensação de que sempre é possível emagrecer um pouco mais. No caso das pacientes do sexo feminino, a amenorreia também pode estar presente. Existem dois tipos de AN, a restritiva e a bulímica. Na AN restritiva, a perda de peso ocorre essencialmente pela diminuição na ingesta de calorias diárias. Na AN bulímica, a perda de peso é alcançada pelo controle da alimentação e também pelo uso de métodos compensatórios, como administração de laxantes, atividades físicas em excesso e indução de vômitos.

Na bulimia nervosa (BN), o quadro é diferente. Não há perda de peso e alguns pacientes chegam a apresentar sobrepeso, com aumento do IMC. Isso ocorre porque, inicialmente na BN, há episódios de compulsão alimentar. Essa compulsão gera um padrão persistente de culpa, o que leva o paciente a procurar pelos métodos compensatórios já descritos.

As complicações decorrentes destes transtornos variam de acordo com o ganho ou a perda de peso. No caso de pacientes com BN em que houve aumento do IMC, podem-se citar a dislipidemia, maior risco para o desenvolvimento de doenças cardiovasculares e diabetes melito tipo 2. Já a perda de peso na AN causa um quadro compatível com desnutrição, em que há alopecia, pele e cabelos secos, constipação e amenorreia no caso de pacientes do sexo feminino. Tanto na BN quanto na AN purgativa, a indução de vômitos frequentes gera alterações na cavidade bucal. A mais prevalente delas é a perimólise, em que há erosão química do esmalte das faces palatinas dos dentes anteriores superiores e oclusais dos dentes posteriores. Este quadro leva a queda de restaurações adesivas, aumento da incidência de cárie e presença de ilhas de restaurações para pacientes com incrustações metálicas e restaurações em amálgama. Para prevenir ou evitar a piora do quadro, algumas orientações simples de redução de danos podem ser fornecidas às pacientes, como evitar escovar os dentes logo após as induções de vômitos e realizar bochechos com produtos fluoretados. Não há consenso quanto às questões relacionadas à qualidade óssea e salivar destes pacientes, sendo temas de estudos atuais.

O tratamento e o controle destes transtornos são muito desafiadores, sendo mandatória a abordagem interdisciplinar entre médicos, cirurgiões-dentistas, nutricionistas e psicólogos. Por causa das orientações de alimentação necessárias após intervenções cirúrgicas odontológicas e quando é necessário um procedimento desta natureza, deve-se avaliar com toda a equipe o momento oportuno para realizá-lo. Assim, a equipe pode ficar atenta a possíveis recaídas de compulsão ou restrição alimentar além do necessário e realizar o ajuste da dieta para que o paciente continue ingerindo a quantidade de calorias necessárias por dia.[11]

TRANSTORNO DO ESPECTRO AUTISTA

O transtorno do espectro autista (TEA) está incluído nos transtornos de desenvolvimento neurológico. De forma geral, é uma condição que afeta principalmente a comunicação e a interação social. Está dividido em três níveis. O nível 1 tem déficit de comunicação social e inflexibilidade de comportamento leves e passíveis de serem contornados com terapias adequadas. Há dificuldade em alternar a execução entre atividades distintas, problemas de organização e planejamento. O nível 2 apresenta déficits na comunicação social verbal e não verbal, inflexibilidade de comportamento, dificuldades com mudanças e busca por comportamentos repetitivos e restritos. O nível 3 é o que apresenta maior déficit na capacidade de comunicação e extrema dificuldade com mudanças de rotina, com preferências por comportamentos repetitivos e restritos. Clinicamente, os níveis 1, 2 e 3 são diferentes entre si, porém fazem parte da mesma condição e, por isso, este transtorno recebe o nome de espectro.

O diagnóstico é clínico, uma vez que não existem exames laboratoriais ou genéticos que confirmem o diagnóstico, apesar de pesquisas recentes indicarem padrões de alterações e mutações genéticas presentes nos pacientes com TEA. A prevalência nos Estados Unidos gira em torno de 1%; em São Paulo, a estimativa é de 0,3%, porém é discutível, por causa dos poucos artigos publicados avaliando uma população também pequena.

Os critérios diagnósticos para o TEA obedecem três domínios descritos a seguir:

1. Interação social: incapacidade de utilizar e interpretar comportamentos não verbais, como contato visual, expressões faciais, postura corporal, ausência de compartilhamento espontâneo de sensações ou sentimentos, dificuldade em demonstrar reciprocidade emocional com os sentimentos alheios.
2. Habilidade de comunicação: atraso ou ausência de desenvolvimento de linguagem e alfabetização, inabilidade para manter um diálogo, uso de linguagem estereotipada e repetitiva, podendo estar presentes ecolalia, ausência de desenvolvimento de brincadeiras e fantasias inerentes à infância.
3. Interesses restritos e repetitivos por atividades ou determinados assuntos, inflexibilidade de rotina, estereotipias motoras, preocupação com partes de objetos e inabilidade de observar o todo.

O tratamento farmacológico do espectro autista pode ser realizado para controle de hiperatividades, comportamentos repetitivos, restritos ou agressivos, quando presentes; porém, o mais efetivo para estes pacientes parece ser o tratamento não farmacológico. Estímulo às interações sociais comportamentais, terapias de linguagem e programas educacionais pautados pela educação inclusiva parecem colaborar mais amplamente para a melhora do convívio social destes pacientes.[12]

É possível utilizar algumas características do TEA para viabilizar o condicionamento para o tratamento odontológico destes pacientes. Uma anamnese detalhada sobre a história da doença e se o paciente já passou por algum tratamento odontológico prévio são de grande valia no planejamento do tratamento atual. É importante saber se este tratamento prévio foi realizado em consultório, sob sedação ou com anestesia geral. Procurar saber os interesses específicos destes pacientes também pode ser de grande ajuda para criar um ambiente menos hostil e mais acolhedor por meio de recursos audiovisuais de vídeo e/ou música. O consultório odontológico tem muitas características próprias de ruídos, luzes e sabores que não fazem parte da rotina do paciente e que devem ser introduzidos com cuidado no contexto do condicionamento comportamental.

Dependendo do procedimento, muitas vezes é inviável realizá-lo apenas com o condicionamento comportamental, por exemplo, situações de urgências em que o paciente encontra-se com dor ou com um foco infeccioso e necessita de um tratamento rápido, ou então em cirurgias extensas, como exodontia de terceiros molares. Nestes casos, é possível lançar mão de procedimentos de sedação ou em centro cirúrgico sob anestesia geral, sempre em uma via de mão dupla. Por exemplo, em um paciente condicionado que eventualmente precisa de um tratamento endodôntico, realiza-se a sedação consciente apenas para a endodontia, e o paciente retorna em consulta convencional de condicionamento comportamental para a realização de restauração e profilaxia.[13,14]

CONSIDERAÇÕES FINAIS

O tratamento odontológico de pacientes com transtornos psiquiátricos não é tão complexo do ponto de vista técnico, de execução dos procedimentos. Entretanto, o cirurgião-dentista e sua equipe devem estar atentos ao paciente desde a sua chegada à clínica, antes mesmo de entrar no consultório. Atenção em relação a vestes, asseio pessoal e autocuidados; comportamento agitado ou apático podem dar pistas em relação à saúde mental do paciente e direcionar a anamnese em relação a possíveis diagnósticos, abordagens terapêuticas psicológicas, uso de psicofármacos e abuso de drogas psicoativas. Estar atento às queixas dos pacientes e aos efeitos dos fármacos e dos transtornos psiquiátricos na cavidade bucal é de extrema importância. Abordagens de odontopediatria podem ser úteis para o condicionamento de determinados casos. O ganho de confiança, a empatia com a sua condição e a criação de um ambiente de vínculo e respeito entre profissional e paciente são as bases do sucesso do tratamento odontológico para esta população.

REFERÊNCIAS BIBLIOGRÁFICAS

1. Cockburn N, Pradhan A, Taing MW, Kisely S, Ford PJ. Oral health impacts of medications used to treat mental illness. J Affect Disord. 2017;223:184-93.
2. Araújo AC, Lotufo-Neto F. A nova classificação americana para os transtornos mentais – o DSM-5. Rev Bras Ter Comp. 2014;XVI(1):67-82. Disponível em: http://pepsic.bvsalud.org/pdf/rbtcc/v16n1/v16n1a07.pdf; acessado em: 11/4/2018.
3. American Psychiatry Association (APA). Diagnostic and statistical manual of mental disorders – DSM-5. 5.ed. Washington: APA; 2013.
4. Trevizan FB, Miyazaki MCOS, Silva YLM, Roque CMW. Quality of life, depression, anxiety and coping strategies after heart transplantation. Braz J Cardiovasc Surg. 2017;32(3):162-70.
5. Compen FR, Adang EMM, Bisseling EM, Van der Lee ML, Speckens AEM. Exploring associations between psychiatric disorder, psychological distress and health care utilization in cancer patients. Psychooncology. 2017;27(3):871-8.
6. Andrade LH, Wang YP, Andreoni S, Silveira CM, Alexandrino-Silva C, Siu ER, et al. Mental disorders in megacities: findings from the São Paulo megacity mental health survey, Brazil. PLoS One. 2012;7(2):e31879.
7. Blay SL, Fillenbaum GG, Mello MF, Quintana MI, Mari JJ, Bressan RA, et al. 12-month prevalence and concomitants of DSM-IV depression and anxiety disorders in two violence-prone cities in Brazil. J Affect Disord. 2018;232:204-11.
8. Aulestia-Viera PV, Varotto BLR, Nápole RCO, Antequera R. O efeito dos inibidores seletivos da recaptação da serotonina no metabolismo ósseo e sua influência na odontologia. INPerio. 2018;3(3):679-84.
9. Humes EC, Vieira MEB, Fráguas-Junior R. Psiquiatria interdisciplinar. Barueri: Manole; 2016.
10. Eduardo CP, Simões A, Freitas PM, Arana-Chavez V, Nicolau J, Gentil V. Dentin decalcification during lithium treatment: case report. Spec Care Dentist. 2013;33(2):91-5.
11. Souza SP, Antequera R, Aratangy EW, Siqueira SRDT, Cordás TA, Siqueira JTT. Pain and temporomandibular disorders in patients with eating disorders. Braz Oral Res. 2018;32(51):e-pub ahead print.
12. Brentani H, Paula CS, Bordini D, Rolim D, Sato F, Portolese J, et al. Autism spectrum disorders: an overview on diagnosis and treatment. Rev Bras Psiquiatr. 2013;35(1):S67-S72.
13. Lima CR, Aires B, Antequera R, Siqueira JTT. A retrospective descriptive study on oral and dental diseases in patients with autism spectrum disorder. Int J Autism & Relat Disabil. 2018;IJARD-103. Epub ahead print.
14. Prado EFGB, Hirata ES, Dias GG. Transtornos psiquiátricos e a prática odontológica. In: Santos PSS, Soares-Junior LAV (eds.). Medicina bucal – A prática na odontologia hospitalar. São Paulo: Santos; 2012. p.305-15.

13

INFECÇÕES NÃO ODONTOGÊNICAS NA CAVIDADE BUCAL

Fernanda Fonseca

INTRODUÇÃO – MICROBIOLOGIA DA REGIÃO OROFACIAL

A cavidade bucal apresenta características anatômicas, fisiológicas e microbiológicas peculiares, possuindo, como resultado disso, uma microbiota extremamente complexa e diversificada. Os tecidos bucais diferem em vários aspectos, propiciando a formação de nichos distintos sobre superfícies rígidas ou descamativas, no fluido salivar, em regiões sub e supragengivais, dentre outras localizações, todas oferecendo condições diferentes de aderência, de disponibilidade de nutrientes, de variações de tensão de oxigênio e de exposição ao sistema imunológico do hospedeiro. Dessa forma, essa microbiota coloniza toda a cavidade bucal, servindo como reservatório de diferentes tipos de bactérias, fungos, vírus e protozoários[1].

Os microrganismos bucais normalmente vivem em condições de equilíbrio, sendo cerca de 350 espécies identificadas, em sua maior parte comensais da cavidade bucal. A composição e diversidade desta microbiota podem variar de um indivíduo para outro e em um mesmo indivíduo, em condições ambientais diferentes de saúde e homeostase (p.ex., alterações de imunidade, mudança alimentar e de hábitos de higiene bucal). Assim, a quantidade de microrganismos bucais oportunistas pode aumentar, com consequente desenvolvimento de possíveis complicações bucais e sistêmicas[1,2].

Nas últimas décadas, a microbiota bucal vem sendo objeto de estudo por sua associação com doenças e alterações também em outros órgãos, podendo estar relacionada inclusive a algumas infecções relacionadas à assistência à saúde (IRAS) ou nosocomiais, além das alterações bucais que podem surgir em pacientes com comprometimento sistêmico[1,3].

INFECÇÕES OPORTUNISTAS

Algumas espécies endógenas e exógenas da microbiota bucal, que, em condições de saúde mantém-se em equilíbrio dinâmico com o hospedeiro, podem causar infecções oportunistas em casos de falha do sistema imunológico, de alterações da composição da própria microbiota ou em casos de rompimento de barreiras epiteliais. A apresentação clínica dessas infecções é variada e as injúrias teciduais causadas por elas resultam de dano direto aos tecidos pelos patógenos ou danos secundários à resposta imunológica dos pacientes, podendo estar associadas à morbidade e mortalidade significativas[2].

É importante conhecer os patógenos mais frequentemente associados às infecções oportunistas bucais, bem como os fatores de risco, aspectos clínicos e patológicos dessas alterações e desenvolver estratégias para prevenção, diagnóstico, tratamento e cuidados odontológicos desses pacientes, cuja doença bucal possa ser fator de risco para agravamento e/ou instalação de doença sistêmica ou vice-versa[3]. Dentre os fatores de risco, podem ser destacados: pacientes idosos, oncológicos, diabéticos, hospitalizados ou institucionalizados, em uso crônico de corticosteroides, portadores do vírus HIV e de outras imunodeficiências, por exemplo[2,6]. Na cavidade bucal, há infecções oportunistas causadas por fungos, vírus e bactérias. As mais frequentes serão tratadas a seguir.

Infecções fúngicas

Candidíase ou candidose bucal

Descrição do microrganismo e patogenia

Trata-se da infecção oportunista mais frequente na cavidade bucal, causada por fungos do gênero *Candida*, sendo a espécie *albicans* a mais comum. Estes microrganismos, parte da microbiota comensal, colonizam de forma assintomática várias regiões do organismo, como trato gastrointestinal, cavidade bucal e sistema geniturinário de indivíduos saudáveis. Sua proliferação é controlada pelo sistema imunológico do hospedeiro e pela interação com outros microrganismos da microbiota indígena[4]. Dessa forma, o isolamento de leveduras deste patógeno na cavidade bucal não implica necessariamente quadro de infecção. Outras espécies deste microrganismo têm sido identificadas na cavidade bucal, como *C. tropicalis*, *C. parapsilosis*, *C. glabrata*, *C. guilliermondii*, *C. krusei*, *C. kefyr* e *C. dubliniensis* e seu papel emergente em infecções humanas tornou-se de interesse em odontologia hospitalar[3,4].

Esses fungos apresentam diversos fatores de virulência, sendo o principal sua capacidade de transição morfológica. O microrganismo pode se apresentar sob a forma de leveduras, pseudo-hifas e hifas. A forma de levedura está normalmente associada à aderência e disseminação iniciais e à colonização dos tecidos. Já as formas de pseudo-hifas e hifas, a formação de biofilmes e crescimento, disseminação e invasão tecidual. Outras propriedades importantes de virulência são a adesão mediada por adesinas de parede celular, que são cruciais para a ligação entre o fungo e receptores dos tecidos do hospedeiro e a produção de enzimas envolvidas em invasão tecidual e aquisição de nutrientes[5,6].

A cavidade bucal, em condições normais, apresenta mecanismos de proteção contra estes microrganismos, como a barreira epitelial, a imunidade celular, a secreção de imunoglobulina A e algumas enzimas salivares, como lisozima, lactoferrina, lactoperoxidade e histatina[2].

No entanto, algumas situações podem levar esse microrganismo, considerado comensal da cavidade bucal, a causar infecções oportunistas que podem ser desde alterações superficiais em mucosas até infecções sistêmicas graves, com risco de óbito. Podem ocorrer modificações no estado de equilíbrio do hospedeiro, favorecendo o desenvolvimento destas patologias. Pacientes imunossuprimidos (em uso de terapia imunossupressora, oncológicos ou transplantados, portadores de doenças imunossupressoras, como HIV, dentre outras), em extremos de idade (situação associada a alterações de maturação e falência do sistema imune), em terapia com corticoides ou antibióticos de amplo espectro, portadores de diabete melito ou anemias, portadores de próteses dentárias, com alterações do fluxo salivar, em uso de cateteres implantados ou com lacerações teciduais, dentre outros, são mais propensos a desenvolver essas infecções[3,4].

Características clínicas

As manifestações clínicas da candidíase bucal podem ser variadas e existem algumas classificações descritas na literatura. De acordo com quatro manifestações básicas, podem ser classificadas em: candidíase aguda pseudomembranosa, candidíase aguda atrófica, candidíase crônica hiperplásica e candidíase crônica atrófica. Outras variações existem como atrofia papilar central (glossite romboidal mediana), candidíase mucocutânea, queilocandidíase e queilite angular[8]. Todas as formas citadas estão descritas na Tabela 1.

TABELA 1   Classificação das candidíases bucais[5,8]

Tipo clínico	Sinais e sintomas	Localizações comuns	Fatores associados
Aguda pseudomembranosa	Placas brancas confluentes e aderidas à mucosa bucal, mas destacáveis à raspagem, com base eritematosa; alterações em paladar, sensação de queimação, gosto desagradável	Mucosa jugal, língua, palatos mole e duro e orofaringe	Imunossupressão, extremos de idade (crianças e idosos). Uso de antibióticos ou corticoides
Aguda atrófica	Máculas eritematosas e de aspecto brilhante, associadas à sensação de ardência e queimação. Pode haver atrofia de papilas filiformes linguais, com aspecto de língua lisa ou despapilada	Palato duro, mucosa jugal e dorso lingual	Uso de antibióticos e corticoides, hipossalivação e xerostomia, pacientes imunossuprimidos (HIV positivos), pacientes diabéticos e pacientes anêmicos (deficiência de ferro e vitamina B12)
Crônica atrófica (estomatite protética)	Máculas eritematosas, com ou sem pequenas petéquias hemorrágicas associadas. Assintomática ou leve sensação de ardência. Pode haver presença de hiperplasia papilar em região de palato duro	Palato duro e outras superfícies mucosas em contato direto com base de próteses dentárias	Uso de próteses dentárias – pode ser considerada uma reação ao material da prótese
Crônica hiperplásica (leucoplasia por *Candida*)	Placas brancas opacas ligeiramente elevadas, de aspecto salpicado, bem circunscritas e aderidas à mucosa bucal, não destacáveis. Assintomática	Mucosa jugal – região anterior	Rara. Idiopática, imunossupressão, diagnóstico diferencial com leucoplasia

A atrofia papilar central, também chamada de glossite romboidal mediana, inicialmente associada a possíveis alterações do desenvolvimento da língua, está na verdade relacionada à presença de *C. albicans*, apresentando-se clinicamente como mácula eritematosa simétrica, de formato romboide, localizada em área central de dorso lingual, à frente das papilas circunvaladas e provavelmente como resultado de atrofia das papilas filiformes. Pode haver lesão eritematosa semelhante, em palato duro, em área coincidente de contato com a língua. Os pacientes normalmente são assintomáticos. Pode estar associada ao uso de corticoides inalatórios e ao hábito de fumar[5,8].

Outra forma de candidíase é a mucocutânea, com quadro clínico bucal exuberante, além de acometimento de outras regiões como unhas, pele e outras superfícies mucosas. Essa alteração pode estar relacionada a algumas desordens imunológicas e endocrinológicas, apresentando gravidade variável e baixa resposta ao tratamento antifúngico[8].

As formas de queilocandidíase e queilite angular acometem os lábios e suas comissuras. A queilocandidíase acomete a região perioral, causando lesões esfoliativas e doloridas. Normalmente é associada ao hábito de passar a língua sobre os lábios ou mordiscá-los várias vezes, ao uso de chupetas ou à sucção dos dedos. Já a queilite angular pode estar relacionada ao uso de próteses mal adaptadas e à perda de dimensão vertical de oclusão, com a presença de sulcos acentuados em região de comissuras labiais, formando uma região úmida, com acúmulo de saliva e maceração do tecido. Alguns autores consideram, ainda, que pacientes anêmicos e com deficiência de ácido fólico, ferro, riboflavina, tiamina ou de vitamina B12 também podem desenvolver essa alteração, que se apresenta como fissuras eritematosas e descamativas em região de comissuras, causando dificuldade de abertura bucal por comumente serem bilaterais. Essas lesões podem sofrer infecção secundária por *Staphylococcus aureus*[4,5,8].

Exames complementares

O diagnóstico de candidíase normalmente é realizado pela avaliação de suas características clínicas e história médica dos pacientes e, quando necessária, realização de citopatologia, onde podem ser visualizadas as pseudo-hifas e hifas deste microrganismo, preferencialmente com método de coloração pelo ácido periódico de Schiff (PAS)[7]. Em casos de lesões hiperplásicas, não responsivas a tratamento antifúngico, deve-se proceder à biópsia da área para descartar a possibilidade de se tratar de leucoplasia com displasia epitelial, carcinoma *in situ* ou líquen plano. Em algumas situações, quando há necessidade de identificação precisa do microrganismo (uma vez que há crescente participação de outras espécies além da *C. albicans* no desenvolvimento dessas lesões) ou para se avaliar possível resistência à terapia antifúngica instituída, pode estar indicada a realização de cultura em meio ágar Sabouraud dextrose[6,9].

Tratamento

O tratamento para candidíase bucal deve levar em consideração a necessidade de abordagem dos possíveis fatores predisponentes associados, como comprometimento sistêmico, uso de próteses dentárias antigas e mal adaptadas, hipossalivação, dentre outros. Para eliminação de sinais e sintomas bucais da candidíase bucal, medicamentos antifúngicos tópicos ou sistêmicos podem ser utilizados, de acordo com sua extensão e sua gravidade[5]. Dentre os agentes tópicos, o mais utilizado é a nistatina suspensão oral 1:100.000 UI/mL, para bochechos. Trata-se de medicamento com boa eficácia e baixo risco de efeitos colaterais (que se restringem a possível desenvolvimento de cáries e de alteração de índices glicêmicos, por haver sacarose ou sacarina sódica em sua formulação, além de distúrbios gastrointestinais). Em alguns casos, pode-se indicar miconazol gel oral, com o cuidado de avaliar a função hepática do paciente, por ser medicamento potencialmente hepatotóxico, e verificar suas interações medicamentosas. Em caso de pacientes pediátricos ou com disfagia e restrição de uso de via oral por risco de aspiração, utilizá-lo com cautela para evitar obstrução da região da orofaringe. Medicamentos sistêmicos podem ser prescritos por vias oral ou endovenosa em casos de infecções mais extensas ou dependendo do quadro sistêmico do paciente[7,8].

Alguns estudos têm demonstrado que a terapia fotodinâmica tem sido usada com bons resultados no manejo das lesões bucais associadas à candidíase[10].

Mucormicose
Descrição do microrganismo e patogenia
Infecção fúngica oportunista e invasiva, causada por fungos da ordem *Mucorales*, dentre eles as espécies *rhizopus, absidia, lichtheimia e mucor*, frequentemente encontrados no solo e em materiais orgânicos em decomposição, considerada uma infecção fulminante e de progressão muito rápida, detectada mais comumente em pacientes com doenças onco-hematológicas, diabéticos com doença não controlada, sobrecarga de ferro no organismo (o que cria condições favoráveis ao crescimento deste microrganismo), HIV positivos, receptores de transplante de medula óssea, em quimioterapia ou em uso de corticoides sistêmicos, dentre outros pacientes imunossuprimidos – ainda que existam alguns casos relatados de instalação de infecção mesmo em pacientes imunocompetentes[11-13].

Esses fungos liberam esporos no ar, que podem ser inalados pelo hospedeiro humano. Pode ainda ocorrer contaminação direta por meio de lacerações em pele e ferimento em cavidade bucal, como úlceras e alvéolos pós-extração dentária[14]. Na maioria das vezes, em pacientes sem alterações imunológicas, os esporos são inicialmente fagocitados e destruídos. No entanto, se há falência dessa primeira tentativa de defesa, eles podem germinar e se desenvolver em forma de hifas, com maior potencial patogênico, invadindo vasos sanguíneos com consequente formação de trombose, isquemias, infarto local e necrose dos tecidos acometidos. Pode haver ainda disseminação para outros órgãos e tecidos, como pulmões, cérebro, trato gastrintestinal, dentre outros, com risco de desenvolvimento de sepse[11,14].

Características clínicas

A apresentação clínica da mucormicose varia de acordo com a porta de entrada do fungo e com os órgãos afetados. A região nasal e de seios paranasais, órbitas e sistema nervoso central são mais frequentemente acometidas na chamada forma rinocerebral. O paciente apresenta queixas de cefaleia, relato de obstrução, sangramento e secreção nasais, edema periorbitário e odor fétido na cavidade bucal, seguidos por ampla necrose tecidual. Pode ocorrer acometimento ocular, com diplopia, ptose e proptose, oftalmoplegia e cegueira. Na cavidade bucal, pode ocorrer acometimento inicial primário ou por extensão transpalatina, após acometimento de seios maxilares, com presença de úlceras enegrecidas e necróticas, ou até mesmo de destruição tecidual maciça, com perfuração óssea. Outras regiões da cavidade bucal podem também ser atingidas. Inicialmente, os tecidos bucais acometidos podem apresentar aparência normal, progredindo para uma fase eritematosa, com ou sem edema, logo antes do surgimento de uma área violácea, posteriormente ulcerada e necrótica, de coloração enegrecida, à medida que os vasos sanguíneos vão sofrendo tromboses e o tecido subjacente fica sem nutrientes[11,13-15].

Em pacientes sem comprometimento sistêmico, também pode haver acometimento por mucormicose. Nestes casos, fatores locais como trauma cirúrgico, cáries dentárias extensas, com infecção periapical e doença periodontal, podem levar à necessidade de manipulação invasiva, com criação de "porta de entrada" para o fungo, com alteração da resposta imunológica local e comprometimento da vascularização, propiciando o desenvolvimento de infecção oportunista com taxas elevadas de morbidade e mortalidade[15].

Falhas na detecção precoce desta infecção, no início de intervenções medicamentosas e cirúrgicas imediatas e na resposta terapêutica, podem levar à disseminação cerebral, trombose do seio cavernoso, septicemia e falência múltipla dos órgãos[11,15].

Exames complementares

A mucormicose na cavidade bucal pode ser inicialmente diagnosticada pela presença de tecido necrótico na face ou cavidade bucal com ou sem relato de obstrução nasal, em pacientes imunossuprimidos ou com relato de trauma recente nestas regiões[13]. Para definição do diagnóstico e identificação do microrganismo associado, podem ser necessários exames cito e histopatológicos ou microscopia direta de tecidos afetados. Invasão tecidual deve ser evidenciada e os espécimes obtidos, processados com métodos de coloração específicos para fungos, culturas e análises moleculares[11]. Ao microscópio há presença de tecido necrótico coberto por hifas não septadas e brotamentos angulados retos ou obtusos, podendo ser vistas também infiltrando vasos sanguíneos e o tecido subcutâneo adjacente. Como diagnóstico diferencial histopatológico, deve-se considerar a aspergilose, que apresenta hifas septadas, menores em largura e brotamento em ângulos mais agudos[13,15].

Exames de imagem podem auxiliar no diagnóstico da mucormicose rinocerebral. Exames de ressonância magnética (RM) e tomografia computadorizada (TC) são utilizados para avaliação de extensão da necrose tecidual, do envolvimento de seios paranasais e de órbitas, além da possível disseminação para o cérebro. Para avaliação de sistema nervoso central e invasão em órbitas, a RM tem maior sensibilidade do que a TC. Em imagens radiográficas tradicionais, pode-se detectar opacificação dos seios acometidos e apagamento de suas paredes ósseas[14].

O diagnóstico diferencial da mucormicose deve incluir carcinoma espinocelular, infecções crônicas granulomatosas, como tuberculose, sífilis terciária, granuloma letal da linha média ou linfoma de células T *natural killer*, e outras infecções fúngicas invasivas[13].

Tratamento

O tratamento da mucormicose é desafiador por causa das limitadas opções terapêuticas atualmente utilizadas e aprovadas. Trata-se de doença que requer abordagem rápida para prevenção de maior disseminação e para evitar complicações potencialmente fatais. Terapia antifúngica sistêmica está indicada em ambiente hospitalar, sendo a droga de escolha a anfotericina B por longo período. Terapia de suporte como balanço hídrico, suplementação nutricional e controle de possível imunodeficiência associada. Intervenção cirúrgica pode ser necessária para remoção de tecidos necrosados[11,12].

Em situações de pacientes com desenvolvimento de toxicidades importantes associadas ao uso da anfotericina B, pode-se indicar uso de anfotericina B lipossomal ou, mais recentemente, posaconazol, a critério médico. A abordagem cirúrgica radical pode ser indicada em alguns casos, mas deve ser cuidadosamente planejada uma vez que as condições sistêmicas da maioria dos pacientes podem contraindicá-la ou trazer desafios à sua realização, por exemplo, em pacientes com neutropenia ou trombocitopênicos. O prognóstico da doença é reservado, podendo causar destruição tecidual importante (causando transtornos funcionais e estéticos), além da possibilidade elevada de óbito[12-14].

Aspergilose
Descrição do microrganismo e patogenia

Doença causada por fungos da família *Aspergillus*, sendo considerada a segunda doença fúngica oportunista mais comum após a candidíase. Alguns desses fungos podem causar um grande espectro de patologias, especialmente em pacientes com comprometimento sistêmico, variando de formas alérgicas não invasivas até formas mais invasivas e graves. A espécie mais comumente isolada nestes últimos casos é *Aspergillus fumigatus*. Enquanto a mortalidade decorrente da forma sistêmica de candidíase vem decaindo, o número de mortes relacionadas à aspergilose e a outras infecções fúngicas têm aumentado nos últimos anos[16,17].

Estes fungos são encontrados em forma de esporos no solo e no ar, estando livres na natureza, e, se aspirados, colonizam o trato respiratório, podendo causar rinossinusites e infecções pulmonares. Os fungos podem ainda invadir tecidos e se disseminar para pele, órbitas, nariz e palato, através dos vasos sanguíneos, causando trombose, hemorragia e necrose tecidual, como os microrganismos envolvidos na mucormicose. Registros de aspergilose primária invasiva na cavidade bucal não são comuns, sendo os casos relatados associados a exodontias, cirurgias ou tratamentos odontológicos recentes, principalmente na maxila, em regiões próximas aos seios maxilares[17].

Da mesma forma que nas duas infecções fúngicas descritas anteriormente, os pacientes com alterações imunológicas, em tratamento oncológico, portadores de doenças onco-hematológicas, dentre outros, são os que apresentam o maior risco de contraírem as formas mais invasivas e graves da doença[18].

Características clínicas

Na cavidade bucal, podem aparecer ulcerações dolorosas, mais frequentemente encontradas no palato duro e na língua, que evoluem para lesões necróticas de coloração amarelo-acinzentada que podem causar até mesmo destruição óssea e muscular. Lesões em áreas gengivais podem ter difícil diagnóstico e ser confundidas com infecções bacterianas[16,18].

Exames complementares

O diagnóstico da aspergilose na cavidade bucal requer exame histopatológico e cultura do tecido afetado, além de exames de imagem para avaliação e delimitação da área necrótica associada à patologia. O fungo apresenta-se como hifa septada, com ramificação dicotômica em coloração de ácido periódico de Schiff ou de Grocott. Como alguns outros fungos podem se assemelhar visualmente, a sua identificação por cultura pode ser necessária. Invasão de vasos sanguíneos característica é observada na maioria das vezes, além de áreas de necrose[16,17,19].

Tratamento

O tratamento da aspergilose invasiva se assemelha ao da mucormicose, com indicação de uso de agentes antifúngicos sistêmicos e abordagem cirúrgica em casos de doença localizada, além de controle de imunossupressão, quando possível. O tratamento deve ser iniciado o quanto antes possível, uma vez que sua eficácia está associada a seu início precoce. O medicamento mais indicado para esta infecção é o voriconazol, tendo como alternativas a indicação de anfotericina B lipossomal ou de isavuconazol[16].

Apesar do surgimento de novas drogas antifúngicas, ainda pode haver falência do tratamento decorrente de resistência medicamentosa, inadequada penetração das drogas no foco das lesões, intolerância do paciente às doses efetivas da medicação ou interações medicamentosas que podem ocorrer (entre os efeitos colaterais, dispneia, calafrios, reações cutâneas, toxicidade renal e hepática)[16,18].

Infecções virais

Existem oito tipos de vírus herpes humanos na família Herpetoviridae, dentre eles, o herpes vírus simples (HSV 1 e 2), vírus varicela zóster (VZV), citomegalovírus (CMV), vírus Epstein-Barr (EBV) – mais frequentemente associados a alterações na cavidade bucal – e herpes vírus humanos 6, 7 e 8 (HHV). Todos possuem uma fita dupla de DNA em capsídeo proteico, fechados dentro de um envelope. São vírus de distribuição mundial, tendo como reservatório o homem, normalmente adquiridos ainda durante a infância, por meio de saliva infectada ou contato direto com lesões mucocutâneas. Possuem aspectos semelhantes, sendo capazes de produzir alterações na cavidade bucal que vão desde discreto eritema até ulcerações extensas, crescimentos teciduais e, até mesmo, alterações neoplásicas malignas, ocorrendo com maior frequência, intensidade e sequelas em pacientes com alterações de sistema imunológico. A principal característica destes microrganismos é a manifestação clínica de infecção primária, seguida por período de latência no organismo de seu hospedeiro, com quadros de reativação sintomática ou assintomática. Podem ainda infectar pacientes sem apresentar manifestações clínicas evidentes[20].

Infecções por vírus herpes simples
Descrição do microrganismo e patogenia

O vírus herpes simples pode causar doenças tanto na cavidade bucal quanto na região genital. Existem dois subtipos, o HSV-1, normalmente associado a lesões bucais, e o HSV-2, a lesões genitais, apresentando estruturas semelhantes, porém com algumas diferenças antigênicas. Estes vírus são altamente transmissíveis por contato direto com secreções orais ou genitais de indivíduos com lesões ativas, assim como aqueles assintomáticos e sem lesões detectáveis. As lesões clínicas produzidas por ambos são muito semelhantes e há reação cruzada entre seus anticorpos[20,21].

Características clínicas

Na cavidade bucal, o herpes simples pode manifestar-se como infecções clinicamente distintas: primária ou recorrente. A forma primária ou primoinfecção ocorre mais na infância (entre 6 meses e 5 anos) e em jovens, sendo, na maior parte das vezes, assintomática e sem sinais clínicos. Quando há manifestação clínica inicial, vesículas que se rompem com facilidade, lesões ulceradas e áreas de eritema, erosões em gengivas, sialorreia translúcida, com dor e ardência associadas, aparecem por toda a cavidade bucal, lábios e região perilabial, trazendo morbidade de moderada a forte intensidade, na chamada gengivoestomatite herpética primária (GEHP). Nesta fase, deve-se realizar diagnóstico diferencial com herpangina, eritema multiforme e erupções agudas de doenças vesiculobolhosas. O paciente pode apresentar febre, calafrios, náuseas, irritabilidade e linfadenopatia cervical, associados a dificuldade de alimentação e prostração. Esse quadro se resolve, ocorrendo a cicatrização das lesões em um período que varia de 7 a 14 dias. O vírus, após esse primeiro contato com o organismo do hospedeiro, migra para um gânglio sensitivo ou autonômico, onde permanece sob a forma latente até a sua reativação secundária ou recorrente, normalmente associada a situações de estresse como ansiedade, febre, procedimentos odontológicos invasivos, imunossupressão, fadiga, traumas, dentre outras[20]. Quando isso ocorre, ele migra do gânglio até a superfície epitelial, promovendo sinais prodrômicos como sensação de queimação e ardência, com subsequente aparecimento de vesículas, na maior parte das vezes em região perilabial ou em semimucosa labial. Pode também provocar lesões intrabucais, com predileção por mucosa ceratinizada, como no palato duro e nos tecidos gengivais, onde as vesículas se rompem com facilidade, deixando pequenas úlceras e áreas de erosão tecidual, de bordas circinadas, que por vezes coalescem. Novamente, após um período de 7 a 14 dias, há resolução do quadro clínico. Essa recorrência pode acontecer por várias vezes, com as lesões normalmente desenvolvendo-se na mesma região. Em pacientes imunossuprimidos, além de aumento da frequência de recorrência, há também aumento da gravidade das lesões, que podem apresentar-se mais exuberantes e extensas, podendo demorar mais tempo para cicatrizar, com potencial de disseminação – para trato respiratório e vísceras, por exemplo –, e formação de áreas centrais de necrose. A disseminação da infecção está associada com índices de mortalidade neste grupo de pessoas. Pacientes receptores de transplante de órgãos sólidos ou de células-tronco hematopoéticas previamente infectados com HSV apresentam índices de reativação de cerca de 60 a 80%[20-22].

Em alguns casos há acometimento do esôfago, com consequentes odinofagia, disfagia e dor torácica retroesternal. O HSV pode ainda estar associado a lesões em pele, genitais, olhos e sistema nervoso central. Os diagnósticos diferenciais a serem considerados quando existe acometimento na cavidade bucal e perilabial são lesões provocadas por VZV, lesões traumáticas e aftas, estas últimas mais frequentes em regiões de mucosa não ceratinizada[21].

Exames complementares

O diagnóstico das manifestações bucais do vírus herpes simples se baseia, na maioria das vezes, na história e na apresentação clínicas. Se necessário, citologia esfoliativa, cultura, biópsia, sorologia e exames de PCR devem ser realizados para investigação ou confirmação diagnóstica em casos atípicos. Aos exames cito e histopatológicos, podem ser detectadas células de Tzanck – células potencialmente infectadas pelo HSV –, exibindo acantólise e degeneração balonizante. A citologia esfoliativa é o exame menos invasivo e que apresenta melhor custo-benefício[23].

Tratamento

Como abordagem terapêutica da manifestação primária, GEHP, utiliza-se medicação sintomática até resolução do quadro clínico, que é autolimitado. Quando a dor e a sensação de disfagia estão presentes, dificultando nutrição e hidratação adequadas, pode-se indicar uso de analgésicos e soluções anestésicas para bochechos, com extrema cautela, orientando os pacientes e seus responsáveis que esta medicação tópica não deve ser engolida, uma vez que a maioria dos pacientes é composta por crianças e pelo risco de ocorrência de convulsões e intoxicação. O uso de analgésicos à base de salicilatos deve ser evitado pela chance de desenvolvimento de síndrome de Reye, encefalopatia progressiva que pode ocorrer com o uso desses medicamentos em vigência de infecção vital. Os pacientes devem ser orientados a ingerir alimentos mais pastosos e líquidos, de textura lisa, sem condimentos fortes. Em acréscimo, deve-se orientá-los a respeito dos cuidados que devem ser tomados para evitar a autoinoculação do vírus, principalmente em área dos olhos[20,21].

Para os casos de herpes simples recorrente, recomenda-se uso de antivirais tópicos ou sistêmicos, de acordo com o grau de dor e desconforto do paciente, além de sua condição sistêmica. Esta alteração pode se resolver de forma espontânea ou não, apresentando morbidade importante em alguns casos. O mais indicado é que o tratamento comece desde o início dos sintomas prodrômicos, quando apresenta maior eficácia terapêutica. Utiliza-se aciclovir (creme ou comprimidos), penciclovir (creme) ou valaciclovir (comprimidos) para redução no tempo de cicatrização e na dor. Para indivíduos com episódios frequentes de reativação do vírus ou em programação de transplantes de células-tronco hematopoéticas (TCTH) ou de órgãos sólidos, o uso profilático destes medicamentos está indicado. Em pacientes imunossuprimidos é necessário o uso de medicação por vias oral ou mesmo endovenosa, com utilização de doses mais elevadas destas drogas, ajustadas de acordo com cada caso e com cuidados para se evitar resistência viral[20,21].

Mais recentemente, estudos mostraram que a terapia fotodinâmica é uma alternativa eficaz para o tratamento do herpes labial. Apesar de ainda não haver consenso sobre o protocolo ideal a ser utilizado, esta terapia apresenta-se como uma opção de custo relativamente baixo, rápida, sem efeitos colaterais, com capacidade de reduzir o tempo de reparação e a frequência de aparecimento das lesões, sendo indolor e normalmente bem aceita pelo pacientes[26].

Infecções por vírus varicela zóster
Descrição do microrganismo e patogenia

O vírus varicela-zóster (VZV), a exemplo do HSV, pode causar infecção primária, chamada varicela ou catapora e, após período de latência, sofrer reativação como herpes-zóster, com aparecimento de manifestações mucocutâneas dolorosas. O VZV é altamente infeccioso e transmitido por disseminação aérea de partículas virais sob a forma de aerossóis, na maioria dos casos, ou por contato direto com secreções de vesículas e membranas mucosas de pacientes infectados[20,24].

Características clínicas

O curso da varicela normalmente é sintomático, inicialmente com febre, mal-estar, mialgia, náuseas e vômitos. Posteriormente, febre e erupções exantemáticas pruriginosas surgem na face e no tronco, seguindo para as extremidades. Estas lesões evoluem rapidamente de máculas para pápulas, vesículas e crostas. Em pacientes imunocompetentes, as lesões seguem curso benigno e desaparecem em cerca de 6 dias. Já nos imunossuprimidos, novas lesões podem aparecer quando as mais antigas já estão em processo de cicatrização, apresentando sintomatologia mais acentuada. Na cavidade bucal, vesículas opacas seguidas por ulcerações rasas aparecem em palato, lábios e mucosa jugal. Como complicações da varicela pode haver infecção bacteriana secundária, pneumonia, alterações neurológicas e síndrome de Reye[21].

O herpes zóster é uma alteração relativamente comum, com alta incidência entre pacientes com alterações de imunidade, como idosos, pacientes hospitalizados, em tratamento oncológico, em uso de drogas imunossupressoras, dentre outros. O VZV, após infecção inicial, permanece em latência em nervos sensoriais. Quando ocorre sua reativação, ele se propaga ao longo destes nervos para a região dos dermátomos correspondentes (trigeminal, torácico e lombar são os mais comumente atingidos), com sintomas prodrômicos de mal-estar, febre, sensibilidade localizada e dor. Nesta fase, antes mesmo do aparecimento das lesões, pode haver queixa de dor de forte intensidade que, quando em região de maxilares, pode ser confundida com odontalgia. Em sequência, ocorre a formação de erupções mucocutâneas que evoluem para vesículas e crostas extremamente dolorosas, que raramente ultrapassam a linha média. Os pacientes podem apresentar queixas de queimação, parestesias, disestesias ou hiperestesia. Quando há acometimento trigeminal, vesículas e úlceras bucais ocorrem tanto em mucosa ceratinizada, quanto em não ceratinizada, semelhantes àquelas produzidas na varicela, em associação com lesões cutâneas na área do quadrante afetado. Há relatos de necroses de osso alveolar e de perda de vitalidade pulpar de dentes presentes na área afetada. Exame cuidadoso da cavidade bucal e da face deve ser realizado para descartar outros processos infecciosos, alterações relacionadas a maloclusão e dores musculares. Diagnóstico diferencial deve ser feito com nevralgia do trigêmeo, sinusites maxilares, dor facial atípica e pulpites, para evitar situações de tratamentos endodônticos ou indicações equivocadas de exodontias[20,21,24].

Após a remissão dos sinais clínicos, algumas complicações podem aparecer, como hiper ou hipopigmentação da pele afetada e nevralgia pós-herpética, esta última de alta morbidade, podendo persistir por longos períodos, sendo extremamente desconfortável e afetando a qualidade de vida do paciente. As manifestações clínicas, bem como as complicações subsequentes, são mais exacerbadas em pacientes imunossuprimidos, com a possibilidade, inclusive, de acometimento de mais de um dermátomo e maior tempo de duração das lesões. Alguns poucos pacientes podem evoluir para síndrome de Ramsay-Hunt pelo envolvimento do gânglio geniculado do nervo facial, com subsequentes otalgia, deficiência auditiva, vertigem e paralisia facial[20].

Exames complementares

Os diagnósticos da varicela e do quadro de herpes zóster podem ser realizados por suas manifestações clínicas características. Em casos atípicos, como os que se desenvolvem em pacientes imunossuprimidos, em casos de *zoster sine herpete* (quadro de dor sem erupção cutânea), ou em que seja necessária confirmação diagnóstica, alguns exames podem ser utilizados, como exame citopatológico, com esfregaço de material colhido do líquido vesicular demonstrando acantólise e células de Tzanck (não inteiramente conclusivo por apresentar resultados semelhantes aos da infecção por HSV), cultura, PCR ou avaliação de anticorpos monoclonais conjugados à fluoresceína contra o VZV[20,21].

Tratamento

Em pacientes imunocompetentes, utiliza-se tratamento sintomático contra a varicela, com restrições ao uso de medicamentos à base de ácido acetilsalicílico. Analgésicos e antipruriginosos, além de cuidados com higiene das áreas acometidas, estão indicados. Antivirais (aciclovir, valaciclovir e fanciclovir) podem ser prescritos e tendem a reduzir a duração e a gravidade da alteração quando iniciados no início dos sintomas, em pacientes com risco de desenvolver sintomas mais graves da infecção. Pacientes apresentando feridas na cavidade bucal devem ser orientados quanto a cuidados locais para evitar trauma e contaminação secundária das áreas afetadas, com uso de antissépticos bucais. Em pacientes internados ou com imunidade baixa, a medicação por vezes é administrada por via endovenosa, com doses ajustadas para a gravidade do quadro. Prevenção deve ser feita com a imunização contra o vírus por vacinas. Em casos de herpes zóster, cuidados adicionais na tentativa de controlar a nevralgia pós-herpética devem ser tomados, como prescrição de analgésicos, opioides, antidepressivos tricíclicos, anticonvulsivantes e bloqueios neurais[20,21].

Infecções por citomegalovírus

Descrição do microrganismo e patogenia

O citomegalovírus (CMV) comporta-se como os outros herpesvírus humanos, apresentando histórico de primoinfecção, com ou sem manifestações clínicas, seguida por períodos de latência e reativação. Apresenta ampla distribuição entre a população, mas sendo mais preocupante e capaz de causar danos preferencialmente a pacientes com imunidade comprometida ou imatura, em especial nos transplantados, grandes queimados ou recém-nascidos. A transmissão ocorre por meio de contato com fluidos biológicos, dentre eles: saliva, sêmen, secreção vaginal, urina e leite materno, bem como por via transplacentária, transfusão sanguínea ou transplante de órgãos[21,25].

Características clínicas

A infecção por CMV pode causar doença grave com morbidade e mortalidade significativas em indivíduos imunocomprometidos. Uma vez que o CMV está associado à infecção oculta e duradoura, torna-se um desafio adicional distinguir as formas de doença ativa e de infecção latente. A gravidade da infecção clínica correlaciona-se com a intensidade da imunossupressão celular e com o *status* sorológico para

CMV do indivíduo infectado[25]. Clinicamente, a doença pode se manifestar como ampla variedade de sinais e sintomas, como febre, rejeição aguda ou crônica a transplantes, anemia hemolítica, pneumonia intersticial, hepatite, retinite, encefalite, meningite, esofagite e colite, o que pode dificultar sua detecção e diagnóstico precisos[21]. Na cavidade bucal, o vírus pode permanecer em período de latência nas células das glândulas salivares, causando, por vezes, sialodenite aguda e xerostomia. Apesar do envolvimento do trato gastrintestinal ser descrito por alguns autores, o surgimento de lesões em cavidade bucal é raro. Quando elas se desenvolvem, apresentam-se como úlceras crônicas largas, de longa duração, com ou sem sintomas, sendo mais evidentes em palato, mucosa jugal, língua e gengivas. Sua base pode ser recoberta por pseudomembrana amarelada e suas margens, elevadas e evertidas, com ou sem endurecimento. Relatos de alterações gengivais existem, mas são extremamente raras[24].

Exames complementares

O diagnóstico das manifestações bucais causadas pelo CMV é difícil e intrigante e, algumas vezes, somente o tratamento baseado em prova terapêutica consegue confirmá-lo. Podem-se utilizar culturas de células ou sorologia, com IgG e IgM anti-CMV, mas como não são exames direcionados ao antígeno, pode não haver adequada diferenciação entre infecção crônica, reativação viral ou reinfecção por cepa diferente. Outros exames que podem ser utilizados são pesquisa de carga viral, podendo ser realizada por antigenemia para o pp65 ou reação em cadeia de polimerase em tempo real (RT-PCR), detecção de antígenos do CMV por meio de imuno-histoquímica, hibridização *in situ* ou ELISA[25].

Uma vez que os sinais e sintomas de doença causada por CMV frequentemente se sobrepõem a outras infecções e alterações relacionadas à rejeição de órgãos transplantados, nestes casos, o diagnóstico poderá ser feito com integração de história clínica, achados clínicos e dados laboratoriais[23,25]. Na cavidade bucal, algumas situações como a presença de ulcerações crônicas ou sialodenites sem definição clínica, biópsias de tecidos de mucosa bucal ou de glândulas salivares podem estar indicadas para exame histopatológico, no qual células infectadas volumosas normalmente mostram núcleos grandes, pleomórficos, com inclusões intranucleares e intracitoplasmáticas, além de nucléolos proeminentes, denominadas células em "olho de coruja" poderem ser detectadas[24].

Tratamento

A doença ativa causada por CMV usualmente é tratada com agentes antivirais como ganciclovir ou foscarnet por tempo suficiente para a resolução dos sintomas ou negativação de detecção de carga viral. Estes medicamentos possuem elevada toxicidade podendo causar mielossupressão, insuficiências renal e hepática, convulsões, além de distúrbios eletrolíticos, que devem ser avaliados e controlados pela equipe médica do paciente. Para pacientes imunocompetentes, as lesões causadas por CMV são autolimitadas, e seu tratamento ainda não está bem estabelecido – costuma ser sintomático, a não ser em casos de acometimento oftalmológico ou de vários órgãos, quando o uso de antivirais está indicado. Em pacientes imunossuprimidos, além da possibilidade de tempo de tratamento mais prolongado, manutenção continuada e monitoramento viral de rotina são recomendados. As lesões da cavidade bucal sofrem remissão com início do tratamento sistêmico. Em casos de pacientes candidatos a transplantes de órgãos, é necessária a terapia preventiva e acompanhamento rigoroso dos pacientes[21,23,24].

Infecções por protozoários

Toxoplasmose

Descrição do microrganismo e patogenia

Infecção causada por protozoário *Toxoplasma gondii* é especialmente preocupante em pacientes imunossuprimidos ou para o feto em desenvolvimento, pela possibilidade de ser grave e trazer sequelas importantes, ou ser até mesmo fatal, nestes casos. Este microrganismo é um parasita distribuído em todo o mundo e especialmente no Brasil, com prevalência variando de acordo com condições climáticas e hábitos higiênicos, alimentares e culturais da população. Como hospedeiros do parasita, há outros mamíferos, em especial os gatos, onde o *T. gondii* encontra condições adequadas para sua multiplicação, com posterior liberação de seus oocistos via fezes, podendo ser ingeridos por outros animais ou pelo homem. A contaminação do homem, desta forma, pode ser feita pela contaminação da água ou do solo pelos oocistos, pela ingestão de carnes mal cozidas ou cruas e por via transplacentária (toxoplasmose congênita)[27,28].

A toxoplasmose adquirida pela criança ou pelo adulto previamente saudável normalmente evolui com resolução espontânea. Na maioria dos casos, essa infecção não apresenta sintomas ou eles são inespecíficos, como febre por mais de uma semana, dor muscular, prostração, acompanhados por adenomegalia cervical ou generalizada. Outras manifestações da infecção podem incluir encefalite necrosante com comprometimento importante do sistema nervoso central, pneumonia, miosite ou miocardite[27].

Características clínicas

Na região de cabeça e pescoço, na toxoplasmose adquirida, pode haver linfonodomegalia associada à presença do protozoário em cadeias periorais, como mucosa jugal ou região submentoniana, sendo possível solicitação de avaliação do paciente por parte da equipe de odontologia para exclusão de causas odontogênicas desta reação linfonodal[27].

Exames complementares

Achados clínicos, exames sorológios e titulação de anticorpos séricos para o protozoário auxiliam no diagnóstico. A biópsia de um dos linfonodos aumentados pode ser útil em alguns poucos casos[27,28].

Tratamento

O tratamento para pacientes hígidos é apenas acompanhamento, mas para as gestantes e os pacientes imunocomprometidos deve haver maior preocupação, com indicação inicial de cuidados com situações de risco, como ingestão de carne crua ou contato com fezes de gato, e uso de sulfadiazina e pirimetamina como prevenção da possível transmissão materno-fetal, acompanhados de ácido folínico. Exames de imagem para avaliação odontológica com objetivo de descartar possível associação das alterações com origem bucal podem ser solicitados[28].

Infecções bacterianas

Infecções bacterianas de origem não odontogênica não eram vistas com frequência na prática da odontologia hospitalar; nos últimos anos, no entanto, houve um ressurgimento dessas doenças em todo o mundo, e elas tornaram-se mais importantes no diagnóstico diferencial de alterações em cavidade bucal, podendo representar um problema de saúde significativo para pacientes e profissionais da área da saúde[1,3].

Em razão da etiologia ampla e da patofisiologia destas infecções bacterianas, é importante que o dentista em ambiente hospitalar esteja atento e familiarizado com estas alterações, bem como com suas formas de manejo e tratamento.

Sífilis

Descrição do microrganismo e patogenia

Doença infecciosa de distribuição mundial causada pela bactéria do tipo espiroqueta *Treponema pallidum*, sendo o homem seu único hospedeiro. A transmissão da sífilis pode ocorrer de modo vertical (sífilis congênita) ou via contato sexual (sífilis adquirida), embora a transmissão indireta, apesar de muito rara, também possa acontecer por meio de objetos contaminados, como agulhas de tatuagem ou transfusão de sangue. No Brasil, nos últimos anos, foi observado um aumento constante no número de casos de sífilis em gestantes, congênita e adquirida. Com relação à sífilis adquirida, o sítio extragenital mais comumente afetado é a cavidade bucal. O *T. pallidum* tem o ser humano como único vetor conhecido da doença, que pode estar ou não associada a outras doenças sexualmente transmissíveis, como em pacientes HIV positivos[29,30].

Características clínicas

A sífilis apresenta desafio diagnóstico por causa de seu amplo espectro de aspectos clínicos, podendo mimetizar outras condições, o que justifica a necessidade do cirurgião-dentista conhecer suas manifestações mais comuns. A doença adquirida pode manifestar-se como 3 fases distintas: primária, secundária e terciária. As manifestações bucais da sífilis podem ocorrer em qualquer uma das três fases clássicas dessa doença[29,30].

A fase primária caracteriza-se pela penetração do patógeno no organismo humano, com formação de uma lesão característica no local de inoculação do microrganismo, normalmente solitária, chamada cancro duro – inicia-se como pápula e evolui para úlcera rasa, base clara, endurecida, geralmente indolor, com linfadenopatia regional. Seu tamanho é variável, mas suas margens são, de forma geral, bem delimitadas. As regiões mais comuns de aparecimento destas alterações são a genitália e o ânus. A cavidade bucal vem logo em seguida, com surgimento de lesões em lábios, língua, palato mole e gengivas. O carcinoma de células escamosas, outras malignidades e doenças infecciosas devem ser considerados como diagnósticos diferenciais do cancro sifilítico. Estes ferimentos, mesmo em ausência de tratamento, apresentam regressão espontânea em 2 a 8 semanas após sua detecção, deixando uma falsa impressão de resolução da doença. Em pacientes infectados por transmissão indireta, como por agulhas contaminadas, não há desenvolvimento de cancro primário. Trata-se de fase altamente contagiosa e em que se inicia a disseminação sistêmica da espiroqueta por sua penetração em correntes linfática e sanguínea[29,30].

Na fase secundária, as manifestações clínicas aparecem em várias localizações a partir de 4 a 10 semanas após a infecção inicial. Sintomas como febre, cefaleia, anorexia, linfadenopatia ou mal-estar são comuns. Na pele, podem ser detectadas erupções maculopapulares difusas que se desenvolvem em várias regiões do organismo, simétricas e de coloração rosada ou avermelhada, chamadas roséolas sifilíticas. O acometimento das palmas das mãos e das plantas dos pés é muito característico. As manifestações bucais da sífilis secundária são placas mucosas elevadas, de cobertura fibrinoide e esbranquiçada, apresentando halo eritematoso, com alta infectividade, podendo ser encontradas em lábios, gengiva, língua, mucosa jugal, palato duro, palato mole e, ainda, nas tonsilas e faringe. Ainda podem ser identificadas lesões denominadas condiloma *lata*, que se apresentam como pápulas semelhantes aos papilomas virais. Não havendo tratamento, a sífilis entra em fase de latência – fase assintomática e sem sinais clínicos –, mas com resultados sorológicos para detecção do *T. pallidum* positivos e com possibilidade de transmissão da doença. A duração dessa fase é variada, podendo durar alguns meses ou até mesmo anos[29,30].

Alguns pacientes podem apresentar características de recorrência de fase secundária ou podem evoluir para a fase terciária da doença, quando ocorrem as complicações mais graves e em diversos órgãos, principalmente em sistema cardiovascular (p. ex., aneurisma de aorta), sistema nervoso central (neurossífilis) e envolvimento ocular. Dois tipos de lesões bucais podem ser identificados neste período: goma sifilítica e glossite luética. A goma sifilítica é a manifestação de uma reação inflamatória granulomatosa, que ocorre preferencialmente no palato duro e inicia-se com uma lesão nodular ou ulcerada que rapidamente evolui para necrose, causando destruição tecidual, com possível perfuração óssea. O diagnóstico diferencial da goma sifilítica em palato é feito com granulomatose com poliangiite (granulomatose de Wegener), carcinoma de células escamosas, linfoma de células NK/T, dentre outras lesões. Ao acometer a língua, lesões com bordos elevados em "saca-bocado" aparecem, podendo deixá-la com aspecto lobulado e irregular. A glossite luética ou atrófica é caracterizada pela perda difusa de papilas no dorso da língua. Nesta fase, a contaminação pela manipulação das lesões bucais é improvável, pela dificuldade de se detectar a presença de espiroquetas ativas nestas[29,30].

Na sífilis congênita, quando ocorre transmissão, transplacentária ou via canal de parto, da mãe não tratada ou com tratamento ineficaz para o feto, podem ocorrer desde aborto, bebês natimortos ou crianças com malformações congênitas ou com manifestações clínicas da doença. Podem ser visualizadas alterações cutâneas, febre, icterícia, anemia, rinite, rágades periorais, tríade de Hutchinson – dentes incisivos em formato de "chave de fenda" e molares em formato de "amora", ceratite ocular interticial e surdez associada ao acometimento do oitavo par de nervos cranianos, dentre outras[29,30]. O dentista também pode desempenhar um papel importante na identificação e no controle da sífilis, pela identificação dos sinais e sintomas da doença, educação do paciente e encaminhamento a outros profissionais de saúde para tratamento adequado.

Exames complementares

A sífilis pode ser identificada por meio de avaliação direta de esfregaço de lesões suspeitas por microscopia de campo escuro e impregnação argêntica – no entanto, outras espiroquetas de cavidade bucal podem levar a resultados falsos positivos. Para diagnóstico preciso, são utilizados exames sorológicos treponêmicos (específicos para o antígeno – FTA-ABS, PCR, RT-PCR) e não treponêmicos (medem os anticorpos formados contra o material lipoide liberado por células danificadas na infecção – VDRL e RPR) de acordo com suas sensibilidade e especificidade em cada estágio das lesões de sífilis. Testes não treponêmicos são utilizados para triagem inicial e, quando os resultados são positivos, os treponêmicos são indicados para confirmação diagnóstica – isso com cuidado pelo risco dos testes não específicos não conseguirem identificar corretamente os poucos microrganismos circulantes em algumas fases da doença[29,30,31].

Tratamento

O medicamento mais utilizado para o tratamento da sífilis é a penicilina benzatina, com ajustes de doses e posologia variando de acordo com os pacientes e as fases da doença.

Outras drogas têm sido usadas, como azitromicina, eritromicina e tetraciclina, mas as suas atividades antimicrobianas não são superiores à penicilina, devendo ser mantidas como drogas de segunda linha. Na impossibilidade de ser usada a penicilina, estas drogas podem ser utilizadas. Normalmente, o tratamento é eficaz; porém, pode ocorrer insucesso em alguns poucos casos e, por isso, exames sorológicos periódicos devem ser realizados. As lesões bucais regridem após o início do tratamento sistêmico. Defeitos e perfuração de palato duro, com consequente comunicação com a cavidade nasal por lesão de goma sifilítica podem ser somente acompanhados, vedados ou reparados. Próteses obturadoras auxiliam pacientes com problemas de fonação e mastigação, sendo uma abordagem simples e de baixo custo. Abordagem cirúrgica pode ser indicada, mas há risco de dificuldade de cicatrização após procedimentos invasivos em áreas de lesões sifilíticas prévias, com isquemia e necrose, ameaçando o adequado reparo tecidual[29,30].

Tuberculose
Descrição do microrganismo e patogenia
Trata-se de doença bacteriana infecciosa crônica causada por *Mycobacterium tuberculosis*, anteriormente conhecido como bacilo de Koch, de distribuição mundial e considerada problema importante de saúde pública. Esta doença possui algumas características importantes, dentre elas, longos períodos de latência entre a infecção inicial e a apresentação clínica da doença, preferência por infectar os pulmões, podendo também infectar outros órgãos (tuberculose extrapulmonar) e resposta granulomatosa associada à intensa inflamação e lesão tecidual[32,35]. Uma grande quantidade de pessoas está infectada por este bacilo sem, no entanto, desenvolver doença ativa. São considerados fatores de risco para essa infecção a aglomeração de pessoas em regiões sem saneamento básico, falta de adesão ao tratamento e desenvolvimento de cepas resistentes, coinfecção com HIV, pacientes imunossuprimidos, dentre outros. A principal fonte de infecção é o indivíduo com a forma pulmonar da doença, que elimina bacilos para o meio exterior por meio de gotículas respiratórias. Em algumas regiões, o gado bovino doente também pode ser fonte de infecção. Raramente, aves, primatas e outros mamíferos podem servir de reservatório do microrganismo. A interação entre o *M. tuberculosis* e as células do hospedeiro é complexa, estando associada à virulência da cepa, e também às resistências específica e não específica do hospedeiro. A imunidade mediada por células desempenha um papel importante no desenvolvimento dos sintomas da doença[32-35].

Características clínicas
A TB diferencia-se em dois tipos de infecção: primária e secundária. A infecção primária normalmente é assintomática e ocorre quando um indivíduo inala gotí-

culas contaminadas. Algumas dessas gotículas atingem os alvéolos ou bronquíolos e são englobadas por macrófagos. Como resultado disto, há a formação de nódulo fibrocalcificado localizado. Dentro dele, o bacilo pode ficar viável por tempo indeterminado. O sistema imunológico frequentemente destrói as micobactérias ou as isola no local da infecção[32,35].

A infecção secundária ocorre pela reativação destes microrganismos, como em situações de baixa imunológica, quando as bactérias conseguem proliferar e rompem os macrófagos, causando infecção pulmonar aguda, com subsequente destruição maciça do tecido pulmonar, provável disseminação da bactéria para outras partes do corpo e levando o indivíduo à morte. O paciente nesta fase apresenta febre, mal-estar, perda de peso, suor noturno e tosse produtiva, com hemoptise e dor torácica[35].

A tuberculose extrapulmonar pode ocorrer no sistema linfático, pele, sistema nervoso central, trato gastrointestinal e em região de cabeça e pescoço, nos linfonodos cervicais. Em cavidade bucal, em raras situações, pode aparecer úlcera crônica, indolor ou área de granulação, nódulo ou superfície leucoplásica, como manifestações secundárias da doença. Pode haver, em alguns casos, envolvimento ósseo, o que pode confundir o diagnóstico por sugerir possível carcinoma epidermoide ou infecção profunda por vírus. Essas alterações podem se desenvolver por disseminação hematogênica ou por tosse com escarro contaminado. A TBC primária em cavidade bucal é extremamente rara. As lesões bucais são, em geral, manifestações da TBC secundária em língua, palato e lábios. Em alguns casos, pode-se observar acometimento de linfonodos cervicais na chamada tuberculose ganglionar, na qual ocorre necrose caseosa importante com formação de fístulas e edema[32-35].

Exames complementares

O diagnóstico de tuberculose pode ser feito por meio de alguns testes e exames, desde o teste cutâneo da tuberculina (PPD), que pode indicar somente exposição ao microrganismo, aos exames de cultura e direto do tecido infectado ou baciloscopia do escarro, com utilização de colorações especiais. Reação em cadeia de polimerase pode ser utilizada para identificação do DNA do *M. tuberculosis*. Radiografia de tórax pode ser solicitada. Por meio dela, diferentes achados radiológicos apontam para suspeita de doença em atividade ou doença no passado, além de mostrarem tipo e extensão do comprometimento pulmonar[33].

Tratamento

A tuberculose tem cura e o tratamento dura no mínimo 6 meses, com necessidade de adesão do paciente à proposta terapêutica, com diminuição dos índices de abandono de tratamento. Logo nas primeiras semanas de tratamento, o paciente se sente melhor e, por isso, precisa ser orientado pelo profissional de saúde a realizar o tratamento até o final, independente da melhora dos sintomas. É importante lembrar que o tratamento irregular pode complicar a doença e resultar no desenvolvimento de cepas resistentes aos medicamentos[33,35].

O tratamento da tuberculose tem como objetivo a cura e a rápida redução da transmissão da doença, utilizando medicamentos capazes de reduzir rapidamente a população microbiana, para interromper sua transmissão, de prevenir a seleção de cepas naturalmente resistentes e de destruir todas as bactérias presentes nas lesões, com objetivo de prevenir a recidiva de doença. O tratamento atualmente é realizado em duas fases: intensiva e de manutenção, utilizando o esquema RHZE – rifampicina, isoniazida, pirazinamida e etambutol[35].

Os profissionais da odontologia devem sempre utilizar equipamentos de proteção individual para atendimento clínico e, nos casos suspeitos ou confirmados de tuberculose, é necessário atender aos critérios de precaução de aerossóis, com utilização de máscaras apropriadas, realizando somente procedimentos considerados de urgência ou essenciais[33].

Impetigo
Descrição do microrganismo e patogenia
O impetigo é considerado a infecção bacteriana superficial de pele mais comum em crianças, podendo ser causada pelo *Staphylococcus aureus* ou estreptococos do grupo A, como o *Streptococcus pyogenes*. As infecções podem ser restritas a um único patógeno ou ser mistas, com coinfecção por mais de um microrganismo em áreas previamente lesadas por abrasões ou cortes, ou até mesmo por dermatites pré-existentes. Geralmente ocorre em crianças submetidas a aglomerações – como em creches ou escolas, ao compartilhamento de objetos e brinquedos e a condições de nutrição deficiente e de má higiene, principalmente das mãos[36].

Características clínicas

O impetigo é dividido em dois tipos clínicos: o bolhoso e o não bolhoso ou crostoso. O impetigo bolhoso é mais associado ao *S. aureus*, produtor de toxina epidermolítica. Pequenas vesículas se formam e posteriormente formam bolhas flácidas, de conteúdo inicialmente límpido, passando a turvo e purulento, posteriormente. Com o rompimento desta bolha, há exposição de base eritematosa, brilhante e úmida, recoberta por crosta amarelada. A face é o local mais afetado, embora qualquer região da pele possa ser atingida. Uma forma particularmente grave de impetigo bolhoso é a síndrome da pele escaldada estafilocócica, de início súbito, com sensação de prostração, febre, eritema difuso e doloroso, e descamação superficial da pele aos pequenos toques. Há evolução rápida para bolhas de conteúdo claro em grandes áreas da pele, o que caracteriza gravidade clínica, exigindo internação hospitalar. Apesar da recuperação habitualmente rápida, deve-se estar atento às complicações, como alterações hidroeletrolíticas, perturbações da termorregulação e infecções secundárias mais sérias[36,37].

O impetigo não bolhoso (crostoso) representa a maioria dos casos de impetigo, ocorrendo preferencialmente em adultos e crianças maiores de 2 anos de idade. O impetigo crostoso ocorre sobre pele normal ou pode surgir sobre dermatose prévia, picadas de inseto, pediculose e escabiose. A lesão inicial é uma vesícula, sobre uma base eritematosa, que se rompe com facilidade, formando ulceração superficial recoberta por secreção seropurulenta e crostas meliceas. Cada lesão mede de 1 a 2 cm de diâmetro, cresce centrifugamente, nem sempre com cicatrização central. Há predomínio de lesões nas áreas expostas, especialmente na face, ao redor do nariz e da boca, além de pernas, braços e nádegas. A linfadenopatia regional é comum e pode surgir febre nos casos mais graves. As lesões do impetigo podem durar dias ou semanas. Tipicamente, o impetigo não é perigoso. As úlceras em formas leves da infecção geralmente se curam sem cicatrizes. No entanto, em raros casos, complicações de impetigo como celulite, problemas renais ou cicatrizes podem ocorrer[36,37].

Exames complementares

O diagnóstico do impetigo é usualmente clínico e epidemiológico. Pode-se realizar cultura e exame direto com coloração de Gram por meio de exsudato ou esfregaço das feridas com *swab* estéril[37].

Tratamento

Deve-se realizar limpeza das áreas acometidas, 2 a 3 vezes/dia, com água e sabão antisséptico ou com permanganato de potássio. Uso de pomadas antibióticas com mupirocina é o tratamento antibiótico de escolha, por ser capaz de promover erradicação bacteriana, apresentar eficácia semelhante à de um antibiótico VO, como a eritromicina, e por sua ação contra estafilococos e estreptococos. A segunda escolha fica para a associação de neomicina e bacitracina. Se necessário, em casos extensos ou com complicações locais e sistêmicas, o uso de antibióticos por via oral será indicado, inicialmente com eritromicina, cefalexina ou claritromicina[37].

Sialadenite bacteriana

Descrição do microrganismo e patogenia

Inflamação das glândulas salivares causada por bactérias após obstrução ductal ou diminuição do fluxo salivar, com subsequente edema de uma ou mais glândulas salivares. Afeta mais comumente as glândulas parótidas e submandibulares e pode ser classificada como sialadenite supurativa aguda ou crônica[38].

A alteração da taxa do fluxo salivar pode ocorrer por desidratação, desnutrição, imunossupressão ou por uso de alguns medicamentos. A diminuição do débito salivar pode facilitar a colonização bacteriana retrógrada ascendente do parênquima da glândula salivar através do sistema ductal. A obstrução mecânica decorrente de sialolitíase ou anomalias ductais (p. ex., sialectasia e estenoses) também pode reduzir o débito salivar, predispondo, assim, o indivíduo a sialadenite bacteriana ascendente. A síndrome de Sjögren também pode estar associada à sialadenite pela redução quantitativa e qualitativa da saliva[38,39].

As intervenções cirúrgicas em pessoas debilitadas, principalmente em região abdominal, é um dos fatores predisponentes mais comuns para o desenvolvimento de sialadenite aguda em um ambiente hospitalar, normalmente como consequência de longos períodos de suspensão de ingesta alimentar e hídrica e do uso de atropina durante o procedimento de anestesia geral[40]. A sialadenite aguda também foi reportada após trauma de mastigação em mucosa jugal.

Características clínicas

A sialadenite supurativa aguda pode estar relacionada a bactérias aeróbias ou facultativas, bactérias anaeróbias ou ambas. Os microrganismos mais associados à infecção são *Staphylococcus aureus*, estreptococos, *Haemophilus influenzae*, *Prevotella pigmentada*, *Porphyromonas* e *Fusobacterium*. Mais comumente identificada na glândula parótida, com edema e eritema associados, podendo haver drenagem de secreção purulenta em seu ducto, trismo, febre e dor associada[39,41].

A sialadenite crônica está frequentemente relacionada à obstrução ductal permanente ou recorrente, esta última associada a sialolitos, formados a partir de focos intraductais de detritos, compostos por muco, bactérias, células epiteliais ductais ou corpos estranhos calcificados. Pode haver episódios de dor e edema esporádicos e coincidentes com horários próximos às refeições[39].

Exames complementares

Exames de imagem como radiografias, ultrassom, sialografia e tomografia computadorizada podem ser necessários para averiguar se há presença de sialolitos, sialectasias ou suspeita de neoplasias associadas. Pode-se colher material de exsudato das glândulas comprometidas para cultura para se direcionar a escolha da terapia antibiótica. Em casos de tumefações, quando houver dúvida de sua etiologia ou quanto à sua possível origem neoplásica, punção aspirativa por agulha fina deve ser realizada. O diagnóstico diferencial deve ser feito com caxumba, sarcoidose, tuberculose ganglionar, abscessos dentários, neoplasias, dentre outras alterações[41].

Tratamento

O tratamento da sialodenite pode ser variado, dependendo do tipo, da etiologia e das possíveis associações presentes em cada caso. É realizado com intervenções tanto clínicas quanto cirúrgicas, a partir de diagnóstico preciso da condição patológica associada e à reidratação. A terapia inicial deve incluir ingestão de líquidos, apoio nutricional, compressas quentes e massagens sobre as áreas afetadas, uso de sialogogos, manutenção de higiene bucal e adequada antibioticoterapia. Pacientes imunossuprimidos, em presença de sinais flogísticos, acompanhados por febre alta e prostração ou apresentando risco de obstrução de vias aéreas por edema devem ser internados. Antibióticos endovenosos são, geralmente, oferecidos nas primeiras 48 horas e podem ser continuados ou trocados para uma alternativa oral se houver melhora clínica e a febre desaparecer[38-40].

A bactéria mais encontrada em sialadenite supurativa aguda é *Staphylococcus aureus*, acometendo cerca de 80% dos casos. O antibiótico de primeira escolha é a amoxicilina, associada ou não ao metronidazol. Eritromicina ou clindamicina são utilizadas em pacientes alérgicos a penicilina. O próprio ducto da glândula pode agir como via de drenagem. Analgesia deve ser realizada por meio de anti--inflamatórios não esteroidais[38].

O diagnóstico diferencial deve ser feito em relação a outras doenças glandulares, como síndrome de Sjögren (aumento volumétrico persistente), neoplasias benignas e malignas, cistos glandulares, outras infecções, obstruções mecânicas, dentre outras[41].

Em casos de identificação de abscessos, requer-se incisão cirúrgica e drenagem. Em pacientes com sialolitíase, pode haver a necessidade de intervenção cirúrgica para remover o cálculo do sistema ductal. Em caso de falha do controle de sialadenite crônica, a remoção da glândula afetada pode ser indicada. A maior parte dos casos de sialadenites bacterianas responde bem ao tratamento. No entanto, cuidados adicionais devem ser levados em consideração ao se tratar de pacientes com condições médicas debilitantes ou complicadas. Abscessos podem se disseminar e provocar situações graves, por exemplo, angina de Ludwig e sepse[39,41].

CONSIDERAÇÕES FINAIS

As infecções odontogênicas são diariamente tratadas na clínica odontológica; no entanto, alguns profissionais ainda não estão familiarizados com grande variedade de infecções de origens não odontogênicas que podem acometer a cavidade bucal. Em ambiente hospitalar, o cirurgião-dentista integrante de equipe interdisciplinar é frequentemente solicitado a avaliar esse tipo de alteração. O propósito deste capítulo foi fornecer informações a respeito de infecções não odontogênicas e oportunistas da região orofacial, auxiliando os profissionais da odontologia hospitalar a participar da definição correta de seu diagnóstico e do planejamento do tratamento adequado dos pacientes.

Um número crescente de pessoas apresenta comprometimento sistêmico ou está em tratamento com medicamentos que podem aumentar o risco de desenvolvimento de infecções na cavidade bucal e, por isso, a colaboração profissional entre dentistas, médicos e outros profissionais da saúde tem sido valorizada.

As principais doenças infecciosas fúngicas, virais, bacterianas e protozoárias encontradas em pacientes hospitalizados foram descritas, com ênfase em sua apresentação clínica, formas de diagnóstico e de tratamento, ressaltando a importância de sua abordagem precisa com o objetivo de tratar de forma integral os pacientes, visando à redução das taxas de morbidade e até mesmo à mortalidade.

REFERÊNCIAS BIBLIOGRÁFICAS

1. Zawadzki PJ, Perkowski K, Padzik M, Mierzwinska-Nastalska E, Szaflik JP, Conn DB et al. Examination of oral microbiota diversity in adults and older adults as an approach to prevent spread of risk factors for human infections. BioMed Research International 2017;1-7.
2. Gibbons RJ. Bacterial adhesion to oral tissues: a model for infectious diseases. J Dent Res 1989; 750-60.
3. Sedghizadeh PP, Mahabady S, Allen CM. Opportunistc oral infecctions. Dent Clin N Am 2017; 389-400.
4. Xu H, Dongari-Bagtzoglou A. Shaping the oral mycobiota: interactions of opportunistic fungi with oral bacteria and the host. Current Opinion in Microbiology 2015; 26:65-70.
5. Telles DR, Karki N, Marshall MW. Oral fungal infections – diagnosis and management. Dent Clin N Am 2017; 319-49.
6. Jabra-Rizk MA, Kong EF, Tsui C, Nguyen MH, Clancy CJ, Fidelm PL et al. Candida albicans pathogenesis: fitting within the host-microbe damage response framework. Infect Immun 2016; 2724-39.
7. Cataldi V, Di Campli E, Fazii P, Traini T, Cellini L, Di Giulio M. Candida species isolated from different body sites and their antifungal susceptibility pattern: cross-analysis of Candida albicans and Candida glabrata biofilms. Medical Mycology 2017; 624-34.
8. Millsop JW, Fazel N. Oral candidiasis. Clinics in Dermatology 2016; 34:487-94.
9. Hulimane S, Maluvadi-Krishnappa R, Mulki S, Rai H, Dayakar A, Kabbinahalli M. Speciation of Candida using CHROMagar in cases with oral epithelial dysplasia and squamous cell carcinoma. J Clin Exp Dent. 2018; 10(7):e657-60.
10. Lopes DM. Efeito da terapia fotodinâmica no tratamento da estomatite sob prótese em usuários de próteses totais [dissertation]. São Paulo: Faculdade de Odontologia da Universidade de São Paulo; 2011.
11. Afroze SN, Korlepara R, Rao GV, Madala J. Mucormycosis in a diabetic patient: A case report with an insight into its pathophysiology. Contemp Clin Dent 2017; 8:662-6.
12. Cheong HS, Kim SY, Ki HK, Kim JY, Lee MH. Oral mucormycosis in patients with haematologic malignancies in a bone marrow transplant unit. Mycoses 2017; 60:836-41.
13. Sakamoto H, Itonaga H, Sawayama Y, Taguchi J, Saijo T, Kuwatsuka S et al. Primary oral mucormycosis due to rhizopus microsporus after allogeneic stem cell transplantation. Intern Med 2018; 57:2567-71.
14. Nilesh K, Vande AV. Mucormycosis of maxilla following tooth extraction in immunocompetent patients: reports and review. J Clin Exp Dent 2018; 10(3):e300-5.
15. Venkatesh D, Dandagi S, Chandrappa PR, Hema KN. Mucormycosis in immunocompetent patient resulting in extensive maxillary sequestration. J Oral Maxillofac Pathol 2018; 22(S1):S112-116.

16. Jenks JD, Hoenigl M. Treatment of Aspergillosis. J. Fungi 2018; 4(3):98-115.
17. Ganesh P, Nagarjuna M, Shetty S, Kumar P, Bhat V, Salins PC. Invasive aspergillosis presenting as swelling of the buccal mucosa in an immunocompetent individual. Oral Surg Oral Med Oral Pathol Oral Radiol 2015;119:e60-e64.
18. Cho H, Lee KH, Colquhoun AN, Evans AS. Invasive oral aspergillosis in a patient with acute myeloid leukaemia. Australian Dental Journal 2010; 55:214-8.
19. Torul D, Yuceer E, Sumer M, Gun S. Maxillary sinus aspergilloma of odontogenic origin: report of 2 cases with cone-beam computed tomographic findings and review of the literature. Imaging Science in Dentistry 2018; 48:139-45.
20. Fatahzadeh M. Oral manifestations of viral infections. Atlas Oral Maxillofacial Surg Clin N Am 2017; 25:163-70.
21. Clarkson E, Mashkoor F, Abdulateef S. Oral Viral Infections Diagnosis and Management. Dent Clin N Am 2017; 61:351-63.
22. Bernstein D, Bellamy AR, Hook III EW, Levin MJ, Wald A, Ewell MG et al. Epidemiology, clinical presentation, and antibody response to primary infection with herpes simplex virus type 1 and type 2 in young women. CID 2013; 56:344-51.
23. Sarmento DJS, Caliento R, Souza AO, Tozetto-Mendonza TR, Palmieri M, Martins VAO, et al. Salivary shedding of herpesviruses in renal transplant recipients. J Invest Clin Dent. 2018; e12356.
24. Mainville GN, Marsh WL, Allen CM. Oral ulceration associated with concurrent herpes simplex virus, cytomegalovirus, and Epstein-Barr virus infection in an immunocompromised patient. Oral Surg Oral Med Oral Pathol Oral Radiol 2015; 119:e306-e314.
25. Matos SB, Meyer R, Lima FWM. Citomegalovírus: uma revisão da patogenia, epidemiologia e diagnóstico da infecção. Rev Saúde Com 2011; 7(1): 44-57.
26. Marotti J, Aranha ACC, Eduardo CP, Ribeiro MS. Tratamento do herpes labial pela terapia fotodinâmica. Rev Assoc Paul Cir Dent 2008; 62(5):370-3.
27. Robert-Gangneuxa F, Dardéc, ML. Epidemiology of and Diagnostic Strategies for Toxoplasmosis. Clinical Microbiology Reviews 2012; 25(2):264-96.
28. McAuley JB. Congenital Toxoplasmosis. Journal of the Pediatric Infectious Diseases Society 2014; 3(S1):S30-S35.
29. Ficarra G, Carlos R. Syphilis: the renaissance of an old disease with oral implications. Head and Neck Pathol 2009; 3:195-206.
30. Singh C, Devi P, Amarnath J. Destructive potential of spirochete: perforation of hard palate: a case report. IOSR Journal of Dental and Medical Sciences 2015; 14(4):83-7.
31. Secretaria de Vigilância em Saúde – Ministério da Saúde. Sífilis 2017. Boletim Epidemiológico 2017; 48:1-44.
32. Knechel NA. Tuberculosis: Pathophysiology, Clinical Features, and Diagnosis. Crit Care Nurse 2009; 29:34-43.
33. Jain P, Jain I. Oral manifestations of tuberculosis: step towards early diagnosis. Journal of Clinical and Diagnostic Research 2014; 8(12):ZE18-ZE21.
34. Kumar PM, Kumar CSM, Sarkar S, Ramasubramanian S, Anu KJ, Aravindh. Oral manifestations in patients with pulmonary tuberculosis. Int J Biol Med Res 2012; 3(2):1565-7.
35. Nogueira AF, Facchinetti V, Souza MVN, Vasconcelos TRA. Tuberculose: uma abordagem geral dos principais aspectos. Rev Bras Farm 2012; 93(1):3-9.
36. Clebak KT, Malone MA. Skin infections. Prim Care Clin Office Pract 2018; 45:433-54.
37. Hartman-Adams H, Banvard C, Juckett G. Impetigo: diagnosis and treatment. Am Fam Phy-

sician 2014; 90(4):229-35.

38. Carlson ER. Diagnosis and Management of Salivary Gland Infections. Oral Maxillofacial Surg Clin N Am 2009; 21:293-12.

39. Chandak R, Degwekar S, Chandak M, Rawlani S. Acute submandibular sialadenitis - a case report. Case Rep Dent. 2012; 2012:615375.

40. Kim LJ, Klopfenstein JD, Feiz-Erfan I, Zubay GP, Spetzler, RF. Postoperative acute sialadenitis after skull base surgery. Skull Base Surgery 2008; 18(2):129-34.

41. Zenk J, Iro H, Klintworth N, Lell M. Diagnostic imaging in sialadenitis. Oral Maxillofacial Surg Clin N Am 2009; 21:275-92.

14

MANEJO ODONTOLÓGICO DA GESTANTE DE ALTO RISCO

Juliana Bertoldi Franco

INTRODUÇÃO

O tratamento odontológico em gestantes exige cuidados especiais para o bem-estar materno-fetal. A gravidez proporciona alterações fisiológicas que devem ser conhecidas e consideradas para a realização da assistência odontológica com segurança. Quando a gestante for portadora de uma ou mais patologias sistêmicas, os cuidados devem ser somados as recomendações odontológicas específicas para as gestantes.[1]

Devem ser considerados outros aspectos de interesse para o cirurgião-dentista, como os relacionados à ergonomia do posicionamento da paciente na cadeira odontológica, qual o anestésico local a ser utilizado, o melhor trimestre da gestação para o tratamento, controle da ansiedade, farmacologia, conhecimento das alterações bucais presentes durante a gestação e alterações fisiológicas advindas desse período.[1]

As alterações hormonais são notadas desde as primeiras semanas de gestação, seguidas de alterações metabólicas, anatômicas e cardiovasculares. Ocorre o aumento da volemia, do débito cardíaco e da frequência cardíaca, diminuição da resistência vascular, aumento da frequência respiratória, da hiperventilação e da pressão arterial até o início do 3º trimestre, seguida por um leve aumento desta após esse período e durante o trabalho de parto.[2-4]

As doenças bucais, especialmente a doença periodontal, estão associadas a diversas condições patológicas durante e após o período gestacional, como o parto prematuro e a ocorrência de baixo peso ao nascer, por meio de um mecanismo indireto envolvendo mediadores inflamatórios ou direto, pelo ataque bacteriano ao âmnio.[5] A higiene oral deve ser enfatizada durante a gestação, de modo a prevenir os riscos à gestante e ao bebê, garantindo saúde e qualidade de vida.[6]

Durante a gestação, quase todas as gestantes têm aumento do número de cáries, abrasão dentária e doença periodontal, principalmente a gengivite.[1]

O acompanhamento da gestante por um cirurgião-dentista durante todo o período gestacional é necessário, uma vez que muitas pacientes negligenciam sua higiene bucal em virtude de diversos fatores, como a falta de recursos financeiros, a limitada compreensão da população quanto à importância da saúde bucal, crenças infundadas a respeito do tratamento dentário na gestação e náuseas que dificultam o autocuidado oral.[1,7]

A grande dificuldade na assistência odontológica à gestante também ocorre pelo desconhecimento do médico obstetra sobre os benefícios que a saúde bucal ocasiona ao feto, sendo que muitos colegas desaconselham a procura de tratamento.[1]

Uma boa saúde bucal melhora sua qualidade de vida durante esse momento da vida tão importante para a paciente. Além disso, tanto a doença periodontal quanto as cáries são tipicamente assintomáticas por longos períodos, ocorrendo exacerbações dolorosas conforme as doenças progridem sem intervenção adequada.[1,3,7]

Deve-se lembrar que odontalgia pode ocasionar contração uterina, a produção de mediadores inflamatórios advindos da infecção bucal aumentam o risco de parto prematuro e baixo peso ao nascimento[1,8] e o entendimento de como realizar a abordagem da gestante, a criação de vínculo e do próprio atendimento odontológico são primordiais para uma gestação segura, mesmo sendo a gestante considerada de alto risco.

PRINCIPAIS ALTERAÇÕES/INFECÇÕES BUCAIS EM GESTANTES E TRATAMENTO

Cárie dentária

As gestantes apresentam maior risco de cárie em razão do aumento da frequência da ingestão de carboidratos, descuido/dificuldade na realização da higiene bucal por conta da gengivite e presença de sangramento durante a escovação, e aumento da náusea pelo ato de escovar os dentes e a língua.[1,5,6]

A incidência da cárie dentária não está diretamente ligada à gestação, mas a fatores como a menor capacidade estomacal, que faz a gestante diminuir a quantidade de ingestão de alimentos durante as refeições e aumentar a frequência de consumo de carboidrato, o que possibilita a manutenção do pH oral sempre abaixo de 5,0.[1,5,7]

Para prevenção de cáries, deve-se orientar a higiene bucal para controle do biofilme dental. Às vezes, a gestante pode se queixar de que a escovação estimula a ânsia e o vômito. Assim, a orientação de utilizar uma menor quantidade de dentifrício fluoretado pode ajudar na redução dessa queixa, e não realizar a escovação da região posterior da língua.[1]

Após os episódios de vômitos, pode ser orientado o bochecho de água bicarbonatada a 3% para elevação do pH da cavidade bucal.[1]

Algumas gestantes relatam xerostomia, podendo ser advindo de um quadro de hipossalivação, sendo um fator agravante para o aumento do número de cáries. Assim, o uso de suplementação de flúor faz-se importante durante esse período. Pode ser utilizado bochecho com fluoreto de sódio 0,05%, de uso diário, aplicação tópica de flúor na forma de gel ou na forma de verniz.[1,6,7]

Doença periodontal

O aumento do estrogênio e da progesterona durante a gestação tem um importante papel nas alterações periodontais, tornando os tecidos mais suscetíveis a respostas inflamatórias.[8] O fluido crevicular gengival, presente na margem gengival, muitas vezes contém mediadores inflamatórios e patógenos bucais associados à doença periodontal. Os mecanismos subjacentes a esse processo destrutivo envolvem tanto dano tecidual direto, resultante de produtos do biofilme dental, quanto dano indireto por meio da indução de respostas inflamatórias e imunológicas.[1,8]

Estudos clínicos relataram um aumento transitório na incidência e na gravidade da inflamação gengival durante a gravidez. Essa inflamação não foi associada à quantidade de placa presente, e sim ao aumento da resposta inflamatória dos tecidos pela presença dos hormônios sexuais femininos que estão aumentados. Uma diminuição da função neutrofílica e linfocítica também pode ser observada por conta desse aumento, deixando a gestante mais suscetível a doença periodontal.[1,9]

Para a prevenção e o controle da doença periodontal, deve-se orientar a higiene bucal para controle do biofilme dental (Figura 1), devendo-se realizar profilaxia profissional com escova de Robson e pasta profilática no consultório odontológico. Reavaliações mensais podem ser necessárias para o controle do biofilme dentário.[1]

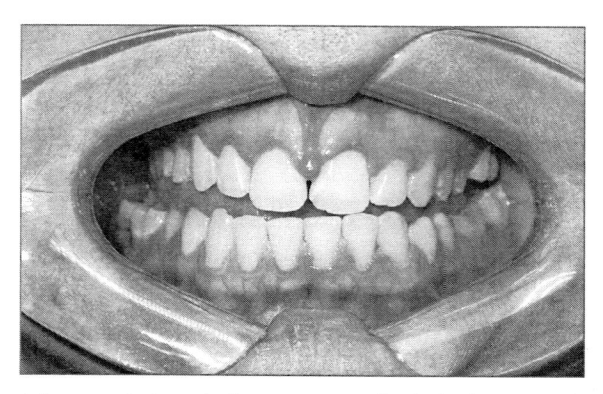

FIGURA 1 Gengivite em paciente gestante, com pouco acúmulo de biofilme dentário.

Granuloma gravídico

O granuloma piogênico é uma lesão benigna que surge geralmente no 1º trimestre da gestação e acomete mais de 5% das gestantes. Pode resultar de traumatismos repetitivos e irritação local sobre os tecidos gengivais e ocorre preferencialmente na região anterior da maxila. A lesão consiste em uma proliferação exacerbada de vasos sanguíneos pela presença dos hormônios femininos.[1]

Geralmente apresenta-se como um nódulo ou pápula de coloração avermelhada/azulada, em razão da presença de inúmeros vasos sanguíneos, o que é observado na histologia convencional pela hematoxilina/eosina (Figura 2).[1]

A remoção cirúrgica da lesão é indicada nos casos em que há interferência na mastigação, dificuldade de higiene bucal, situações de ulceração ou com comprometimento estético. Do contrário, os irritantes locais devem ser removidos e o tumor preservado até o pós-parto, quando normalmente ocorre sua remissão espontânea.[1]

TRATAMENTO ODONTOLÓGICO EM GESTANTES

Recomendações gerais

Existem alguns mitos relacionados ao tratamento odontológico em gestantes, o que perpetua a ideia de que não se deve realizá-lo. Essas crenças infundadas levam inúmeras gestantes a não procurarem a assistência correta, mesmo quando apresentam casos de dor dentária ou doença periodontal.[1,8-10]

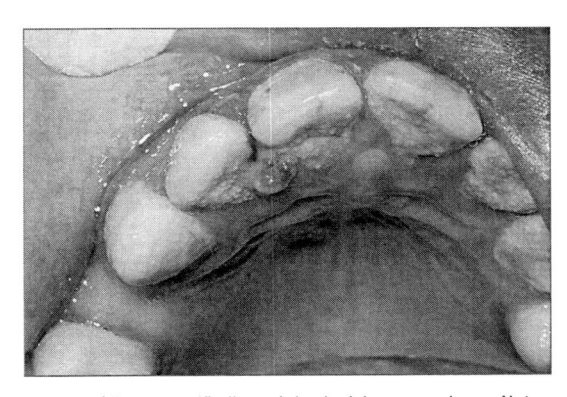

FIGURA 2 Granuloma gravídico na região lingual dos incisivos superiores. Nota-se o acúmulo de tártaro pela dificuldade de higiene da paciente.

É importante conscientizar a sociedade (pacientes, famílias, cirurgiões-dentistas e médicos) de que infecções bucais devem ser tratadas visando a uma gestação mais segura e mais saudável, e que inúmeros são os benefícios do tratamento odontológico.[1]

Deve-se também ressaltar que cuidados e conhecimentos são necessários a fim de se implementar uma assistência segura a paciente. Radiografias odontológicas podem ser realizadas desde que seja utilizada proteção correta com avental e colar cervical plumbífero; a radiografia deve ser fundamental para o diagnóstico, e não ser indicada em situações desnecessárias; o anestésico local de escolha deve ser à base de lidocaína 2% com adrenalina 1:100.000 (máximo de 2 tubetes); fármacos podem ser utilizados, como antibióticos e analgésicos (Tabela 1).[1,6]

TABELA 1 Fármacos que podem ser prescritos e administrados em gestantes[1,6]

Medicamento	Risco teratogênico	Restrições e considerações
Aspirina	Mínimo	Evitar no 1º e no 3º trimestres e durante a amamentação
		Curtos períodos de uso
Paracetamol	Nenhum a mínimo	Analgésico e antipirético de escolha
Ibuprofeno	Mínimo	Evitar no 1º e no 3º trimestres
		Curtos períodos de uso
		Não há restrições na amamentação

(continua)

TABELA 1 (*Continuação*) Fármacos que podem ser prescritos e administrados em gestantes1,6

Medicamento	Risco teratogênico	Restrições e considerações
Naproxeno	Mínimo	Evitar no 1º e no 3º trimestres
		Curtos períodos de uso
		Não há restrições na amamentação
Codeína	Improvável	Em altas doses, pode causar depressão materna e sonolência nos lactentes
Morfina	Improvável	Sintomas de abstinência podem correr no recém-nascido com seu uso prolongado ou crônico
		Em altas doses, pode causar depressão materna e sonolência nos lactentes
		Teratogênico quando em uso prolongado
Penicilina	Nenhum	Sem restrições
Amoxicilina	Improvável	Sem restrições
Cefalosporina	Improvável	Sem restrições
Clindamicina	Improvável	Poucos estudos
Eritromicina	Mínimo	Evitada em razão de potencial hepatotoxicidade materna
Tetraciclina	Moderado para coloração dentária	Evitar durante a gravidez; uso depois de 25 semanas pode resultar em coloração dos dentes e possíveis efeitos sobre o crescimento ósseo
Claritromicina	Indeterminado	Evitar o uso, pois há poucos estudos em gestantes
Lidocaína (AL)	Nenhum	Sem restrições

Assistência odontológica: procedimentos preventivos e intervenção

Como existe o risco de aborto espontâneo (1 aborto para cada 5 gestações) no 1º trimestre, nesse período é sugerida somente a realização de procedimentos odontológicos de urgência, principalmente para os casos de dor e para controle do biofilme dental.[1,7,8]

O 2º trimestre é o mais seguro para a realização da assistência odontológica, e é nesse momento que procedimentos eletivos e de urgência podem ser realizados, em virtude da organogênese completa e menor risco para o feto.[1,7,8]

No 3º trimestre, existem algumas restrições ao atendimento, principalmente em relação ao tamanho do feto, que pode levar à compressão da veia cava superior, e a gestante, quando em decúbito, pode apresentar a síndrome da hipotensão supina. Por causa desse risco, deve-se sempre posicionar a gestante na cadeira odontológica com o abdome localizado para a esquerda, a fim de diminuir essa compressão.[1,7,8]

GESTANTES DE ALTO RISCO

Existe uma parcela de gestantes que desenvolvem problemas ou agravos durante esse período por serem portadoras de morbidades pré-gestacionais ou até mesmo adquiridas nessa fase específica. Essa parcela constitui o grupo denominado gestantes de alto risco, situação limítrofe que pode implicar riscos tanto para a mãe quanto para o feto, sendo definida como "aquela na qual a vida ou a saúde da mãe e/ou do feto e/ou do recém-nascido tem maiores chances de serem atingidas que as da média da população considerada".[1]

Para o tratamento odontológico à gestante de alto risco, devem-se considerar as alterações sistêmicas apresentadas antes da concepção ou adquiridas durante a gestação. Assim, deve-se adotar protocolos de atendimento específicos em cada situação de assistência.[1,7,8]

Gestante hipertensa

A hipertensão é uma doença crônica, muitas vezes silenciosa, somente sendo descoberta quando se tem alguma intercorrência, como mal-estar geral, acidente vascular cerebral (AVC), tromboses ou problemas renais. A gestante pode ser hipertensa antes ou durante a gestação.[1,7,8] Sempre se deve aferir a pressão arterial da paciente antes do atendimento, e, caso a média de pressão arterial no momento da consulta seja diferente da média diária de pressão aferida pela paciente, essa consulta deve ser remarcada, assim como em casos de mal-estar geral, desconforto e/ou sudorese.[1,7,8]

A hipertensão está correlacionada a pré-eclâmpsia, a qual, por sua vez, é acompanhada de proteinúria, edema generalizado e alteração na coagulação sanguínea e no fígado. O quadro clínico de eclâmpsia apresenta os mesmos sinais clínicos relatados anteriormente, mas a paciente apresenta convulsões. Ambas as condições apresentam alta taxa de mortalidade e, na atualidade, observa-se que a presença de focos de infecção pode ocasionar essa condição, sendo importante a realização de procedimentos odontológicos para a remoção desses focos.

Gestante, procedimentos odontológicos e risco de endocardite infecciosa

Uma das relações mais importantes entre foco bucal e risco à gestante portadora de valvopatia é a endocardite infecciosa (EI), na qual o *Streptococcus viridans* é um dos principais agentes etiológicos.[1] A EI pode acometer outras estruturas do coração, como o endocárdio das comunicações interventriculares e as próteses valvares, causando sequelas graves e alta taxa de mortalidade. Tal aspecto evidencia a importância da manutenção da saúde bucal durante o pré-natal até o momento do nascimento da criança, perdurando por toda a vida da mãe.[1]

As indicações para a administração de profilaxia antibiótica são: próteses valvares cardíacas; história prévia de endocardite bacteriana; cardiopatias congênitas cianóticas complexas (ventrículo único, transposição dos grandes vasos, tetralogia de Fallot); correção cirúrgica de *shunts* ou condutos pulmonares; valvopatias adquiridas (FR); cardiomiopatia hipertrófica; prolapso de valva mitral com regurgitação; e marca-passo.[1]

As indicações em relação ao tipo de procedimento odontológico adotado para profilaxia antibiótica são: exodontias, procedimentos periodontais, limpeza profilática com risco de sangramento, pulpotomia, pulpectomia, penetração desinfetante e instrumentação endodôntica, colocação subgengival de grampos para isolamento, colocação de bandas ortodônticas, anestesia local intraligamentar, afastamento gengival com fio retrator, restaurações subgengivais, uso de tira de matriz subgengival, drenagem de abscesso dentário e periodontal, biópsia, colocação de implantes, remoção de sutura, cimentação de bandas e anestesia local intraligamentar.[1]

Para a realização de profilaxia para EI, pode-se utilizar amoxicilina 2 g, 1 hora antes e, em casos de alergias a classe das penicilinas, deve-se optar por clindamicina 600 mg, 1 hora antes.[1]

Diabetes melito gestacional

Diabetes melito gestacional (DMG) é a intolerância aos carboidratos diagnosticada pela primeira vez durante a gestação e que pode ou não persistir após o parto. É comum durante a gestação e tem prevalência entre 3 e 25% das gestantes. Muitas vezes, representa o aparecimento do diabetes melito tipo 2 (DM2) durante a gravidez. A incidência de DMG está aumentando em paralelo com o aumento do DM2, principalmente em virtude de dieta rica em carboidrato, obesidade e sedentarismo. O tratamento pode ser realizado com o uso de hipoglicemiante oral associado a insulina ou não.[1,7,8]

A doença periodontal e outras infecções bucais podem ser mais graves e agressivas nas gestantes diabéticas por conta da diminuição da atividade neutrofílica, ocasionando estado de imunossupressão.[9,10]

A manutenção da saúde bucal é fundamental para o controle glicêmico, para promover a diminuição da produção de citocinas inflamatórias, as quais competem pelo mesmo receptor celular da insulina, dificultando o acesso da glicose à célula, resultando em hiperglicemia.[9,10]

CONSIDERAÇÕES FINAIS

A manutenção da saúde bucal nas gestantes é essencial para a redução de complicações decorrentes das alterações hormonais observadas durante esse período. A assistência odontológica deve ser realizada pelo cirurgião-dentista com experiência clínica, tendo conhecimento e experiência quanto a farmacologia, mudanças na fisiologia e principais doenças que se desenvolvem no decorrer da gestação. O bom vínculo entre paciente e cirurgião-dentista é fundamental para boa adesão ao tratamento, visando à atenuação da ansiedade da gestante, o que acarreta redução das complicações bucais e aumento da qualidade de vida da paciente e do feto em desenvolvimento.

REFERÊNCIAS BIBLIOGRÁFICAS

1. Ebrahim ZF, Oliveira MCQ, Peres MPSM, Franco JB. Tratamento odontológico em gestantes. Science in Health. 2014;5(1):32-44.
2. Kane SF. The effects of oral health on systemic health. Gen Dent. 2017;65(6):30-4.
3. Lee JM, Shin TJ. Use of local anesthetics for dental treatment during pregnancy; safety for parturient. J Dent Anesth Pain Med. 2017;17(2):81-90.
4. Ouanounou A, Haas DA. Drug therapy during pregnancy: implications for dental practice. Br Dent J. 2016;220(8):413-7.
5. Kashetty M, Kumbhar S, Patil S, Patil P. Oral hygiene status, gingival status, periodontal status, and treatment needs among pregnant and nonpregnant women: a comparative study. J Indian Soc Periodontol. 2018;22(2):164-70.
6. Hemalatha VT, Manigandan T, Sarumathi T, Aarthi Nisha V, Amudhan A. Dental considerations in pregnancy. A critical review on the oral care. J Clin and Diagnostic Res. 2013;7(5):948-53.
7. Steinberg B, Hilton IV, Lida H, Samelson R. Oral health and dental care during pregnancy. Dent Clin N Am. 2013;57:195-210.
8. Schwendicke F, Karimbux N, Allareddy V, Gluud C. Periodontal treatment for preventing adverse pregnancy outcomes: a meta- and trial sequential analysis. PLoS One. 2015;10(6):e0129060.
9. Ren H, Du M. Role of maternal periodontitis in preterm birth. Front Immunol. 2017;8:139.
10. Bansal M, Khatri M, Kumar A, Bhatia G. Relationship between maternal periodontal status and preterm low birth weight. Rev Obstet Gynecol. 2013;6(3-4):135-40.

15

PACIENTES PEDIÁTRICOS EM AMBIENTE HOSPITALAR: MANEJO E PRINCIPAIS ALTERAÇÕES BUCAIS

Cristina Giovannetti Del Conte

INTRODUÇÃO

A atuação do odontopediatra no ambiente hospitalar pode ser bastante ampla; quanto mais diversificado for o atendimento oferecido pelo hospital, maiores serão as possibilidades. A abordagem comporta condutas complexas, como diagnóstico e tratamento de processos patológicos orais e complicações decorrentes de tratamentos ou doenças sistêmicas, diagnóstico de alterações orais em pacientes portadores de síndromes, remoção de focos de infecção, prevenção da pneumonia associada a ventilação mecânica, assim como atividades menos complexas, mas de muita importância, como a avaliação da cavidade oral do recém-nascido e a orientação de higiene e cuidados orais aos pais e à equipe de enfermagem. O tratamento odontológico propriamente dito e as intervenções cirúrgicas em centro cirúrgico também são condutas ao alcance do odontopediatra.[1,2]

Durante o período de internação, inúmeros fatores podem influenciar a saúde oral do paciente, como a própria doença de base, a dificuldade de higienização, os recursos utilizados para manter a vida do paciente, entre outros. Lesões traumáticas, alterações das mucosas decorrentes do tratamento e dos medicamentos utilizados, infecções oportunistas, manifestações orais de outras doenças, complicações dentárias como abscessos, fratura de dente e risco de aspiração destes são situações que podem acometer o paciente e que demandam atenção imediata de uma equipe especializada.[2]

Neste capítulo, serão abordados aspectos de interesse para o atendimento do paciente infantil no ambiente hospitalar. Peculiaridades da fase de desenvolvimento e alterações orais mais frequentes nos pacientes internados serão destacados.

O PACIENTE INFANTIL NO AMBIENTE HOSPITALAR –
PECULIARIDADES E ATENÇÃO ESPECIAL

A pediatria tem uma particularidade: atua com pacientes em pleno crescimento e desenvolvimento físico, cognitivo e emocional. Compreender, respeitar e reconhecer as peculiaridades e as diferentes necessidades em cada fase proporciona um atendimento mais humanizado e completo.

O hospital pode se apresentar como cenário ansiogênico e com simbologia ameaçadora para muitas crianças, podendo acarretar sofrimento psíquico e até interferir na sua recuperação. Situações como irritabilidade, regressividade, alteração de humor, instabilidade emocional, insônia, inapetência, apatia, agressividade, isolamento social, atraso no desenvolvimento cognitivo, alterações fisiológicas, enurese e encoprese podem se manifestar, dificultando as intervenções da equipe clínica, acarretando, por vezes, mais tempo de internação e pior estado anímico.[3]

Vale ressaltar que a permanência longa em unidade de internação afeta não somente o paciente, mas todo o núcleo familiar, pois priva o paciente do convívio social com seus familiares e seu próprio lar, muitas vezes solicitando mudanças expressivas na dinâmica da família.

Uma medida que objetiva minimizar os efeitos da longa permanência no hospital é a ação lúdica. O brincar oferece ao paciente carinho, respeito e calor humano, suavizando o período de internação e facilitando a comunicação com os membros da equipe.[3] O espaço para brincar e ter alguma recreação é um direito desde 2005, quando foi elaborada a Lei Federal n. 11.104, que dispõe sobre a obrigatoriedade de instalação de brinquedotecas em unidades de internação pediátrica.[4]

Em tenra idade, pode haver ainda privação do colo da mãe, sofrendo ambos, mãe e bebê. Segundo Winicott[5], o toque amoroso no bebe favorece seu crescimento e desenvolvimento e reduz a angústia. Montagu[6] acrescenta que a criança que recebe estimulação cutânea inadequada pode sofrer na comunicação da experiência do amor. Nos primeiros meses de vida, a pele (o tato) é seu principal meio de comunicação. As primeiras percepções do bebê sobre a sua realidade são realizadas por meio da pele. A criança aprende a amar os outros, a emitir suas emoções por meio do toque delicado, do carinho, ao ser carregada no colo, aconchegada, confortada e receber palavras de carinho.

Reconhecendo que a pele é um órgão de fundamental importância nos primeiros meses de vida da criança, o exame físico da cavidade oral e qualquer intervenção que seja necessária deve respeitar a sua sensibilidade. Antes de adentrar a cavidade oral da criança, o profissional deve delicadamente tocar a região perioral, para que ela se acostume com o toque da mão enluvada, e retribuir palavras de carinho e conforto simultaneamente.

ATUAÇÃO EM MATERNIDADE E NEONATOLOGIA

O odontopediatra tem a possibilidade de atuar nos grupos e cursos para gestantes oferecidos em algumas maternidades e centros de atendimento materno-infantil, orientando as futuras famílias quanto aos cuidados orais básicos com o bebê, assim como quanto aos cuidados específicos para gestante.

A Organização Mundial da Saúde (OMS) lançou recentemente um guia para aleitamento materno, sendo um dos pontos ressaltados a importância da orientação e da discussão sobre aleitamento materno com gestantes e suas famílias.[7]

Teste da linguinha

Na área da neonatologia e maternidade, o odontopediatra pode participar da equipe multidisciplinar que avalia o recém-nascido. Desde 2014, está em vigor uma lei que obriga a realização do protocolo de avaliação do frênulo da língua dos bebês em todos os hospitais e maternidades do Brasil, chamado de "teste da linguinha"[8], com a finalidade de diagnosticar alterações anatômicas que estejam dificultando o aleitamento materno e, consequentemente, o ganho de peso do bebê. Contudo, alguns pontos merecem serem destacados. O ato de aleitar é complexo. A avaliação de dificuldade de aleitamento deve ser realizada por equipe especializada que contemple a dupla mãe-bebê (Figura 1).

A Associação Brasileira de Odontopediatria considera prudente restringir a avaliação da possível interferência do freio lingual na amamentação a casos individuais, em que seja constatada dificuldade de amamentação nas primeiras semanas de vida, já fora da maternidade. Em caso de evidência de que a anquiloglossia seja a causa da dificuldade de amamentação, a indicação da cirurgia de frenotomia pode ser considerada.[9] Vale ressaltar que, quando há real necessidade de intervenção cirúrgica, é necessário o acompanhamento da dupla mãe-bebê para apoio à amamentação e à avaliação da possibilidade de recidivas.[10]

Outra situação que merece atenção especial, embora não tenha prevalência tão alta nos recém-nascidos, são os casos dos dentes natais e neonatais. Dentes natais

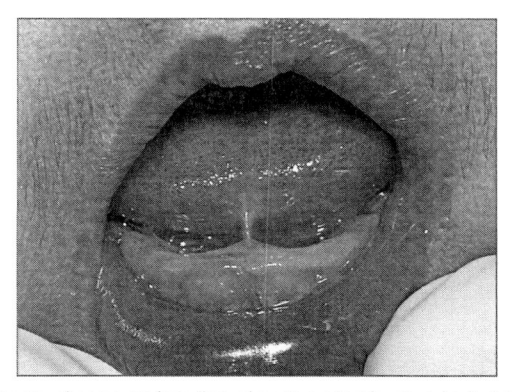

FIGURA 1 Clinicamente, observa-se freio lingual curto e aderido na vertente interna do rebordo alveolar inferior. Antes de indicar procedimento cirúrgico de frenotomia lingual, deve-se avaliar o binômio mãe-bebê e o aleitamento materno por alguns dias, por equipe especializada.

são aqueles que estão presentes desde o nascimento; os neonatais são aqueles que irrompem nos primeiros 30 dias de vida; os dentes natais são mais comuns que os neonatais. A prevalência de ambos é muito diversa na literatura. A maioria são dentes de série, e não supranumerários. Há controvérsias nos estudos quanto à prevalência dessas alterações em função do gênero. Recomenda-se realizar exame radiográfico para diagnóstico da formação radicular, assim como da origem dentária, se é supranumerário ou de série, uma vez que, mesmo sendo dente decíduo, a anatomia e o aspecto clínico podem apresentar alterações significativas. A extração está indicada caso haja mobilidade excessiva. Para diminuir o risco de provocar úlcera de Riga-Fede, recomenda-se alisar as bordas incisais dos dentes[11] (Figuras 2 e 3).

RECÉM-NASCIDOS PRÉ-TERMO (PREMATUROS)

Os bebês prematuros são aqueles que nascem antes de 37 semanas de idade gestacional. Uma das classificações dos recém-nascidos pré-termo é baseada no tempo gestacional, considerando prematuros extremos aqueles nascidos antes de 28 semanas de vida intrauterina. O Brasil está entre os 10 países no mundo com maior número de nascimentos prematuros.[12]

Estas crianças podem apresentar algumas alterações na cavidade oral de interesse ao cirurgião-dentista, como alteração na morfologia do palato, geralmente decorrentes da entubação orotraqueal, diminuição das dimensões dentárias, maloclusões e atraso na erupção dentária. Além disso, frequentemente também manifestam alterações no esmalte dentário (hipoplasia e hipocalcificação), favorecendo a instalação da doença cárie dentária.[13,14] Pais de recém-nascidos pré-termo devem ser orientados sobre estas situações e a importância do acompanhamento após a alta.

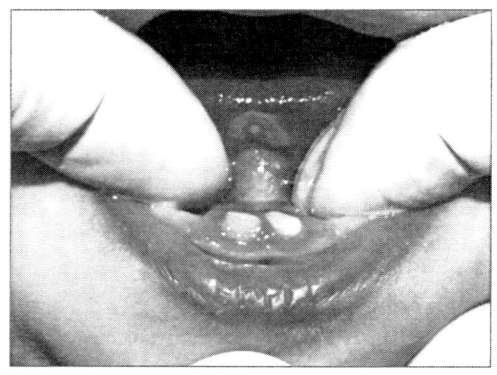

FIGURA 2   Úlcera de Riga-Fede em ventre da língua resultante de dentes natais. Observa-se que dentes natais apresentam alteração na sua estrutura e coloração. Estes dentes foram mantidos, pois eram dentes de série e estavam sem mobilidade patológica. As bordas incisais foram desgastadas e a úlcera, tratada com *laser* de baixa potência.

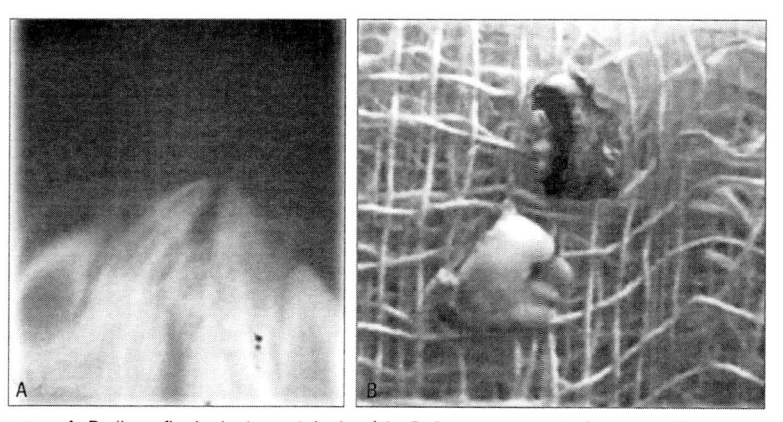

FIGURA 3   A. Radiografia de dentes natais de série. B. Dentes natais decíduos extraídos na maternidade por mobilidade expressiva. Evidentes alterações anatômicas na coroa dentária e ausência de formação radicular.

CAVIDADE ORAL E VENTILAÇÃO MECÂNICA

Um dos indicadores mais relevantes na unidade de terapia intensiva (UTI) é a pneumonia associada à ventilação mecânica (PAV). A importância da higiene oral dos pacientes sob ventilação mecânica é relatada em vários protocolos para prevenção da PAV.[15,16] O cuidado com a higiene oral é um dos aspectos de prevenção da PAV, sendo que esta prevenção deve ter abordagem multiprofissional.[17] Portanto, o cirurgião-dentista tem papel de destaque, desenvolvendo protocolos de higiene oral, além de orientar e educar a equipe de enfermagem.[2] Embora a condição oral não tenha sido considerada um dos principais fatores de risco para PAV em pacientes pediátricos[18], o cuidado com a cavidade oral deve ser enfatizado pelos fatores mencionados anteriormente. A avaliação rotineira dos pacientes internados em UTI por equipe de odontologia especializada tem como objetivo diagnosticar possíveis alterações na cavidade oral de maneira precoce e estabelecer a terapêutica imediata. É de responsabilidade do cirurgião-dentista adequar as técnicas de higiene oral para as diferentes idades, necessidades e fases de desenvolvimento oral do paciente infantil.

Crianças que permanecem entubadas por longo período merecem atenção especial quanto à adequação das funções orais. A oralidade é muito importante nos primeiros anos de vida da criança, pois ela conhece o mundo pela boca (Figura 4). As crianças entubadas que foram impossibilitadas de experimentar essas sensações precisam ser estimuladas para reestabelecer essas funções.[1] O odontopediatra pode trabalhar em conjunto com a fonoaudiologia para dessensibilizar a cavidade oral e reestabelecer funções de sucção, deglutição e fala. A intervenção de fonoaudiólogo favorece e facilita a reintrodução da alimentação via oral e diminui o tempo de sonda nasogástrica.[19]

Vale ressaltar que a presença do tubo por tempo prolongado na cavidade oral da criança pode favorecer alterações no formato do palato, o qual, após o período de internação e restabelecimento do paciente, precisa ser acompanhado[13] (Figura 5).

PACIENTES COM NECESSIDADES ESPECIAIS

O grupo de pacientes com necessidade especiais é amplo e contempla alterações sistêmicas e neurológicas. Em UTI, assim como nas demais unidades de internação, é comum a longa permanência de pacientes com necessidades especiais. Estes, principalmente portadores de paralisia cerebral, autismo e alterações de desen-

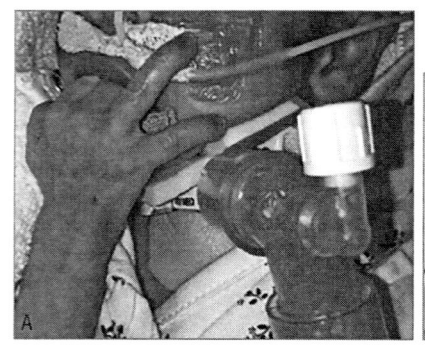
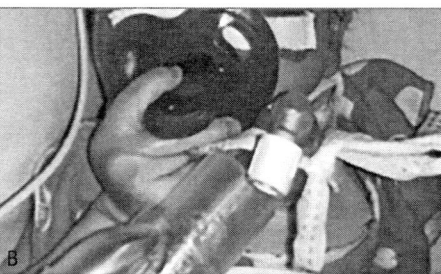

FIGURA 4   Paciente traqueostomizada e com sonda nasogástrica manifestando a oralidade por meio da sucção digital e da chupeta.

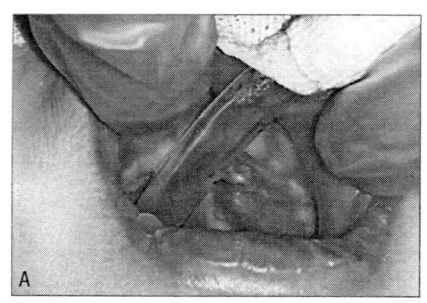
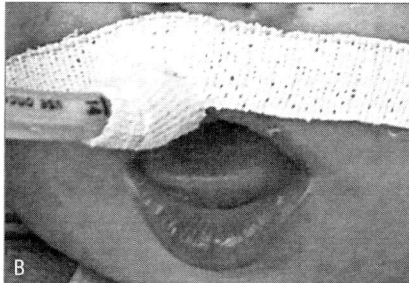

FIGURA 5   Paciente de 7 meses entubado. Observa-se o apoio do tubo orotraqueal sobre o rebordo alveolar. A posição do tubo interfere na posição de repouso da língua, sendo que esta fica rebaixada e não apoiada no palato duro, condição que pode favorecer o desenvolvimento de alterações no palato.

volvimento, apresentam maior risco para doenças bucais (cárie e doença periodontal), em razão da dificuldade em realizar a higiene oral eficiente, pela preferência por alimentos mais pastosos e ricos em sacarose, pela dificuldade de mastigação e pelo uso frequente de medicação.

Outros fatores complicadores neste contexto são o crescimento do tecido gengival decorrente do uso de alguns anticonvulsivantes, dificultando ainda mais a higiene oral, e medicamentos que levam a uma alteração na qualidade e na quantidade da saliva, componente importante para o equilíbrio e a manutenção da saúde bucal[20-22] (Figura 6). Destaca-se também a condição de sialorreia, na qual há perda involuntária de saliva da cavidade oral. Esta ocorre por vários fatores,

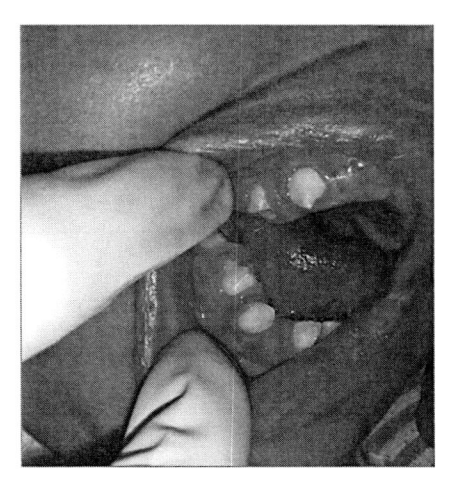

FIGURA 6   Paciente traqueostomizado e com gastrostomia, portador de alteração neurológica, em uso de anticonvulsivante, apresenta: alterações morfológicas de palato, mordida aberta anterior, língua rebaixada, hiperplasia gengival medicamentosa e ressecamento de mucosas.

entre eles disfunção motora oral, disfagia e distúrbio da sensibilidade intraoral. A sialorreia pode favorecer a broncoaspiração.[23] O tratamento é multiprofissional, englobando fonoaudiologia, otorrinolaringologia, fisiatria e equipe médica que acompanha o paciente. Consiste desde treinamento para consciência sensorial e habilidades motoras orais, terapia farmacológica e injeção de toxina botulínica até tratamento cirúrgico.[23]

Aqueles que se alimentam por gastrostomia têm maior risco para doenças bucais, como acúmulo de cálculo e gengivite.[20] Os pacientes com paralisia cerebral apresentam maior prevalência de bruxismo de vigília do tipo fásico[24], que se apresenta de maneira diferente do bruxismo do sono.[25] Estes pacientes, assim como aqueles que apresentam crises convulsivas, podem evoluir com lesões traumáticas em língua, lábios ou mucosa jugal. O tratamento requer abordagem multidisciplinar. A confecção de dispositivos interoclusais pode ser indicada em alguns casos (Figura 7).

Naqueles pacientes que apresentam hipotonia muscular e permanecem com a boca aberta a maior parte do tempo, há uma alteração na posição dos dentes, o que pode dificultar ainda mais a higiene oral.[21,26]

A retenção prolongada dos dentes decíduos é frequentemente observada nestes pacientes e pode dificultar a erupção dos dentes permanentes.[21,26,27] Várias

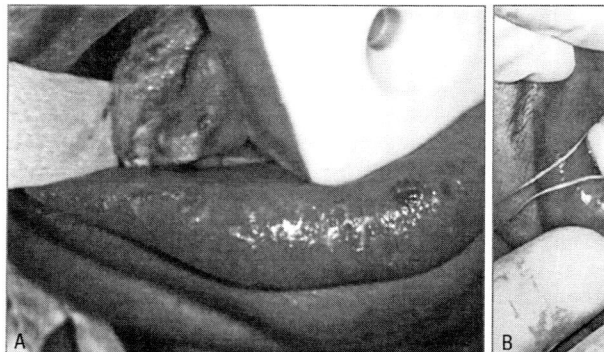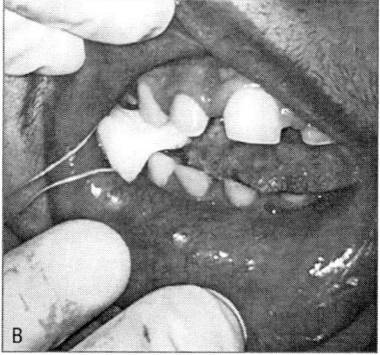

FIGURA 7 Lesão traumática em lateral da língua decorrente de crises convulsivas. Instalação de dispositivo interoclusal em resina acrílica confeccionado no próprio leito do paciente. Nota-se que há fio dental no dispositivo para que este seja facilmente removido da cavidade oral caso haja deslocamento.

condições genéticas podem levar a atraso na erupção do dente permanente, como síndrome de Apert, síndrome de Down, osteogênese imperfeita, neurofibromatose, displasia do ectoderma, displasia cleidocranial, entre outras. Dentre as alterações sistêmicas que afetam a erupção dentária, destacam-se alterações endocrinológicas, quimioterapia, fissura palatina, doença celíaca, insuficiência renal, anemia, paralisia cerebral e uso prolongado de fenitoína.[26,27] Fatores como grau nutricional, peso e altura também podem influenciar esta condição dentária.[26,27]

Há outras condições debilitantes na qual a atuação de equipe odontológica contribui fortemente para a recuperação do paciente, como síndrome de Stevens--Johnson e gengivoestomatite herpética primária. Medidas locais, sistêmicas e orientações favorecem o restabelecimento da mucosa oral de maneira mais eficiente e rápida (Figuras 8 e 9).

TRATAMENTO QUIMIOTERÁPICO E CUIDADOS ORAIS

Crianças submetidas a quimioterapia, radioterapia de cabeça e pescoço e transplante de células hematopoiéticas (transplante de medula óssea – TMO) requerem atenção de equipe especializada. Deve-se realizar avaliação prévia da condição oral do paciente, remover focos de infecção, assim como acompanhar e tratar as complicações imediatas e tardias.[28-30]

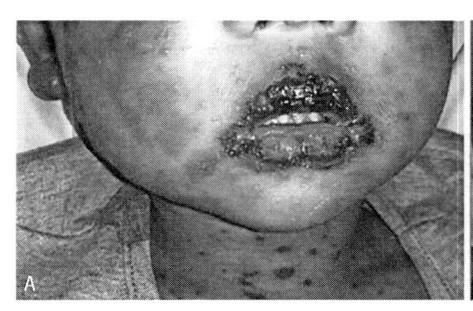 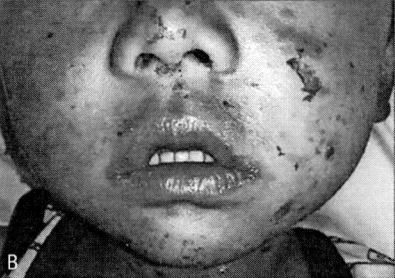

FIGURA 8 Paciente apresenta síndrome de Stevens-Johnson com lesões vesicobolhosas e áreas ulceradas em fase de cicatrização em boca, tronco e membros. Paciente relatava muita queixa para se alimentar. A participação do odontopediatra na equipe multiprofissional de atendimento para estes pacientes favorece o restabelecimento mais rápido da mucosa oral.

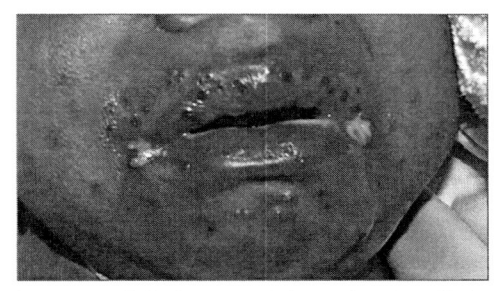

FIGURA 9 Paciente de 18 meses de idade apresentado gengivoestomatite herpética primária. Observam-se múltiplas lesões ulceradas em lábios e região perioral, dificultando a alimentação e provocando dor e desconforto intensos.

Mucosite, xerostomia, infecções oportunistas e sangramento oral são complicações imediatas mais comuns (Figuras 10 e 11). As complicações tardias compreendem alterações no desenvolvimento dentário e crescimento e desenvolvimento da face (Figuras 12 e 13) (Tabela 1).

TABELA 1 Alterações tardias decorrente do tratamento oncológico na infância[29-31]

Alterações na anatomia dentária
Agenesia
Alteração de cronologia de erupção – atraso
Alteração no esmalte
Xerostomia
Aumento do risco para doenças gengivais e cárie
Trismo

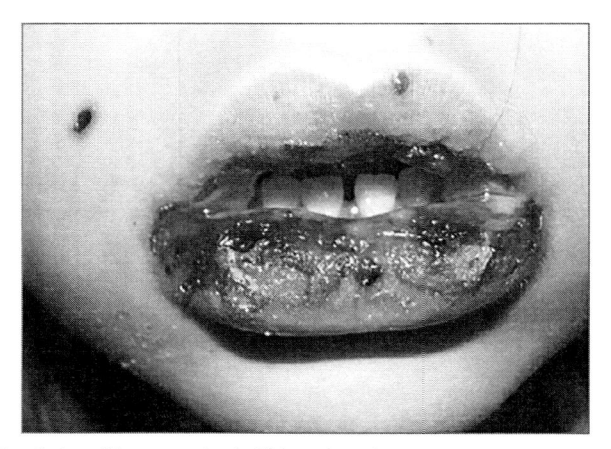

FIGURA 10   Infecção herpética acometendo lábios e face da paciente.

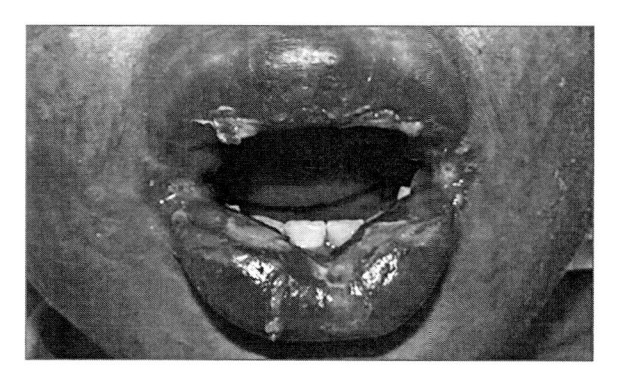

FIGURA 11   Mucosite em paciente portador de linfoma de Burkitt e tratamento com metrotexato.

O acompanhamento odontológico é determinante para reduzir a gravidade da mucosite e o potencial séptico proveniente de sítios bucais. A participação do cirurgião-dentista no tratamento da mucosite oral acelera a cicatrização das lesões ulceradas e melhora sobremaneira a sintomatologia dolorosa e a qualidade de vida do paciente já debilitado, por meio de orientação específica ao paciente, a qual também deve ser feita pelas equipes de enfermagem e nutrição. Cuidados locais com higiene e uso do *laser* de baixa potência também são mandatórios. O uso do *laser* de baixa potência tem um papel importante na prevenção e no tratamento da mucosite induzida por radioterapia e quimioterapia, diminuindo o tempo de internação, o tempo de evolução das lesões de mucosite, a dor e o desconforto, melhorando a aceitação de alimentação via oral.[32-34]

ALTERAÇÕES TARDIAS NA CAVIDADE ORAL DE PACIENTES SUBMETIDOS A QUIMIOTERAPIA, RADIOTERAPIA DE CABEÇA E PESCOÇO E TMO

Efeitos tardios do tratamento de câncer no paciente infantil dependem basicamente de 3 fatores:

1. Aqueles relacionados ao câncer em si (tipo de câncer, localização e o efeito do câncer em si em outros tecidos e órgãos).
2. Tratamento realizado (cirurgia, quimioterapia, radioterapia, TMO).
3. Paciente (sexo, idade, estágio de desenvolvimento, saúde geral do paciente antes do câncer, tempo transcorrido entre diagnóstico e tratamento, história familiar de câncer, hábitos de cuidados com a saúde e alterações hormonais) (Tabela 2).

Os pacientes sobreviventes ao câncer da infância apresentam risco maior para desenvolver outro câncer ao longo do tempo.[29]

TABELA 2   Fatores associados ao risco de efeitos tardios do tratamento oncológico[29-31,35]

Fatores relacionados ao tumor	Fatores relacionados ao tratamento	Fatores relacionados ao paciente
Tipo de tumor	Cirurgia	Sexo
Localização do tumor	Quimioterapia (dose, esquema, frequência)	Condição de saúde antes do diagnóstico
Efeito do tumor nos órgãos e tecidos		Idade
	Radioterapia (localização, dose, tipo)	Tempo entre diagnóstico e tratamento
	TMO	Alterações hormonais
	Transfusão de sangue	Genética familiar
	Doença do enxerto *vs.* hospedeiro	Hábitos de saúde

TMO: transplante de medula óssea.

Os cânceres mais comumente associados a alterações dentárias e de desenvolvimento maxilofacial, presentes em pacientes oncológicos sobreviventes a neoplasia desenvolvida na infância, são os seguintes: câncer de cabeça e pescoço, linfoma de Hodgkin, neuroblastoma, leucemia com invasão em cérebro e medula espinal, câncer de nasofaringe, tumores cerebrais e as doenças tratadas por meio de transplante de medula óssea[29].

Os fatores associados a maior risco para desenvolver alterações dentárias e craniofaciais em pacientes oncopediátricos são: radioterapia de altas doses, pouca idade na época do tratamento e quimioterapia com altas doses de agentes alquilantes[29-31,36] (Tabela 3).

TABELA 3 Fatores associados a maior risco para desenvolver alterações dentárias e craniofaciais[29-31,36]

Radioterapia região de cabeça e pescoço
TBI- radioterapia total de corpo para TMO
Quimioterapia com altas doses de agentes alquilante como a ciclofosfamida
Cirurgia em região de cabeça e pescoço
Pouca idade na época do tratamento

As alterações dentárias mais comumente observadas são microdontia, alteração da formação radicular, paralisação da formação radicular, agenesia, alteração na cronologia e sequência de erupção dentária e alteração na formação do esmalte. Alterações nas glândulas salivares também são observadas, além de maior prevalência de cárie dentária e doença periodontal[28-31,35,36] (ver Figuras 10 e 11) (Tabelas 1 e 4).

Anormalidades de crescimento craniofacial, assim como trismo e disfunção temporomandibular, são frequentes em pacientes submetidos a radioterapia de cabeça e pescoço antes dos 5 anos de idade (Tabelas 4 e 5).[28,31,35] Pacientes submetidos a transplante alogênico de medula óssea apresentam maior risco para desenvolver doença do enxerto contra o hospedeiro.[28,31] Osteorradionecrose pode ocorrer em pacientes submetidos a radioterapia de cabeça e pescoço, cujas condições orais foram precárias ao realizar o tratamento.

TABELA 4   Alterações relacionadas à radioterapia de cabeça e pescoço em crianças[28-30]

Maior risco para desenvolver cárie dentária
Alterações radiculares – afilamento, encurtamento e não formação
Agenesia
Alteração da anatomia dentária
Alteração na esfoliação de dentes decíduos: perda precoce; retenção prolongada
Alteração na erupção de dentes permanentes
Xerostomia
Alteração de paladar
Trismo
Disfunção temporomandibular
Maloclusão
Alteração de crescimento da face
Doença gengival
Osteonecrose

TABELA 5   Fatores associados a maior risco para desenvolver alterações dentárias tardias

Radiação com doses elevadas
Pouca idade durante tratamento
Tratamento composto: radioterapia, quimioterapia e TMO

Mesmo pacientes submetidos a técnicas radioterápicas mais modernas, como o uso da radioterapia de intensidade modulada (IMRT), apresentam alterações dentárias e craniofaciais importantes quando realizam essa modalidade de tratamento antes dos 7 anos de idade.[35]

Nos pacientes oncológicos infantis, em virtude das alterações imediatas e tardias descritas anteriormente, os pais devem estar cientes sobre a importância e a necessidade de acompanhamento clínico e radiográfico regular por uma equipe especializada.

CONSIDERAÇÕES FINAIS

Pacientes pediátricos estão em constante crescimento e desenvolvimento e merecem atenção por equipe especializada que reconheça os padrões de normalidade e anormalidade nas diversas faixas etárias.

REFERÊNCIAS BIBLIOGRÁFICAS

1. Zardetto CGDC, Takaoka LAMV, Moraes TMN. Odontopediatria em ambiente hospitalar. In: Coutinho L, Bonecker MS (coords.). Odontopediatria para pediatras. São Paulo: Atheneu; 2013. p.479-88.

2. Del Conte CG, Curi MM. Odontopediatria no ambiente hospitalar. In: Burns DAR, Campos Jr. D, Silva LR, Borges WG (orgs.). Tratado de pediatria. 4.ed. Barueri: Manole; 2017. p.2378-81.

3. Webster J, Besckow AE, Del Conte, CG, Boger D, Anschau F, Martins LB, et al. Serviço de Odontologia Hospitalar em Hospital Nacional. 2018. p.127-53.

4. Brasil. Lei n. 11.104. Disponível em: www.planalto.gov.br/ccivil_03/_ato2004-2006/2005/lei/l11104.htm.

5. Winnicott DW. Da pediatria a psicanálise: obras escolhidas. Rio de Janeiro: Imago; 2000 1988 apud Correa MSNP, Fernandes Neto PG. Tocar e seus efeitos no desenvolvimento do comportamento das crianças. In: Correa MNP. Conduta clínica e psicológica na odontopediatria. 2.ed. São Paulo: Santos; 2013. p.17-25.

6. Montagu A. Tocar o significado humano da pele. 6.ed. São Paulo: Summus Editorial; 1988 apud Correa MSNP, Fernandes Neto PG. Tocar e seus efeitos no desenvolvimento do comportamento das crianças. In: Correa MNP. Conduta clínica e psicológica na odontopediatria. 2.ed. São Paulo: Santos; 2013. p.17-25.

7. World Health Organization (WHO). Protecting, promoting and supporting breastfeeding in facilities providing maternity and newborn services: the revised Baby-friendly Hospital Initiative. 2018. Disponível em: www.who.int/nutrition/publications/infantfeeding/bfhi-implementation/en/; acessado em: 23/6/2018..

8. Brasil. Lei n. 13.002, de 20 de junho de 2014. Disponível em: http://legis.senado.leg.br/legislacao/listatextosigen.action?norma=584813&id=14372561&idbinario=15619830&mime=application/rtf.

9. Associação Brasileira de Odontopediatria. Nota de esclarecimento: Protocolo de Avaliação do Frênulo da Língua em Bebês (teste da linguinha). Disponível em: http://abodontopediatria.org.br/site/?p=785; acessado em: 16/5/2017.

10. Venancio SI, Toma TS, Buccini GS, Sanches MTC, Araújo CL, Figueiró MF. Anquiloglossia e aleitamento materno: evidências sobre a magnitude do problema, protocolos de avaliação, segurança e eficácia da frenotomia. Instituto de Saúde. 2015. Disponível em: http://portal2.saude.gov.br/rebrats/visao/estudo/leituraArquivo.cfm?anexo=465&est=789.

11. Kana A, Markou L, Arhakis A, Kotsanos N. Natal and neonatal teeth: a systematic review of prevalence and management. Eur J Paediatr Dent. 2013;14(1):27-32.

12. World Health Organization (WHO). Preterm birth. Disponível em: www.who.int/news-room/fact-sheets/detail/preterm-birth; acessado em: 23/6/2018.

13. Paulsson L, Bondemark L, Söderfeldt B. A systematic review of the consequences of premature birth on palatal morphology, dental occlusion, tooth-crown dimensions, and tooth maturity and eruption. Angle Orthodontist. 2004;74:269-79. Disponível em: www.angle.org/pdfserv/i0003-3219-074-02-0269.pdf.

14. Jacobsen PE, Haubek D, Henriksen TB, Østergaard JR, Poulsen S. Developmental enamel defects in children born preterm: a systematic review.Eur J Oral Sci. 2014;122(1):7-14.

15. Eom JS, Lee MS, Chun HK, Choi HJ, Jung SY, Kim YS, et al. The impact of a ventilator bundle on preventing ventilator-associated pneumonia: multicenter study. Am J Infect Control. 2014;42(1):34-7.

16. Hua F, Xie H, Worthington HV, Furness S, Zhang Q, Li C. Oral hygiene care for critically ill patients to prevent ventilator-associated pneumonia. Cochrane Database Syst Rev. 2016;10:CD008367.

17. Khan R, Al-Dorzi HM, Al-Attas K, Ahmed FW, Marini AM, Mundekkadan S, et al. The impact of implementing multifaceted interventions on the prevention of ventilator-associated pneumonia. Am J Infect Control. 2016;44(3):320-6.

18. Liu B, Li SQ, Zhang SM, Xu P, Zhang X, Zhang YH, et al. Risk factors of ventilator-associated pneumonia in pediatric intensive care unit: a systematic review and meta-analysis. J Thorac Dis. 2013;5(4):525-31.

19. Turra GS. Intervenção fonoaudiológica em pacientes com disfagia, pós intubados e sem morbidades neurológicas. Tese (Doutorado). Universidade Federal do Rio Grande do Sul, Faculdade de Medicina, Programa de Pós-Graduação em Medicina: Ciências Médicas, Porto Alegre. 62p. Disponível em: www.lume.ufrgs.br/bitstream/handle/10183/97953/000919776.pdf?sequence=1.

20. Thikkurissy S, Lal S. Oral health burden in children with systemic diseases. Dent Clin North Am. 2009;53(2):351-7, xi.

21. Santos MTBR, Guare RO, Costa SC, Correa MSNP. A odontologia para bebês com necessidades especiais. In: Correa MSNP. Odontopediatria na primeira infância – uma visão multidisciplinar. 4.ed. São Paulo: Quintessence; 2017. p.633-50.

22. American Association Pediatric Dentistry. Guideline on management of dental patients with special health care needs. Reference Manual 2017-2018a; 39(6):229-234. Disponível em: www.aapd.org/media/Policies_Guidelines/BP_SHCN.pdf; acessado em: 27/5/2018.

23. Dias BLS, Fernandes AR, Maia Filho HS. Sialorreia em crianças com paralisia cerebral. J Pediatr. 2016;92(6):549-58.

24. Ortega AO, Dos Santos MT, Mendes FM, Ciamponi AL. Association between anticonvulsant drugs and teeth-grinding in children and adolescents with cerebral palsy. J Oral Rehabil. 2014;41(9):653-8.

25. Raphael KG, Santiago V, Lobbezoo F. Is bruxism a disorder or a behaviour? Rethinking the international consensus on defining and grading of bruxism. J Oral Rehabil. 2016;43(10):791-8.

26. Almonaitiene R, Balciuniene I, Tutkuviene J. Factors influencing permanent teeth eruption. Part one – general factors. Stomatologija, Baltic Dental and Maxillofacial Journal. 2010;12:67-72. Disponível em: www.sbdmj.com/103/103-01.pdf; acessado em: 2/5/2015.

27. Suri L, Gagari E, Vastardis H. Delayed tooth eruption: pathogenesis, diagnosis, and treatment. A literature review. Am J Orth Dentfac Develop. 2004;126(4):432-45.

28. Children's Oncology Group. Dental health following childhood cancer treatment 2013. Disponível em: www.survivorshipguidelines.org/pdf/healthlinks/English/dental_health_Eng.pdf; acessado em: 12/6/2018.

29. PDQ Pediatric Treatment Editorial Board. Late effects of treatment for childhood cancer (PDQ®): patient version. PDQ Cancer Information Summaries [Internet]. Bethesda (MD): National Cancer Institute (US); 2002-2018.

30. Gawade PL, Hudson MM, Kaste SC, Neglia JP, Constine LS, Robison LL, et al. A systematic review of dental late effects in survivors of childhood cancer. Pediatr Blood Cancer. 2014;61(3):407-16.

31. Effinger KE, Migliorati CA, Hudson MM, McMullen KP, Kaste SC, Ruble K, et al. Oral and dental late effects in survivors of childhood cancer: a Children's Oncology Group report. Supportive care in cancer: official journal of the Multinational Association of Supportive Care in Cancer. 2014;22(7):2009-2019.

32. Eduardo Fde P, Bezinelli LM, de Carvalho DL, Lopes RM, Fernandes JF, Brumatti M, et al. Oral mucositis in pediatric patients undergoing hematopoietic stem cell transplantation: clinical outcomes in a context of specialized oral care using low-level laser therapy. Pediatr Transplant. 2015;19(3):316-25.

33. Vitale MC, Modaffari C, Decembrino N, Zhou FX, Zecca M, Defabianis P. Preliminary study in a new protocol for the treatment of oral mucositis in pediatric patients undergoing hematopoietic stem cell transplantation (HSCT) and chemotherapy (CT). Lasers Med Sci. 2017;32(6):1423-8.

34. He M, Zhang B, Shen N, Wu N, Sun J. A systematic review and meta-analysis of the effect of low-level laser therapy (LLLT) on chemotherapy-induced oral mucositis in pediatric and young patients. Eur J Pediatr. 2018;177(1):7-17.

35. Owosho AA, Brady P, Wolden SL, Wexler LH, Antonescu CR, Huryn JM, et al. Long-term effect of chemotherapy-intensity-modulated radiation therapy (chemo-IMRT) on dentofacial development in head and neck rhabdomyosarcoma patients. Pediatr Hematol Oncol. 2016;33(6):383-92.

36. Kaste SC, Goodman PG, Leisenring W, Stovall M, Hayashi R, Yeazel M, et al. Impact of radiation and chemotherapy on risk of dental abnormalities: a report from the Childhood Cancer Survivor Study. Cancer. 2009;115(24):5817-27.

16

IDOSOS EM AMBIENTE HOSPITALAR

Denise Tiberio
Monira Samaan Kallás

INTRODUÇÃO

A população de idosos no mundo vem aumentando sistematicamente, fruto da melhora das condições de vida e do acesso aos avanços da medicina. Estima-se que haverá cerca de 22 milhões de idosos no Brasil no ano de 2020, o que significará cerca de 10% da população total. O Brasil vivencia a aceleração do processo de envelhecimento de sua população: pessoas com idade superior a 60 anos constituirão o grupo que apresentará taxas positivas de crescimento a partir de 2045, ao contrário dos demais grupos. O contingente dos muito idosos (80 anos ou mais) terá destaque nesse crescimento, ou seja, ocorrerá um superenvelhecimento da população brasileira, acompanhado da gradativa redução populacional total.

Em 2050, somente 6 países terão 10 milhões ou mais de pessoas com idade igual ou superior a 80 anos – China (99 milhões), Índia (48 milhões), Estados Unidos (30 milhões), Japão (30 milhões), Brasil (10 milhões) e Indonésia (10 milhões) –, o que corresponderá a 57% de toda a população mundial dessa faixa etária. Essa tendência implicará aumento da demanda por benefícios previdenciários e assistenciais, mudança do perfil epidemiológico (predomínio das doenças crônico-degenerativas sobre as infectocontagiosas) e presença de multimorbidades, aumentando a complexidade do atendimento. O superenvelhecimento da população acarretará, ainda, o aumento da demanda por cuidados, melhorias e adaptações nas condições de habitação, segurança pública, transporte, entre outros, elevando, certamente, os custos.[1]

Dentro deste contexto, insere-se a odontogeriatria, especialidade odontológica que tem e terá grandes desafios. As políticas públicas de saúde bucal para idosos precisarão de profissionais que tenham conhecimento científico bem embasado nas interações entre saúde bucal e condições sistêmicas, em um atendimento ambulatorial, domiciliar ou ambiente hospitalar.

As doenças bucais de maior prevalência na população mundial são a cárie e as doenças periodontais. Segundo dados de 2012 da Organização Mundial da Saúde (OMS), 60 a 90% das crianças em idade escolar e quase 100% dos adultos do mundo possuem cáries dentárias. Doença gengival severa, que pode causar perda dentária, atinge 15 a 20% dos adultos de 35 a 44 anos de idade. Globalmente, cerca de 30% dos idosos perderam todos os dentes.[2] No Brasil, o último levantamento epidemiológico de saúde bucal, realizado em 2010, mostrou que a perda dos elementos dentais atingiu 91,9% da população de 65 a 74 anos de idade.[3] A perda total de dentes atingiu 41,5% da população com mais de 60 anos (Figura 1).

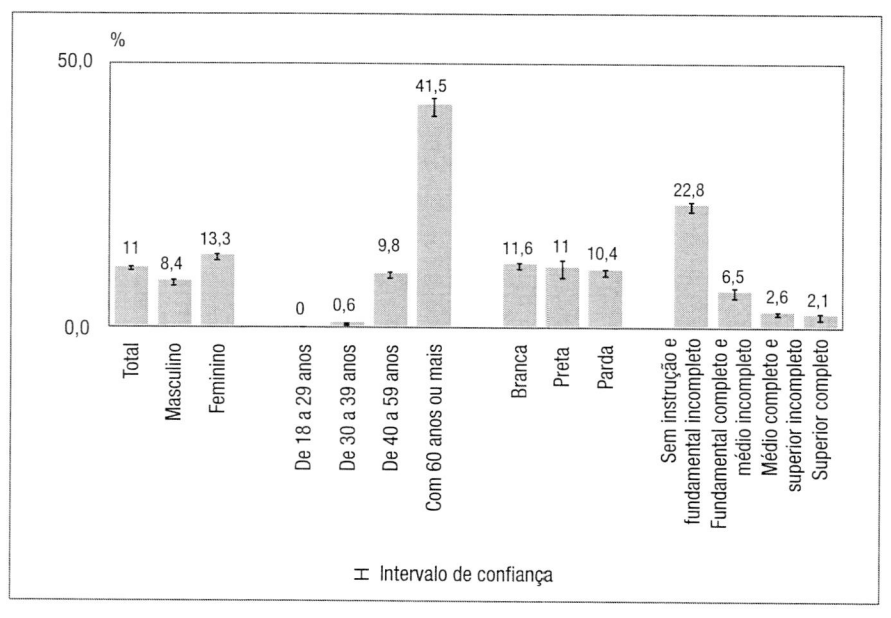

FIGURA 1 Proporção de pessoas que perderam todos os dentes, na população de 18 anos ou mais de idade, com indicação do intervalo de confiança de 95%, segundo o sexo, os grupos de idade, a cor ou a raça e o nível de instrução.
Fonte: Brasil, 2011.[3]

No que se refere à saúde bucal de idosos hospitalizados, Reis et al. mapearam as condições bucais de 46 idosos institucionalizados e encontraram alta prevalência de cárie e edentulismo.[4] Em 2000, Silva et al. realizaram um estudo similar e mostraram o comprometimento da qualidade de vida decorrente de edentulismo, doença periodontal e próteses inadequadas ou desadaptadas a esses pacientes.[5]

Pacientes idosos são suscetíveis a complicações causadas pelo repouso prolongado no leito durante a hospitalização, a qual é considerada um risco para essa população, que tem sua capacidade funcional diminuída com o tempo e também de acordo com o estado geral da admissão. China, França, Canadá, Estados Unidos e Noruega também descreveram as precárias condições de saúde bucal de seus idosos institucionalizados.[6-8]

ALTERAÇÕES FISIOLÓGICAS E PATOLÓGICAS NO INDIVÍDUO IDOSO

Alterações fisiológicas

O envelhecimento é um fenômeno natural e progressivo. É inexorável, intrínseco e não ocorre de forma simultânea e igualitária em todos. As modificações podem ser divididas em biológicas e anatômicas. As modificações biológicas envolvem mudanças morfológicas, fisiológicas, bioquímicas e sociais, enquanto as anatômicas tratam de alterações no nível antropométrico, no sistema nervoso central (SNC), no sistema osteomioarticular, no sistema orgânico e no sistema nervoso autônomo.

As alterações fisiológicas produzidas no organismo de um ser vivo, sem nenhum mecanismo de doença reconhecido, são definidas como senescência. Um complemento da senescência é a senilidade, definida como as condições que acometem o indivíduo no decorrer da vida baseadas em mecanismos fisiopatológicos, tratando de condições não normais da idade e nem comuns a todos os idosos.[9]

Alterações patológicas

A grande heterogeneidade existente entre os idosos nos aspectos morfológicos, funcionais, psicológicos e sociais tem originado questionamentos sobre o conceito de normalidade quando se faz referência à população idosa. Por outro lado, é conhecido o fato de que o ritmo de declínio das funções orgânicas varia de um órgão a outro, mesmo entre idosos com a mesma idade. Esta observação justifica a impressão de que os fatores determinantes do envelhecimento produzem efeitos diferentes de uma pessoa à outra.

São reconhecidas hoje duas formas distintas de envelhecimento: a usual ou comum e a bem-sucedida ou saudável. Admite-se que, na forma de envelhecimento comum, fatores extrínsecos, como tipo de dieta, sedentarismo e causas psicossociais, intensificariam os efeitos adversos que ocorrem com o passar dos anos, enquanto, na forma de envelhecimento saudável, estes não estariam presentes ou, quando existentes, seriam de pequena importância.

Contudo, ao longo do processo de envelhecimento, ocorrem vulnerabilidades físicas que modificam a capacidade em desempenhar as atividades de vida diária (independência) e mentais que comprometem o poder de decisão do idoso (autonomia).

Pode-se dizer que a deficiência não é uma experiência limitada a uma minoria reduzida, mas um fato ordinário e previsível no curso de vida das pessoas, assim como o processo de envelhecimento, podendo ser consequência ou sequela de doenças presentes no idoso (doenças crônico-degenerativas não transmissíveis – DCNT), comprometendo ou não a autonomia.[10]

CONDIÇÕES DE SAÚDE BUCAL DO IDOSO HOSPITALIZADO: PRINCIPAIS MANIFESTAÇÕES BUCAIS, MANEJO E CUIDADOS PERIÓDICOS

A hospitalização do idoso oferece diversos riscos para estes indivíduos, já que a internação por longos períodos pode incorrer em quadros de depressão, surgimento de comorbidades, maior propensão a infecções hospitalares, atrofias em geral e outras moléstias que podem levar o paciente a óbito.

Frequentemente, no momento da internação hospitalar; muitos idosos necessitam de tratamentos dentários invasivos, podendo causar complicações durante a internação.[11]

A conexão entre as condições bucais e as condições sistêmicas de saúde é amplamente descrita na literatura. As doenças periodontais[12] são os principais agravos bucais que podem ser associados com doenças sistêmicas como diabetes, doenças cardiovasculares, endocardite bacteriana, doença pulmonar obstrutiva crônica (DPOC), bacteriemia, pneumonia associada à ventilação mecânica (PAVM) e osteoporose.[13-26]

Assim, além dos habituais sinais e sintomas, como dor, isolamento social por halitose ou estética, prejuízo na fala e na mastigação por falta de dentes, as doenças bucais cárie e periodontopatias são focos infecciosos relevantes. Estes devem ser diagnosticados e tratados conforme necessidade e oportunidade no ato da admissão hospitalar de pacientes imunocomprometidos por sua condição sistêmica.[22,26,27]

Prevenir sintomas dolorosos como mucosites, infecciosos como candidíases orais e incômodos para alimentação como xerostomia beneficia em muito o tratamento sistêmico. Pires et al.[28] e da Silva et al.[5] ressaltaram o efeito benéfico da intervenção precoce em condições de saburra e mucosite. A Tabela 1 resume algumas medidas preventivas que o cirurgião-dentista deve adotar em conjunto com a equipe multidisciplinar.

TABELA 1 Condições bucais dos idosos de interesse da equipe multidisciplinar

Condição bucal	Considerações a tratar com a equipe multidisciplinar e cuidados bucais preventivos
Mucosite	Discutir causas com equipe multidisciplinar: terapia medicamentosa, quimioterapia ou radioterapia, laserterapia, hidratação bucal com agentes antienzimáticos (pasta de dentes, bochechos e saliva artificial)
Xerostomia	Discutir causas com equipe multidisciplinar: postura no leito, terapia medicamentosa, quimioterapia ou radioterapia, laserterapia, hidratação bucal com agentes antienzimáticos (pasta de dentes, bochechos e saliva artificial)
Dor na ATM	Discutir causas com a equipe multidisciplinar: posição do tubo e do pescoço/trismo/fisioterapia intra e extrabucal (dividir terapia entre fonoaudiologia, fisioterapia e odontologia)
Candidíase	Diagnóstico precoce, diagnóstico diferencial com saburra lingual, antifúngico sistêmico e/ou local Obs.: pode ser efeito colateral do uso de anestésicos em *spray*
Hiperplasia gengival	Discutir com a equipe médica sobre as medicações em uso e, com a enfermagem, sobre a frequência de escovação; muitas vezes, é necessária a remoção cirúrgica
Sangramentos associados a trombocitopenia	Diagnóstico precoce, cuidados redobrados na escovação focando proteção das mucosas, hidratação frequente de lábios e mucosas
Fratura dental	Cuidados na entubação e extubação orotraqueal, remover próteses removíveis
Halitose	Avaliar causa sistêmica (hálito cetônico do diabetes, infecções respiratórias, refluxo gastresofágico etc.); avaliar causa bucal: remoção de focos dentários, como cáries e cálculos dentais (tártaro); higiene da língua de dentro para fora, remoção de cáseos tonsilares
Exame preventivo de câncer bucal	

No manual de cuidados paliativos da Academia Nacional de Cuidados Paliativos, Siqueira et al. descrevem cuidados com o paciente oncológico sob cuidados paliativos e descrevem também sinais que devem ser considerados no paciente geriátrico: controle de infecções e investigação regular de desconfortos bucais, os quais, muitas vezes, não são queixas espontâneas, em virtude da inaptidão física ou mental da condição sistêmica do paciente.[29]

De posse dessas informações, cabe ao cirurgião-dentista planejar os procedimentos odontológicos técnicos com segurança quanto ao anestésico escolhido para cada procedimento odontológico a ser realizado e a interação medicamentosa com os fármacos de uso odontológico, evitando intercorrências e alcançando o prognóstico desejado. Somado a isso, conscientizar o idoso e seus cuidadores sobre a importância da manutenção periódica, evitando a exacerbação de doenças sistêmicas.

IDOSOS COM COMPROMETIMENTO FUNCIONAL E COGNITIVO

O comprometimento da capacidade funcional do idoso tem implicações importantes para a família, a comunidade, o sistema de saúde e a vida do próprio idoso, pois ocasiona maior vulnerabilidade e dependência na velhice, contribuindo para a diminuição do bem-estar. Segundo a Pesquisa Nacional de Saúde de 2013 (Tabela 2), a idade é um fator que predispõe à dependência, gerando a necessidade do atendimento odontológico domiciliário, sendo que quase 50% da amostra eram idosos com idade igual ou superior a 75 anos com algum grau de dependência.[30]

TABELA 2 Características sociodemográficas dos participantes da amostra com 60 anos ou mais de idade, segundo o relato de alguma limitação funcional

	Amostra total		Sem limitação		Com limitação[b]		
Característica	%[a]	IC95%	%[a]	IC95%	%[a]	IC95%	p[c]
Média da idade (anos)	69,9	69,7 a 70,1	67,8	67,6 a 68	74,6	74,3 a 75	< 0,001
Faixa etária (anos)							
60 a 64	32,2	31,1 a 33,2	39	37,7 a 40,3	16,4	15,1 a 17,8	< 0,001
65 a 74	41,9	40,8 a 43	44,7	43,5 a 46	35,8	33,4 a 37,3	
≥ 75	26	25 a 27	16,3	15,4 a 17,3	48,3	46,3 a 50,3	
Sexo							
Feminino	56,4	55,6 a 57,2	47,1	46,1 a 48	64,4	62,8 a 66	< 0,001
Masculino	43,6	42,8 a 44,4	52,9	52 a 53,9	35,6	34 a 37,2	

[a] % (ou media, quando especificado), ponderada pelos parâmetros amostrais.
[b] Pelo menos pequena dificuldade para alimentar-se, tomar banho, usar o toalete, vestir-se, caminhar no mesmo andar, deitar ou levantar da cama, fazer compras, administrar o dinheiro, tomar remédios ou usar o transporte.
[c] Para diferenças entre aqueles com e sem limitação (regressão linear para as diferenças entre médias e teste do Qui-quadrado de Pearson para diferenças entre frequências).
Fonte: Pesquisa Nacional de Saúde, 2013.

A senescência por si pode levar a um comprometimento funcional, muitas vezes exacerbado por comorbidades e DCNT. Nesse contexto, o papel do cuidar é fundamental para orientar e facilitar a higiene oral diária do idoso.

O déficit cognitivo também é um fator que leva à dependência, como é o caso das DCNT neurológicas, como Parkinson e as demências. O idoso, então, torna-se totalmente depende de um cuidador. Nessas situações, o atendimento hospitalar é necessário.

A Figura 2 resume as tomadas de decisão quanto ao atendimento odontológico ao paciente idoso com comprometimento funcional e/ou cognitivo.

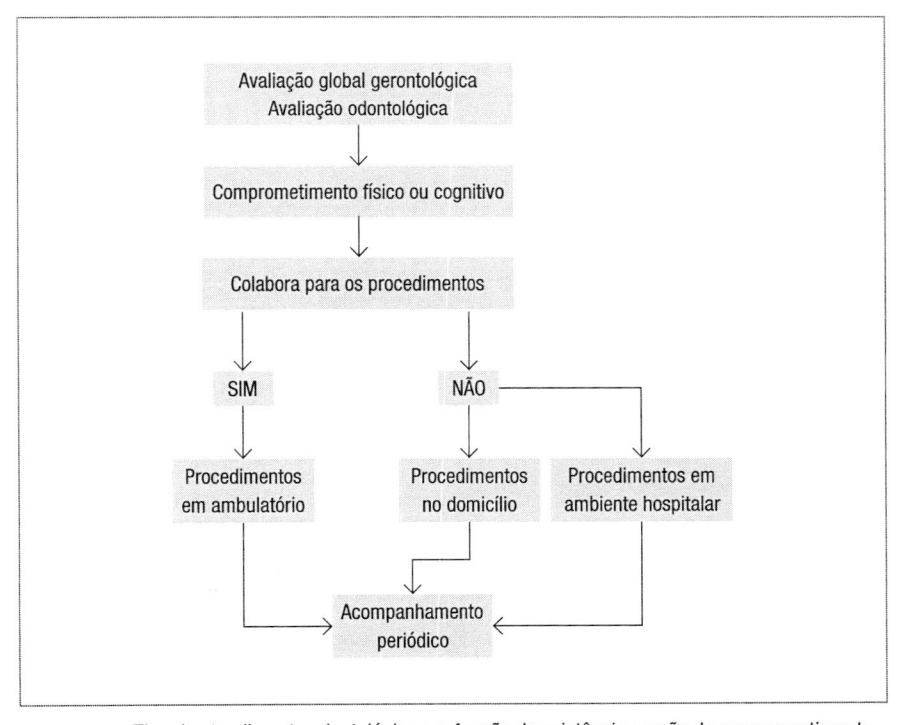

FIGURA 2   Tipo de atendimento odontológico em função da existência ou não de comprometimento físico e cognitivo no paciente idoso.

CONSIDERAÇÕES FINAIS

Os fatores considerados no planejamento odontológico incluem:

1. Saúde sistêmica do idoso: alergias, doenças hereditárias, medicamentos de uso contínuo, exames complementares, capacidade funcional e cognitiva, conhecimento da doença de base, relacionando tempo e evolução desta.

2. Saúde bucal: história e valorização da saúde bucal, estado real da cavidade bucal, avaliação de hipossalivação ou xerostomia, realidade e expectativa do idoso quanto ao tratamento odontológico, e efeitos das medicações de uso diário na cavidade bucal.

REFERÊNCIAS BIBLIOGRÁFICAS

1. Galera SC, Costa EF de A, Gabriele RR. Medical education in geriatrics: Brazilian and global challenge. Geriatr Gerontol Aging. 2017;11(2):88-94.
2. World Health Organization (WHO). Oral health [Internet]. Geneva: WHO; 2012. Disponível em: www.who.int/mediacentre/factsheets/fs318/en/.
3. Brasil. Ministério da Saúde. Secretaria de Atenção à Saúde. SB Brasil 2010. Resultados principais. [Internet]. Brasília: Ministério da Saúde; 2011. Disponível em: http://189.28.128.100/dab/docs/geral/projeto_sb2010_relatorio_final.pdf.
4. Reis SCGB, Higino MASP, Melo HMD, Freire MCM. Condição de saúde bucal de idosos institucionalizados em Goiânia-GO, 2003. Rev Bras Epidemiol. 2005;8(1):67-73.
5. Da Silva SR, Valsecki Júnior A. Evaluation of oral health conditions among the elderly in a Brazilian city. Rev Panam Salud Publica Pan Am J Public Health. 2000;8(4):268-71.
6. Lo ECM, Luo Y, Dyson JE. Oral health status of institutionalised elderly in Hong Kong. Community Dent Health. 2004;21(3):224-6.
7. Samson H, Strand GV, Haugejorden O. Change in oral health status among the institutionalized Norwegian elderly over a period of 16 years. Acta Odontol Scand. 2008;66(6):368-73.
8. Scannapieco FA, Shay K. Oral health disparities in older adults. Dent Clin North Am. 2014;58(4):771-82.
9. Dantas EHM, Santos CAS (orgs.). Aspectos biopsicossociais do envelhecimento e a prevenção de quedas na terceira idade. Joaçaba: Unoesc; 2017. Disponível em: www.unoesc.edu. br/images/uploads/editora/Aspectos_Biopsicossociais_do_envelhecimento.pdf.
10. Teles MAB, Silva Junior RF da, Medrado KDM, Lima ER, Medeiros MRB, Siqueira LG. Avaliação da capacidade funcional de idosos cadastrados em uma estratégia saúde da família. Rev Enferm UFPE on line. 2017;11(6):2620-7.
11. Amaral COF do, Belon LMR, Silva EA da, Nadai A de, Amaral Filho MSP do, Straioto FG. The importance of hospital dentistry: oral health status in hospitalized patients. RGO - Rev Gaúcha Odontol. 2018;66(1):35-41.
12. Peridontal Disease. In: MeSh Pubmed [Internet]. 1965. Disponível em: www.ncbi.nlm.nih. gov/mesh/?term=periodontal+disease.
13. Jones DJ, Munro CL, Grap MJ, Kitten T, Edmond M. Oral care and bacteremia risk in mechanically ventilated adults. Heart Lung J Acute Crit Care. 2010;39(6):S57-65.

14. Sachdev M, Ready D, Brealey D, Ryu J, Bercades G, Nagle J, et al. Changes in dental plaque following hospitalisation in a critical care unit: an observational study. Crit Care. 2013;17(5):R189.
15. Alt-Epping B, Nejad RK, Jung K, Groß U, Nauck F. Symptoms of the oral cavity and their association with local microbiological and clinical findings — A prospective survey in palliative care. Support Care Cancer. 2012;20(3):531-7.
16. Fourrier F, Dubois D, Pronnier P, Herbecq P, Leroy O, Desmettre T, et al. Effect of gingival and dental plaque antiseptic decontamination on nosocomial infections acquired in the intensive care unit: a double-blind placebo-controlled multicenter study: Crit Care Med. 2005;33(8):1728-35.
17. Raghavendran K, Mylotte JM, Scannapieco FA. Nursing home-associated pneumonia, hospital-acquired pneumonia and ventilator-associated pneumonia: the contribution of dental biofilms and periodontal inflammation. Periodontol 2000. 2007;44:164-77.
18. Linden GJ, Lyons A, Scannapieco FA. Periodontal systemic associations: review of the evidence. J Periodontol. 2013;84(4 Suppl):S8-–19.
19. Kuo L-C, Polson AM, Kang T. Associations between periodontal diseases and systemic diseases: a review of the inter-relationships and interactions with diabetes, respiratory diseases, cardiovascular diseases and osteoporosis. Public Health. 2008;122(4):417-33.
20. Scannapieco FA, Dasanayake AP, Chhun N. Does periodontal therapy reduce the risk for systemic diseases? Dent Clin North Am. 2010;54(1):163-81.
21. Gendron R, Grenier D, Maheu-Robert L. The oral cavity as a reservoir of bacterial pathogens for focal infections. Microbes Infect Inst Pasteur. 2000;2(8):897-906.
22. Rautemaa R, Lauhio A, Cullinan MP, Seymour GJ. Oral infections and systemic disease--an emerging problem in medicine. Clin Microbiol Infect Off Publ Eur Soc Clin Microbiol Infect Dis. 2007;13(11):1041-–7.
23. Kuyama K, Sun Y, Yamamoto H. Aspiration pneumonia: with special reference to pathological and epidemiological aspects, a review of the literature. Jpn Dent Sci Rev. 2010;46(2):102-11.
24. Jones DJ, Munro CL. Oral care and the risk of bloodstream infections in mechanically ventilated adults: a review. Intensive Crit Care Nurs. 2008;24(3):152-61.
25. Byers J, Lowe T, Goodall CA. Acute cervico-facial infection in Scotland 2010: patterns of presentation, patient demographics and recording of systemic involvement. Br J Oral Maxillofac Surg. 2012;50(7):626-30.
26. Prendergast V, Hallberg IR, Jahnke H, Kleiman C, Hagell P. Oral health, ventilator-associated pneumonia, and intracranial pressure in intubated patients in a neuroscience intensive care unit. Am J Crit Care. 2009;18(4):368-76.
27. Seppänen L, Lauhio A, Lindqvist C, Suuronen R, Rautemaa R. Analysis of systemic and local odontogenic infection complications requiring hospital care. J Infect. 2008;57(2):116-22.
28. Pires JR, Queiroz CDS, Tanimoto HM, Caetano SL, Avi ALRO, Trevisani DM, et al. Perfil bucal de pacientes oncológicos e controle de infecção em unidade de terapia intensiva. Rev APCD - Assoc Paul Cir Dent. 2014;68(2):140-64.
29. Jales SMP e Siqueira. O papel do dnetista na equipe. In: Carvalho RT, Parsons HA. Manual de cuidados paliativos da Academia Nacional de Cuidados Paliativos (ANCP). 2.ed. Porto Alegre: Meridional; 2012. 590p.
30. Freitas YN, Lima KC, Silva DA da. Oral health status and functional capacity in the elderly: a longitudinal population-based study. Rev Bras Epidemiol Braz J Epidemiol. 2016;19(3):670-4.

17

CUIDADOS PALIATIVOS EM ODONTOLOGIA

Marcella Ferreira Gobbi
Mariana Henriques Ferreira

INTRODUÇÃO

A área de cuidados paliativos abrange uma gama de cuidados que visa não somente a saúde física do paciente, mas também a saúde psíquica, social e espiritual. Quando associada ao tratamento curativo, tem o potencial de melhorar a qualidade de vida e de morte do paciente em uma situação de doença grave e ameaçadora à vida.

O cuidado paliativo, por vezes, é confundido com *hospice*. Antigamente, *hospices* eram hospedarias cujo objetivo era receber viajantes. O relato mais antigo é do século V (Hospício Porto de Roma). Desde então, as hospedarias fazem parte da história das civilizações. Na década de 1970, Cicely Saunder foi a responsável pelo Movimento Hospice Moderno e fundou o St. Christopher's *Hospice*, cuja estrutura abrangia os cuidados de assistência aos doentes e o desenvolvimento de ensino e pesquisa nessa área. Nesse mesmo período, o encontro de Cicely Saunders com Elisabeth Klüber-Ross, nos Estados Unidos, fez o Movimento *Hospice* crescer também naquele país.[1]

A primeira definição de cuidados paliativos pela Organização Mundial da Saúde (OMS) foi feita em 1990: "Cuidado ativo e total a pacientes cuja doença não é responsiva a tratamento de cura. O controle da dor, de outros sintomas e de problemas psicossociais e espirituais é primordial. O objetivo do cuidado paliativo é proporcionar a melhor qualidade de vida possível para pacientes e familiares.".[2]

Esta definição foi revista pela OMS em 2002 e atualizada: cuidado paliativo é "uma abordagem que promove qualidade de vida de pacientes e seus familiares, que enfrentem doenças que ameacem a continuidade da vida, por meio da prevenção e do alívio ao sofrimento. Requer identificação precoce, avaliação e tratamento da dor e outros problemas de natureza física, psicossocial e espiritual".[2]

A diferença principal entre os dois conceitos é a introdução da noção de prevenção. Assim, a equipe de cuidados paliativos pode atuar desde o momento do diagnóstico da doença, modificando o antigo conceito de atuação apenas frente ao esgotamento de opções de tratamento. Desse modo, aumenta-se também a adesão do paciente a esse tipo de acompanhamento.

Com os avanços dos tratamentos médicos e o envelhecimento populacional muito crescente, aumentou o número de pacientes com doenças consideradas terminais, transformando-se em condições crônicas que podem fazer o paciente sobreviver por muitos anos com a doença. Entretanto, muitas vezes, a qualidade de vida do paciente sobrevivente é questionável. Os profissionais da saúde devem trabalhar pela cura e o prolongamento da vida. Contudo, muitas vezes, o custo para o paciente é alto em termos de autonomia, conforto e qualidade de vida. O objetivo, então, é direcionar o olhar para o manejo dos sintomas responsáveis pelo sofrimento físico, psíquico, social e espiritual em benefício do paciente e de sua família.[3] O acompanhamento se estende não só na fase de fim de vida, mas durante toda a trajetória da doença.

PRINCÍPIOS

Os princípios dos cuidados paliativos incluem conhecimentos de diversas áreas de atuação.

Promover o alívio da dor e de outros sintomas desagradáveis

É necessário ter em mente o sintoma total, em que não só fatores físicos influenciam os sintomas, mas psicossociais e espirituais também. É necessário conhecimento específico de prescrições medicamentosas e medidas não farmacológicas.

Afirmar a vida e considerar a morte um processo normal da vida

A abordagem dos cuidados paliativos também leva em consideração que a morte é um evento natural e esperado, e trata como prioridade a vida que ainda pode ser vivida.

Não acelerar nem adiar a morte

Esse item enfatiza a noção de desconectar cuidados paliativos de eutanásia. É necessário um conhecimento profundo do prognóstico da doença e a relação com paciente e familiares, para ajudar nas decisões a serem tomadas pela equipe.

Integrar os aspectos psicológicos e espirituais no cuidado ao paciente

A doença, principalmente as ameaçadoras à vida, costumam ser acompanhadas de perdas em vários sentidos, tanto para o paciente quanto para os familiares. Vivenciam-se tanto perdas pessoais do paciente, como autonomia, autoimagem, segurança e capacidade física, quanto perdas materiais, de cunho financeiro, e sociais. A abordagem nesse caso é tanto psicológica quando espiritual, respeitando-se crenças e princípios pessoais, para auxiliar o paciente e o núcleo familiar a lidar com esse tipo de situação.

Oferecer um sistema de suporte que possibilite ao paciente viver tão ativamente quanto possível até o momento de sua morte

Visando ao bem-estar e à qualidade de vida, intervenções são feitas para o paciente viver ativamente, e não apenas sobreviver.

Oferecer sistema de suporte para auxiliar os familiares durante a doença do paciente e o luto

Tanto a família biológica quando a adquirida (amigos) podem ser aliados e colaboradores no tratamento do paciente. Frente a uma situação de perda, também precisam ser acolhidos e paliados.

Oferecer abordagem multiprofissional para focar as necessidades dos pacientes e seus familiares, incluindo acompanhamento no luto

O olhar multidisciplinar tem a vantagem de observar o paciente sob suas diversas dimensões, cada especialidade contribuindo para dar o acompanhamento mais completo ao paciente. Todas essas esferas se integram para decidir a melhor abordagem.

Melhorar a qualidade de vida e influenciar positivamente o curso da doença

Muitas vezes, a sobrevida pode ser influenciada pela condição psicológica e pelo contexto em que o paciente está inserido. Com os sintomas controlados e seus desejos e necessidades atendidos, o paciente pode viver mais.

Iniciar o cuidado paliativo o mais precocemente possível

Não apenas o cuidado paliativo, mas também outras medidas de prolongamento de vida, como quimioterapia e radioterapia, e incluir todas as investigações necessárias para melhor compreender e controlar situações clínicas estressantes. A cada etapa da vivência do processo de doença, que se inicia com o diagnóstico, o cuidado paliativo pode abranger, de forma precoce, a minimização de possíveis sintomas e de complicações do tratamento curativo. Realizar avaliações com base no desempenho do paciente, elaborar um plano de cuidados e atuar sobre as possíveis enfermidades que ocorrem paralelamente à doença principal são focos fundamentais desse tipo de cuidado.[1]

CUIDADOS PALIATIVOS EM ODONTOLOGIA

O cirurgião-dentista, inserido no contexto da equipe de cuidados paliativos, faz parte da assistência multiprofissional e precisa estar em constante comunicação com os outros profissionais. O alinhamento da equipe em relação às condutas ao mesmo paciente é fundamental. A Tabela 1 exibe as condições em que os problemas orais podem se manifestar no paciente sob cuidados paliativos.

TABELA 1   Origem dos problemas na cavidade oral nos pacientes sob cuidados paliativos

Problemas orais decorrentes de:	Características
Efeito direto da doença primária	Anatômico; a doença primária localiza-se na cavidade oral
Efeito indireto da doença primária	Fisiológico; a doença primária repercute na cavidade oral, das mais diversas maneiras
Tratamento da doença primária	O tratamento à doença primária acarreta efeitos tóxicos e disfuncionais na cavidade oral
Efeito direto ou indireto de uma doença coexistente	A doença primária é acompanhada de outras doenças (comorbidades), e estas afetam a cavidade oral
Tratamento da doença coexistente	O tratamento às comorbidades acarreta efeitos tóxicos e disfuncionais na cavidade oral
Combinações destes fatores	Frequentemente, um ou mais fatores citados compõem o quadro de atuação do cirurgião-dentista

A atuação do cirurgião-dentista em cuidados paliativos consiste em prevenir, diagnosticar e tratar possíveis complicações orais, diretas ou indiretas, decorrentes da doença de base ou de seu tratamento. É o manejo de sintomas e das condições orais de pacientes com doenças crônicas, degenerativas ou que ameaçam a vida, comprometendo sua qualidade de vida.[3] A avaliação pelo cirurgião-dentista é fundamental, porque, muitas vezes, os pacientes não conseguem comunicar apropriadamente os problemas existentes na cavidade oral por limitações físicas e mentais.

O diálogo com paciente, familiares e cuidadores é parte importante para demonstração de empatia e esclarecimentos em relação às expectativas do tratamento proposto. Além disso, o paciente comunica-se por outros tipos de linguagem, como linguagem corporal e expressões faciais, e cabe aos profissionais envolvidos em seu cuidado dar atenção e ter sensibilidade em relação a esses detalhes. A via de comunicação do profissional para com o paciente também é observada por ele e por seus acompanhantes e pode influenciar na abertura e adesão aos tratamentos necessários.[3]

Para reforçar esse conceito, Wiseman propôs, em 2002, uma tabela de comunicação para o atendimento odontológico em pacientes paliativos (Tabela 2).

TABELA 2 Princípios gerais de comunicação com o paciente sob cuidados paliativos[3]

Requisitos para comunicação	
1	Estabelecer contato visual
2	Apresentar-se pessoal e profissionalmente
3	Realizar aperto de mãos
4	Sentar-se próximo ao paciente
5	Manter postura relaxada
6	Questionar se algo incomoda o paciente
7	Escutar ativamente
8	Responder com honestidade e não ter receio de tocar o paciente
9	Agradecer o paciente pela conversa
10	Cumprir todas as promessas feita ao paciente

Principais condições orais

As principais condições orais encontradas nos pacientes são dor, sangramento, trismo, lesões orais de natureza infecciosa e não infecciosa, incluindo neoplasias, disfagia, alterações do paladar, xerostomia, doença periodontal e má higiene oral.[1,4] Em pacientes sob cuidados paliativos, xerostomia e candidíase oral são consideradas condições muito prevalentes, ocorrendo com uma frequência de 58 a 77% e 70 a 85%, respectivamente[3] (Figura 1). Essas manifestações podem instaurar ou agravar comprometimentos sistêmicos, como desnutrição, desidratação, caquexia, pneumonia por aspiração e problemas estéticos.[1] A desnutrição é uma preocupação frequente, por gerar diversos distúrbios musculares, ósseos, hematológicos e mentais. Algumas das causas mais comuns de desnutrição em pacientes sob cuidados paliativos estão diretamente associadas com a cavidade oral, pela presença de alterações de paladar, xerostomia, estomatites e comprometimento dentário.[5]

A presença de focos infecciosos orais odontogênicos, como raízes residuais, cáries extensas e periodontite, pode prejudicar ainda mais o estado de saúde. Pacientes com disfunções salivares, por exemplo os que receberam radioterapia em região de cabeça e pescoço, são mais suscetíveis ao aparecimento de lesões cariosas e doença periodontal, por hipossalivação, redução do pH e aumento da viscosidade salivar. Quando for possível, restaurações e aplicações tópicas de flúor são boas opções de tratamento. Se a condição do paciente permitir e existir oportunidade, podem ser realizadas exodontias em dentes comprometidos e que estejam causando dor importante ao paciente ou dificuldade de alimentação. Frequentemente, não é possível realizar intervenções odontológicas, as quais seriam ideais em outro contexto. A prioridade da abordagem odontológica é devolver ou maximizar o conforto ao paciente.[5] Portanto, a estratégia do cirurgião-dentista é promover alívio em oposição a tratamentos curativos considerados mais traumáticos.[5] Além disso, o conhecimento de medicações sistêmicas e tópicas é fundamental, pois, em muitos casos, é uma das únicas condutas possíveis.

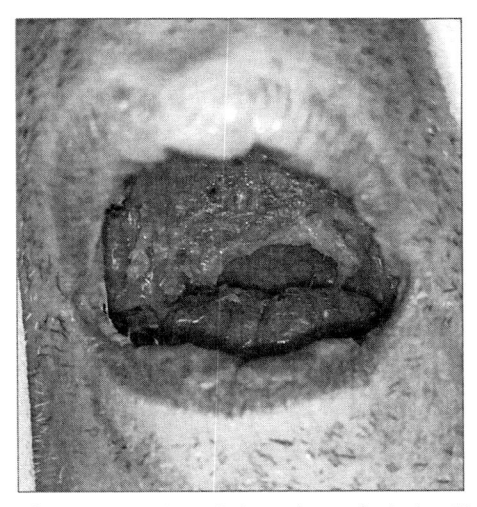

FIGURA 1 Paciente geriátrico em cuidados paliativos cujas ausência de cuidados orais e respiração bucal propiciaram desidratação da mucosa oral e formação de crosta. Foi realizada limpeza de toda a cavidade e hidratação, orientação de higiene oral e uso de emolientes bucais 3 vezes/dia para cuidadores.

Protocolo básico de cuidados odontológicos

Após anamnese detalhada e exame clínico, devem ser decididas as condutas de prevenção ou tratamento. Baseando-se no Manual de Cuidados Paliativos da ANCP, foi montada uma sugestão de protocolo assistencial ao paciente de cuidados paliativos[1] (Tabela 3).

TABELA 3 Protocolo odontológico para as condições bucais mais frequentes observadas nos pacientes sob cuidados paliativos[1]

Protocolo	Características
Orientação de higiene oral	Orientação tanto para pacientes, quanto familiares e cuidadores
	Orientação de higiene oral mecânica e medicamentosa
	Orientação de higiene das próteses dentárias, quando houver
Tratamento de lesões orais não infecciosas	Prescrição de medicações tópicas antissépticas
	Prescrição de fotobiomodulação com *lasers* ou LED de baixa potência (analgesia e reparação tecidual)
	Prescrição de soluções e pomadas anestésicas (controle álgico)
	Alisamento de superfícies dentárias pontiagudas
	Ajuste de prótese traumática
Tratamento de infecções oportunistas – Candidíase	Prescrição de antifúngicos tópicos, sob a forma de bochechos, ou sistêmicos, em casos mais graves
	Higienização das próteses dentárias
	Orientação de limpeza da cavidade oral após medicações inalatórias
Tratamento paliativo da xerostomia	Prescrição de hidratante oral e labial
	Prescrição de substitutos salivares
	Orientações de dieta
Orientações de dieta	Evitar alimentos cítricos, condimentados e quentes, para proteger a mucosa oral xerostômica/ulcerada

Os cuidados orais em pacientes sob cuidados paliativos devem objetivar a manutenção da integridade da mucosa oral, a prevenção de cáries e doença periodontal, o alívio de dores e desconfortos orofaciais e a prevenção/tratamento de complicações de ordem infecciosa.[5]

A higiene oral deve sempre ser avaliada e reforçada, principalmente porque grande parte dos pacientes pode apresentar dificuldades de realizá-la. Para manutenção da saúde oral, é fundamental a redução de microrganismos potencialmente patogênicos. O cirurgião-dentista deve avaliar a capacidade motora e psicológica do paciente em realizar a escovação dentária e cuidar-se de uma forma geral. Deve também orientar o paciente, cuidador e familiares quanto aos cuidados orais.[1] A formulação de um protocolo de higiene oral deve levar em consideração a presença de dentes, a coordenação motora, a idade, a presença de tubos orotraqueais ou sondas e a presença de próteses.

As indicações de escova dental, creme dental e colutórios são bastante variadas. As escovas macias e extramacias e de cabeça pequena devem ser priorizadas, para preservação gengival e prevenção de traumas. Em relação aos cremes dentais, podem ser indicados cremes sem a presença de lauril sulfato de sódio, para evitar descamação excessiva da mucosa oral.[6] Diversas marcas apresentam cremes com sabores de menta, porém, estas podem causar ardência e desconforto para o paciente durante e após o uso. Outro cuidado que deve ser tomado é a quantidade de espuma feita pelo dentifrício, pois esta, quando em excesso, pode ser prejudicial para o paciente com dificuldade de deglutição, e também pelo possível risco de aspiração do produto. Por isso, cuidadores, familiares e equipe de enfermagem podem ser orientados quanto à quantidade correta de pasta; quando possível, a aspiração com sugador de secreção durante o procedimento de higienização oral é recomendada.

O uso de colutórios é importante como controle químico da placa bacteriana e é complementar à remoção mecânica, visto que, em muitos casos, não se consegue uma limpeza eficiente por limitações físicas e mentais. Cada caso deve ser analisado para eleição da melhor opção. A solução de clorexidina 0,12% pode ser utilizada para prevenção e tratamento de infecções orais em pacientes imunocomprometidos, idosos, pacientes de longa permanência no leito ou em casos em que se deseja efeito antimicrobiano por um curto período (p. ex., gengivites). É um potente bactericida e bacteriostático e possui efeito de antimicrobiano de amplo espectro.[7] Os colutórios enzimáticos também são indicados, por não possuírem substâncias agressivas, como álcool. Em sua composição, encontram-se proteínas como a lactoferrina (BioXtra®), que podem complementar e fortalecer a imunidade local do meio oral e, consequentemente, reduzir a incidência de infecções oportunistas.[8]

É muito comum o paciente ser portador de próteses totais e parciais, principalmente os idosos. É importante que seja orientada a higiene das próteses e sua correta desinfecção, a qual necessita ser realizada constantemente para prevenção de infecções oportunistas. É frequente também o trauma em mucosa oral por próteses desadaptadas e com falhas de retenção, principalmente quando o paciente está com um quadro de xerostomia, de perda do volume facial ou de emagrecimento. É essencial o correto diagnóstico e tratamento dessas lesões orais. Quando for possível, pode-se também realizar a adaptação da prótese, para auxílio na alimentação.

O uso de hidratantes orais e labiais também é parte importante dos cuidados básicos orais. A hidratação labial previne fissuras labiais, evitando sangramento e contaminação local. Os hidratantes orais, em caso de redução da salivação, auxiliam no desconforto causado pela xerostomia e evitam traumas em mucosa oral pelo atrito com dentes, restaurações e próteses.

CUIDADOS ORAIS NA FASE TERMINAL

Os problemas bucais mais encontrados em pacientes terminais incluem mucosite, estomatite, candidíase, disgeusia e xerostomia.[4,9] Tais sinais e sintomas prejudicam de forma importante a ingestão adequada de alimentos e líquidos e têm efeitos na nutrição do paciente e nos processos de cuidado como um todo.

Como já ressaltado, o cuidado paliativo em odontologia visa ao aumento do conforto e da qualidade de vida e faz parte dos cuidados integrados em pacientes terminais. Nesses casos, observa-se que, quanto mais próximo se está do fim de vida, mais acentuadas se tornam as complicações orais.[10]

A disfagia é um forte indicador do desfecho do paciente, especialmente quando o desempenho da alimentação por via oral diminui. Há diferenças entre os mecanismos de disfagia comparando-se pacientes oncológicos com aqueles portadores de distúrbios neurológicos ou circulatórios. Nesses dois últimos, a disfagia é causada por alterações nos nervos centrais e periféricos ou em músculos. Já em pacientes oncológicos em estágio terminal, a redução da força dos músculos mastigatórios, derivada da redução da massa muscular decorrente de desnutrição ou caquexia, é a mais frequente causa da disfagia. Anorexia e alteração do paladar, sintomas típicos em pacientes com câncer em estágio terminal, também influenciam negativamente a capacidade da alimentação por via oral.[10] Manejo nutricional oportuno e manobras compensatórias baseadas na condição do paciente podem aumentar a capacidade de alimentação oral.

Em pacientes sob cuidados paliativos, a mucosa bucal pode ser danificada por causa da redução do seu potencial reparativo, quando então são frequentes sangramentos e inflamação (Figura 2). Além disso, em condições de hipossalivação, a superfície da mucosa oral, quando em contato com cúspides ou bordas de dentes desidratados, pode sofrer ulceração.[10] Além disso, se o sistema de coagulação do paciente estiver comprometido, é provável que ocorra sangramento por mucosite ou por rachaduras nos lábios ressecados. Se as bordas dos dentes forem muito pontiagudas ou cortantes, deve ser feita uma correta avaliação odontológica, para alisamento ou exodontia dos elementos envolvidos.

Muitos pacientes podem apresentar espasmos musculares ou alteração no reflexo de fechamento da cavidade oral, principalmente quando há rebaixamento do nível de consciência. Nesses casos, também podem ocorrer traumas entre mucosa oral e dentes, principalmente na língua. Um dos tratamentos propostos é a utilização de protetores bucais industrializados ou confeccionados de forma individual para cada caso. Esses dispositivos são adaptados nas arcadas dentárias do paciente, para prover conforto e proteger os tecidos moles contra lesões por autoinjúria. Também pode ser utilizada fotobiomodulação com *lasers* ou LED de baixa potência, para auxiliar no processo de analgesia e reparação tecidual das lesões.

GERIATRIA

Algumas consequências do avanço da idade são o comprometimento do sistema imunológico e a negligência com a higiene pessoal geral e bucal. Tais condições estão associadas a infecções crônicas recorrentes. A deficiência de higiene oral

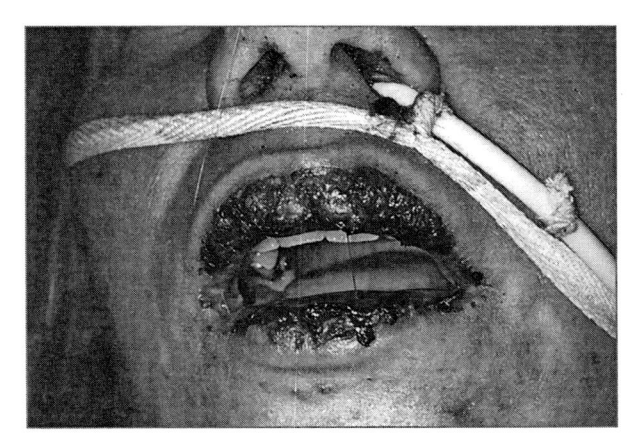

FIGURA 2 Plaquetopenia associada a paciente hematológico em cuidados de fim de vida. Nota-se que, nessa condição, o paciente apresentou sangramentos espontâneos por mucosas, lábios e nariz. Realizada limpeza das mucosas com gaze embebida em soro fisiológico gelado.

em pacientes idosos pode se originar do comprometimento da destreza manual, o que pode dificultar a limpeza dos dentes. Além disso, as preocupações com a saúde em geral aumentam com a idade, e a manutenção da saúde bucal torna-se uma prioridade menor.[11]

Os cuidados com a saúde bucal não estão relacionados apenas à cavidade oral, mas também à nutrição e à saúde geral nesse grupo, que comumente sofre de doenças crônicas.[12] Os pacientes idosos são mais propensos a tomar medicamentos que podem causar alguns efeitos colaterais, como xerostomia, e isso será, inevitavelmente, um fator na redução da saúde bucal.[11] A diminuição do fluxo salivar pode resultar em dificuldades para engolir, comer e se comunicar, causar halitose, maior prevalência de inflamação da mucosa, candidíase, cárie dentária em pessoas dentadas e lesões por fricção em usuários de prótese total. Além disso, a hipotonia e a respiração bucal podem aumentar o risco de desidratação da mucosa e a formação de crosta (Figura 3). A doença periodontal também é exacerbada nessa condição, e pode ser um fator de risco para uma variedade de doenças sistêmicas, como doenças cardíacas e diabetes melito. Dentre as lesões da mucosa oral, aquelas relacionadas a traumas protéticos, como estomatite, queilite angular, úlceras e hiperplasias, são mais comuns. Todos esses problemas bucais no paciente geriátrico podem causar impacto negativo na qualidade de vida desses pacientes.[13]

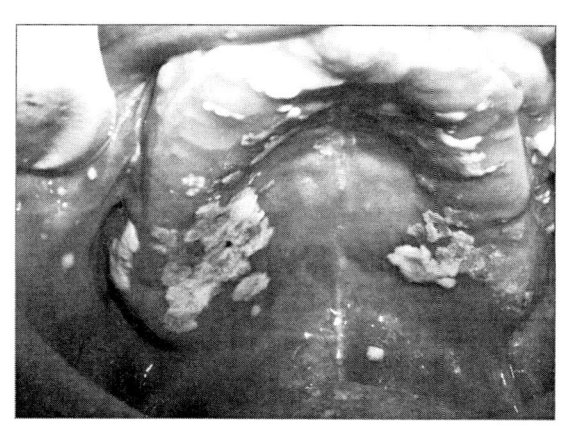

FIGURA 3 Infecção por *Candida albicans* em paciente neutropênico em cuidados paliativos. Pela imunossupressão e diminuição de fluxo salivar, a população fúngica aumentou, formando placas esbranquiçadas em palato e úvula. Paciente tratado com antifúngicos sistêmicos e nistatina tópica.

A má saúde bucal e a periodontite podem aumentar o risco de doenças sistêmicas em idosos com doenças crônicas. Bactérias da placa dentária podem ser aspiradas para o trato respiratório, influenciando o início e a progressão da pneumonia. Agentes antimicrobianos químicos, como a clorexidina, ajudam a controlar microrganismos aeróbios e anaeróbios e também sua aderência no biofilme dental. Contudo, a limpeza mecânica é a maneira mais eficaz de remover a placa bacteriana, que pode ser associada ou não à remoção química. Vale dizer que os pacientes idosos com comprometimento sistêmico podem não ter a destreza suficiente para realizar essa higienização sem auxílio dos cuidadores ou familiares.[14]

A piora da saúde bucal em pacientes idosos pode ter relação com maior acometimento de demência. Como já discutido, perda dentária, bem como doença periodontal e outras infecções orais, levam o paciente a uma redução na ingestão alimentar, pela deficiência mastigatória e sintomatologia dolorosa. A nutrição prejudicada pode ser um fator de risco para demência e/ou perda de função cognitiva. Além disso, a inflamação sistêmica causada pelas bactérias orais também é um fator preditivo para essa comorbidade.[15]

A atuação do cirurgião-dentista na avaliação e no diagnóstico das condições orais, bem como o treinamento de equipes que trabalham em conjunto no atendimento de pacientes idosos, diminui o risco de infecções e os dias de febre, proporcionando maior conforto para o paciente e seus familiares.

Doença de Parkinson

A doença de Parkinson é um distúrbio neurodegenerativo relativamente comum entre pessoas acima de 60 anos. Esta condição está relacionada principalmente à degeneração de neurônios dopaminérgicos nos gânglios da base e da substância negra do cérebro (composta por neurônios que contêm melanina, localizados no mesencéfalo). O aumento da mortalidade pela doença depende da sua duração; geralmente, o paciente vai a óbito em decorrência de infecções.[16]

Portadores da doença de Parkinson utilizam medicamentos para controle de sintomas e retardamento da doença, mas não para a cura em si, o que os coloca em atendimento por equipes de cuidados paliativos, principalmente quando em fases mais avançadas. Eles sofrem com a deficiência de caminhar, comer, morder, engolir, usar o vaso sanitário, comunicar-se ou respirar, bem como exibem fraqueza muscular ou incapacidade de movimento.[17] Isso é importante para os cirurgiões-dentistas, já que esse distúrbio pode impactar negativamente na saúde bucal. A disfunção motora por rigidez, hipocinesia e/ou tremor acarreta dificuldades na realização de manobras diárias de higiene bucal.[16] Além disso, os pacientes com doença de Parkinson apresentam redução na mobilidade e velocidade dos movimentos mandibulares, que, associados ao tremor, complicam a formação do bolo alimentar e o processo de mastigação, levando-os a disfagia. Também foi sugerido que a rigidez e os movimentos involuntários da mandíbula podem induzir a dor orofacial.[18]

Os pacientes apresentam um número aumentado de dentes cariados, maior acúmulo de placa bacteriana e doença periodontal, menor higiene oral pelo comprometimento da destreza manual, além de problemas com próteses dentárias, pela falta de controle muscular orofacial. Muitos pacientes não realizam higiene oral diariamente por cauda dos tremores e da bradicinesia, o que aumenta a incidência de problemas bucais.[17]

A xerostomia é comum na doença de Parkinson, podendo ser derivada de efeito colateral de medicação dopaminérgica ou anticolinérgica, ou da hipossalivação por disfunção autonômica, o que pode levar a um desequilíbrio da microflora e piorar as condições orais.[18] Além disso, disfagia e hipomimia (diminuição da expressão mímica) também podem influenciar e exacerbar a sensação de secura da boca. A anosognosia (falta de consciência da existência de sintomas de demência ou negação desta) também contribui para a sensação de xerostomia, já que, em função desse estado, o paciente dificilmente reporta problemas não relacionados a distúrbios motores. Raramente os pacientes relatam sintomas de boca seca a cirurgiões-dentistas e, portanto, informações sobre possíveis opções de tratamento são pouco comunicadas.[18] Desse modo, uma boa avaliação clínica e o conhecimento de todos os elementos dessa doença são fundamentais para um bom atendimento odontológico.

Doença de Alzheimer

A doença de Alzheimer, uma forma de demência, é a doença neurodegenerativa mais comum no mundo, principalmente em idosos acima de 85 anos. A degeneração mental é lenta e progressiva, contribuindo para perda de memória, desorientação, confusão e, eventualmente, demência profunda.[11]

Os pacientes com doença de Alzheimer podem apresentar babação ou sialorreia. Esta é causada pelo acúmulo excessivo de saliva na cavidade bucal em virtude de superprodução de saliva ou remoção insuficiente desta, principalmente por dificuldades de deglutição. O paciente exibe incapacidade de manter a saliva dentro da cavidade oral. Nesses pacientes, não há aumento da produção de saliva serosa, mas um aumento na retenção de saliva na cavidade oral, decorrente da disfagia. No entanto, o risco apresentado pela disfagia é negligenciado ou subestimado, até que o paciente sofra o primeiro episódio de pneumonia. A fisiopatologia da disfagia que exacerba a sialorreia ainda não é totalmente conhecida, mas pode aparecer como um dos primeiros sintomas da doença.[19-21]

A sialorreia pode prejudicar a mastigação e a fala, impactando na qualidade de vida desses pacientes. Agentes farmacológicos, como toxinas botulínicas e benzatropina, parecem ser úteis para redução da salivação. A benzatropina é um medicamento anticolinérgico usado para reduzir os efeitos colaterais da doença de Parkinson, principalmente a rigidez muscular, e exerce efeito inibidor de secreção salivar. Deve ser utilizado em conjunto com a equipe médica, pois causa alguns efeitos colaterais, como taquicardia, anorexia e constipação.[22]

A toxina botulínica também é um tratamento amplamente proposto na diminuição do excesso de saliva. É aplicada principalmente nas glândulas parótidas e submandibulares, as quais são responsáveis por 95% da produção total de saliva; os outros 5% são produzidos por glândulas salivares menores e pela glândula sublingual. Após a aplicação, o efeito pode durar alguns meses, sendo necessário o acompanhamento do paciente neste período. Esse procedimento deve ser feito por profissional habilitado, em conjunto com a equipe médica, avaliando-se sempre todas as opções de tratamento e os benefícios a ser alcançados.[23]

PEDIATRIA

As crianças que vivem com uma doença crônica complexa ou com risco de morte enfrentam diversos desafios físicos e psicológicos. Assim como as crianças, seus pais e familiares podem enfrentar muitas dificuldades, principalmente quando a doença segue seu curso em um futuro incerto. O cuidado paliativo pediátrico busca otimizar a qualidade de vida das crianças que vivem com doenças graves, bem como apoiar a família. Se as crianças estão recebendo tratamento orientado para a doença, com o objetivo de potencial cura ou prolongamento da vida associado ao tratamento paliativo, o principal objetivo é aumentar seu conforto e minimizar o sofrimento.[24]

Os pacientes pediátricos e seus familiares frequentemente relacionam o tratamento com a sensação de perda de controle. O choque inicial do diagnóstico e a incerteza do sucesso de um tratamento muitas vezes invasivo contribuem para o desequilíbrio emocional. Enquanto muitos sintomas físicos são uma manifestação previsível de uma doença ou de distúrbio subjacente, a intensidade e a frequência de sua ocorrência podem ser altamente variáveis. Os sintomas psicológicos muitas vezes não são tão previsíveis e, como resultado, podem demorar mais para serem identificados. A doença se desdobra dentro do contexto mais amplo da criança e da família; assim, fatores sociais, culturais e religiosos podem ter impacto sobre como uma criança experimenta e interpreta um determinado sintoma.

Muitas crianças em cuidados paliativos têm seus diagnósticos por meio de manifestações cognitivas e/ou físicas, e déficits leves, moderados ou graves de desenvolvimento podem se instalar. Elas podem ter consciência reduzida do mundo ao seu redor. Podem também ser cognitivamente normais, mas ter dificuldades de se comunicar ou expressar efetivamente durante certas fases da doença.[24]

Estudos mostram que pacientes pediátricos com doenças graves sabem que, apesar dos esforços de todos, certos tratamentos curativos ou que prolongam a vida podem causar sofrimento ou dor. Eles podem avaliar qual será o benefício e o que eles estão dispostos a suportar, a fim de alcançar o objetivo de viver.[25,26]

O atendimento odontológico às crianças com diagnóstico de doenças de risco à vida é baseado no conforto e na qualidade de vida. Existem desafios associados ao atendimento a crianças muito pequenas que apresentam pouco desenvolvimento da linguagem e de compreensão dos seus sintomas; também jovens adolescentes podem estar indispostos para realizar um tratamento preventivo ou curativo odontológico, uma vez que já estão em tratamento intenso para controle da doença. Uma abordagem útil é perguntar aos pais se os hábitos alimentares do seu filho mudaram, visto que crianças com doenças dentais crônicas podem diminuir a ingestão alimentar e aumentar o risco de desnutrição.[27]

Os cuidados orais de pacientes pediátricos com doenças graves devem ser preventivos e curativos. Frequentemente, as crianças em tratamento médico intensivo podem estar mais suscetíveis a infecções oportunistas, como candidíase e lesões virais, pela imunossupressão e uso prolongado de antibióticos; as cáries dentárias também podem estar presentes como consequência de uma dieta, muitas vezes, mais cariogênica, uma vez que há menos restrição da dieta em fases de tratamento médico e menor frequência de higiene oral pelos pacientes ou seus pais. O tratamento odontológico e o reforço regular dos cuidados orais são de extrema importância para reduzir a sintomatologia dolorosa, aumentar a ingestão alimentar e proporcionar o atendimento completo a esses pacientes e familiares.

A qualidade de vida continua sendo o foco do cuidado paliativo, mesmo em pacientes pediátricos. Dessa forma, um dos objetivos do tratamento é manter o senso de normalidade e os prazeres diários da criança. Os profissionais de saúde que atendem esses pacientes devem estar aptos a identificar pistas não verbais, bem como sintomas de difícil identificação. Devem também atentar à disponibilidade relacional da criança e se inteirar de seus hábitos de vida. Portanto, a equipe de cuidados paliativos deve promover a comunicação entre os profissionais e avaliar as necessidades da criança e da família, envolvendo-os em um processo de cuidado geral e integrado.[28,29]

REFERÊNCIAS BIBLIOGRÁFICAS

1. Carvalho RT, Parsons HA. Manual de cuidados paliativos ANCP. Acad Nac Cuid Paliativos. 2012;1-592.
2. World Health Organization (WHO). National Cancer Control Programmes: Policies and Managerial Guidelines. 2.ed. Geneva: WHO; 2002.
3. Wiseman M. Palliative care dentistry. Gerodontology. 2000;17(1):49-51.
4. Wiseman M. The treatment of oral problems in the palliative patient. J Can Dent Assoc (Tor). 2006;72(5):453-8.
5. Mulk BS, Chintamaneni RL, Prabhat MPV, Gummadapu S, Salvadhi SS. Palliative dental care. A boon for debilitating. J Clin Diagnostic Res. 2014;8(6):1-6.
6. Shim Y, Choi J-H, Ahn H-J, Kwon J-S. Effect of sodium lauryl sulfate on recurrent aphthous stomatitis: a randomized controlled clinical trial. Oral Dis. 2012;18(7):655-60.
7. Berchier CE, Slot DE, Van Der Weijden GA. The efficacy of 0.12% chlorhexidine mouthrinse compared with 0.2% on plaque accumulation and periodontal parameters: A systematic review. J Clin Periodontol. 2010;37(9):829-39.
8. Tenovuo J. Clinical applications of antimicrobial host proteins lactoperoxidase, lysozyme and lactoferrin in xerostomia: efficacy and safety. Oral Dis. 2002;8(1):23-9.
9. Mercadante S, Aielli F, Adile C, Ferrera P, Valle A, Fusco F, et al. Prevalence of oral mucositis, dry mouth, and dysphagia in advanced cancer patients. Support Care Cancer. 2015;23(11):3249-55.
10. Matsuo K, Watanabe R, Kanamori D, Nakagawa K, Fujii W, Urasaki Y, et al. Associations between oral complications and days to death in palliative care patients. Support Care Cancer. 2016;24(1):157-61.
11. Singhrao SK, Harding A, Simmons T, Robinson S, Kesavalu L, Crean S. Oral inflammation, tooth loss, risk factors, and association with progression of Alzheimer's disease. J Alzheimer's Dis [Internet]. 2014;42(3):723–37. Disponível em: www.medra.org/servlet/aliasResolver?alias=iospress&doi=10.3233/JAD-140387.

12. Zenthöfer A, Dieke R, Dieke A, Wege K-C, Rammelsberg P, Hassel AJ. Improving oral hygiene in the long-term care of the elderly-a RCT. Community Dent Oral Epidemiol. 2013;41(3):261-8.
13. Delwel S, Binnekade TT, Perez RSGM, Hertogh CMPM, Scherder EJA, Lobbezoo F. Oral hygiene and oral health in older people with dementia: a comprehensive review with focus on oral soft tissues. Clin Oral Investig. 2018;22(1):93-108.
14. Nishiyama Y, Inaba E, Uematsu H, Senpuku H. Effects of mucosal care on oral pathogens in professional oral hygiene to the elderly. Arch Gerontol Geriatr. 2010;51(3):e139-43.
15. Batty G-D, Li Q, Huxley R, Zoungas S, Taylor B-A, Neal B, et al. Oral disease in relation to future risk of dementia and cognitive decline: prospective cohort study based on the Action in Diabetes and Vascular Disease: Preterax and Diamicron Modified-Release Controlled Evaluation (ADVANCE) trial. Eur Psychiatry. 2013;28(1):49-52.
16. Barbe AG, Bock N, Derman SHM, Felsch M, Timmermann L, Noack MJ. Self-assessment of oral health, dental health care and oral health-related quality of life among Parkinson's disease patients. Gerodontology. 2017;34(1):135-43.
17. Nakayama Y, Washio M, Mori M. Oral health conditions in patients with Parkinson's disease. J Epidemiol. 2004;14(5):143-50.
18. Bakke M, Larsen SL, Lautrup C, Karlsborg M. Orofacial function and oral health in patients with Parkinson's disease. Eur J Oral Sci. 2011;119(1):27-32.
19. Mao CJ, Xiong YT, Wang F, Yang YP, Yuan W, Zhu C, et al. Motor subtypes and other risk factors associated with drooling in Parkinson's disease patients. Acta Neurol Scand. 2018;137(5):509-14.
20. Nicaretta DH, Rosso AL, Mattos JP, Maliska C, Costa MMB. Dysphagia and sialorrhea: the relationship to Parkinson's disease. Arq Gastroenterol. 2013;50(1):42-9.
21. Gross RD, Atwood CW, Ross SB, Eichhorn KA, Olszewski JW, Doyle PJ. The coordination of breathing and swallowing in Parkinson's disease. Dysphagia. 2008;23(2):136-45.
22. Sridharan K, Sivaramakrishnan G. Pharmacological interventions for treating sialorrhea associated with neurological disorders: a mixed treatment network meta-analysis of randomized controlled trials. J Clin Neurosci. 2018;51:12-7.
23. Restivo D, Panebianco M, Casabona A, Lanza S, Marchese-Ragona R, Patti F, et al. Botulinum toxin A for sialorrhoea associated with neurological disorders: evaluation of the relationship between effect of treatment and the number of glands treated. Toxins (Basel). 2018;10(2):55.
24. Sourkes B. Children's experience of symptoms: narratives through words and images. Children. 2018;5(4):53.
25. Pousset G, Bilsen J, De Wilde J, Benoit Y, Verlooy J, Bomans A, et al. Attitudes of adolescent cancer survivors toward end-of-life decisions for minors. Pediatrics. 2009;124(6):e1142-8.
26. Ghirotto L, Busani E, Salvati M, Di Marco V, Caldarelli V, Artioli G. Researching children's perspectives in pediatric palliative care: a systematic review and meta-summary of qualitative research. Palliat Support Care [Internet]. 2018;1-12. Disponível em: www.cambridge.org/core/product/identifier/S1478951518000172/type/journal_article.
27. Drummond BK, Meldrum AM, Boyd D. Influence of dental care on children's oral health and wellbeing. Br Dent J. 2013;214(11):E27-E27.
28. Avoine-Blondin J, Parent V, Fasse L, Lopez C, Humbert N, Duval M, et al. How do professionals assess the quality of life of children with advanced cancer receiving palliative care, and what are their recommendations for improvement? BMC Palliat Care. 2018;17(1):71.
29. Kamper R, Van Cleve L, Savedra M. Children with advanced cancer: responses to a spiritual quality of life interview. J Spec Pediatr Nurs. 2010;15(4):301-6.

ÍNDICE REMISSIVO